WENDEROTH-SACHBUCH

Klaus Michael Bilger · Dynamisch-periodische Ernährung

Klaus Michael Bilger

DYNAMISCH-PERIODISCHE ERNÄHRUNG

Leicht verständliche Einführung in das System der Natursteuerung

GEORG WENDEROTH VERLAG
KASSEL

Schutzumschlag: Salzmann-Werbung · Basel

CIP-Kurztitelaufnahme der Deutschen Bibliothek

Bilger, Klaus Michael

Dynamisch-periodische Ernährung:
leicht verständl. Einf. in d. System d. Natursteuerung/
Klaus Michael Bilger. –
Kassel: Wenderoth, 1981.
(WENDEROTH-SACHBUCH)

ISBN 3 87013 015 6

Zeichnungen: Weber-Gestaltung · Ulm
Satz und Druck: Hieronymus Mühlberger · Augsburg

EINLEITUNG

Bei der Vielfalt des gegenwärtig angebotenen Schrifttums populärwissenschaftlich dargestellter Ernährungsphysiologie und deren Verbreitung in Massenmedien fragen womöglich viele Leser, ob dem zu neuem, höherem Ernährungsverständnis bereiten Bevölkerungskreis nicht überhaupt schon alles Wissenswerte über dieses Gebiet nahegebracht worden ist. Bei eingehender Betrachtung und beim Vergleich mit der Realität kommen indes erste Bedenken auf. Irgend etwas kann an den vorherrschenden Meinungen, die sich wie ein roter Faden durch den gesamten Themenkreis ziehen, nicht in Ordnung sein.

Ein Rückblick zum Beispiel in die *goldenen zwanziger Jahre,* in denen man auch nicht gerade schlecht lebte und noch niemand etwas von angeblich schädlichen Bestandteilen in der Butter wußte, in denen unsere Väter Honig, Nüsse und vom Ei das Eigelb noch als gesunde Naturnahrung ansahen und auch keine Angstzustände bekamen, wenn echter Zucker zum Kaffeesüßen angeboten wurde, zeigt doch, daß sich – trotz anerkennenswertem Fortschritt in Forschung und Technik und trotz immer länger werdender Verbotslisten bei der Nahrungszubereitung – dic Todesursache aufgrund der über unsere Ernährung beeinflußbaren Leiden rund verdreifacht und die Häufigkeit der erworbenen Zuckerkrankheit speziell seit der Jahrhundertwende etwa verzehnfacht hat. Auch nach Bereinigung aller statistischen Fehler ergibt sich kein grundlegend anderes Bild.

Diese Entwicklung läßt sich keinesfalls mehr allein mit dem Hinweis auf unseren Nachkriegswohlstand erklären. Hier muß es tieferliegende Ursachen geben.

Die meisten Ernährungsbücher entstehen durch Folgerungen aus wissenschaftlichen Forschungsergebnissen und durch die Interpretation oder Neugliederung zuvor erschienener Veröffentlichungen. Exakt erarbeitete Forschungsergebnisse sind zweifelsfrei richtig, die daraus abgeleiteten Folgerungen können hingegen durchaus falsch sein. Häufig werden dabei nämlich Ursache und Wirkung miteinander verwechselt. Das heißt, man folgert von der Wirkung aus, grenzt die Ursachen untereinander aber nicht genau ab, oder es entstehen vor dem Hintergrund sich ergebender Interessenkonflikte mit der Industrie sogar von geschickten Marketingexperten einseitig beeinflußte Auslegungen.

Gerade weil sich das Schrifttum und die Veröffentlichungen über moderne Medien enorm ausgebreitet haben und weil immer wieder Fehlannahmen und überholte Anschauungen von einer zur anderen Publikation dieses noch relativ jungen Wissenschaftszweiges übertragen werden, sah sich der Verfasser veranlaßt, seine in über 18 Jahren gesammelten, zum Teil von bisherigen Anschauungen deutlich abweichenden Folgerungen zu veröffentlichen.

Die ganze Problematik der Ernährung wurde dabei auf möglichst einfache, leicht verständliche und von Fachausdrücken weitgehend befreite Formeln gebracht. Damit soll dem Leser die Möglichkeit gegeben sein, physiologische Einzelfragen aus seinem persönlichen Bereich selbst abzuleiten.

So wird eine seit Bestehen der Ernährungswissenschaft unumstößlich geltende, einschneidende Hypothese anschaulich berichtigt: *Fettleibigkeit,* soweit sie nicht auf relativ seltener angeborener Drüsenfunktionsstörung beruht, entstehe allein als Folge von zuviel Nahrungsaufnahme. Wir prägen hingegen zwei Begriffe für die Urform menschlicher Ernäherungsveranlagung: *Vorratstyp* und *Umsatztyp*. Wir zeigen Wege auf, wie sich zum Beispiel durch Übergewicht, Untergewicht oder chronische Krankheiten bereits signalisierte Fehlsteuerungen nachhaltig wirksam korrigieren lassen.

Der auf dem Gebiet unserer Ernährung nicht vorgebildete Verbraucher soll auch davor bewahrt werden, durch mißverstandene Theorien das Gegenteil des angestrebten Zieles zu erreichen. Ein besonderes Anliegen des Verfassers ist dabei, entschieden vor der Anwendung gewisser populärer Abmagerungsmethoden zu warnen. Er beschreibt hier einen allgemein gültigen Weg, der darauf hinzielt, den Körper durch Umstellung seiner Grundfunktionen so weit zu bringen, daß er ohne Aushungern seine individuelle Idealfigur selbst aufbaut und auf Dauer erhält.

Sich täglich satt essen mit allem was schmeckt, und gerade deshalb eine optimale Stoffwechselbasis für Idealkörpergewicht und Gesundheit zu haben, ist das erklärte Ziel eines logisch aufgebauten neuen Systems *dynamisch-periodischer* Ernährung und Lebensführung auf naturgesteuerter Grundlage.

Dieses Buch ist in vier Hauptabschnitte gegliedert. Der erste Teil bietet zusammengefaßt das gesamte vom Verfasser reformierte Ernährungssystem. Der zweite Teil bringt allgemeines Wissensgut über unseren Stoffwechsel nach neuester Forschung in einer vom Verfasser modifizierten Interpretation nahe, soweit es ergänzend zum ersten Abschnitt für das allgemeine Ernährungsverständnis sinnvoll ist. Der dritte Teil informiert über Sonderernährungsformen und schließlich werden im vierten Buchteil allgemeine Zusammenhänge bestimmter Organsysteme erklärt und zu einer unserer Schöpfungsaufgabe gerecht werdenden, der Gesunderhaltung unseres Gesamtorganismus zuträglichen Grundlage naturgemäßer Lebensführung dargelegt.

Das neue System ist stufenförmig aufgebaut und entsprechend erklärt. Der Leser sollte deshalb vor allem im ersten Teil des Buches keinen Abschnitt überspringen. Auch wenn er keine kleinen Kinder hat, ist das Prinzip der *dynamisch-periodischen* Säuglingsernährung für ihn ein wichtiges Baukastenelement zum Gesamtverständnis.

I

Neues Ernährungsverständnis auf der Basis von Natursteuerung

ERSTES UMDENKEN

Wir wollen bedachtsam vorgehen. Zuerst müssen wir uns von einer krampfhaft erhaltenen Bauernregel befreien, die Gültigkeit hatte, als Landwirte noch Bauern waren und in Werkstätten Schaffende noch Arbeiter, in jener Zeit, in der die Mehrzahl der Menschen beim Ausüben ihres Berufs in 60 bis 70 Wochenstunden noch einen doppelten bis dreifachen Körperenergie-Umsatz hatte als heutige Fließbandarbeiter oder Maschinen-Großlandwirte in 40 Arbeitsstunden pro Woche; von den Berufen mit vorwiegend sitzender Tätigkeit ganz zu schweigen: – *Frühstücke wie ein König* . . .

Ein kanadischer Holzfäller in der Pionierzeit verbrauchte täglich im Durchschnitt 25 000 bis 30 000 Joules (Kj) = ca. 6000 bis 7000 Kalorien (Kcal). Nach etwa drei Stunden harter Arbeit, also gegen zehn Uhr, hatte er die über die Nacht vom Organismus angesammelten, sofort verfügbaren Energiereserven verbraucht. Wollte er in gleichem Tempo weiterarbeiten, mußte er ab zehn Uhr neue Energiestoffe über den Verdauungsapparat zu den Muskeln im ganzen Körper heranführen. Die Energie des Frühstücks reichte bis mittag, die Neun-Uhr-Brotzeit etwa von 11 bis 15 Uhr und das Mittagessen ab 15 Uhr bis Feierabend unter Einrechnung mittlerer Verdauungszeit. Das ausgiebige Abendessen etwa um 18 Uhr, der anschließende Feierabend und die – zur Regenerierung der tagsüber im Gewebe angehäuften Stoffwechselschlacken – ausgedehnte Nachtruhe aktivierten den Organismus bis zum kommenden Arbeitstag aufs neue.

So war es damals. – Heute roden auch dort Großmaschinen die Wälder für neue Transportwege oder Neubaugebiete. Wo sind sie geblieben, diese Schwerarbeiter? Es gibt sie nicht mehr. Einige wenige Leistungssportler können vom Energieverbrauch her gesehen für sich in Anspruch nehmen, Ersatznachfolger einer verschwundenen, auf körperlicher Leistung basierenden Pionierepoche zu sein, wenn auch die programmierten Trainingsmethoden heutiger Prägung ihre eigenen Probleme aufwerfen; darüber in einem späteren Kapitel mehr.

Geändert haben wir also die körperlichen Anforderungen an die notwendige Energieversorgung, geblieben sind unsere Gewohnheiten.

Wir können und wollen nicht mehr mit der Axt in den Wald gehen. Die moderne industrielle Arbeitsteilung zwingt uns zur Umstellung. Aber wie vollzieht sich diese nun im Innern unseres Körpers?

Die Funktion des menschlichen Stoffwechsels, der Körperaufbau und seine Erhaltung sind dem Naturgesetz des wirksamen Mangels unterworfen, das heißt: die Naturkräfte konzentrieren sich auf die Beseitigung oder den Ausgleich von Mangel, etwa eines notwendigen Nahrungsstoffes.

Blicken wir zum besseren Verstehen ein bißchen zurück in die Evolutionsgeschichte unseres Körperaufbaus. Rund 150 Jahre genügen schon, nämlich in die Zeit, in der noch kein Mensch wußte, wieviel Joules beziehungsweise Kalorien er pro Tag braucht und wieviel davon Eiweiß, Fett und Kohlenhydrate sein sollen; welche Vitamine und Mineralstoffe für ihn lebenswichtig sind und wie man diese künstlich herstellen und dem Organismus überdosiert und konzentriert einflößen kann. Damals verfügte der Mensch selbst über ein intaktes Gespür für alles, was er braucht.

Es funktionierte so, daß bei akutem Mangel eines Nahrungsstoffes gezielt für diesen das Signal *Hunger* oder eben ein gewisses Verlangen deutlich aufkam. Dieses *Mangelempfinden* steuerte die Nahrungsaufnahme. Abgesehen freilich von unbefriedigt gebliebenem Verlangen aufgrund von damals bestehenden sozialen und versorgungstechnischen Problemen wie Armut und Teuerungen, aß man, bis der Körper Sättigung signalisierte.

Die Erforschung der Stoffwechselvorgänge in jüngerer Zeit führte dann leider erstmals zu voreiligen, teilweise falschen Nutzanwendungen. Auch hier haben wir Menschen aufgrund eines neu erworbenen Teilwissens unseren eigenen Organismus zu früh aus der Naturverantwortlichkeit, also *Natursteuerung,* in Eigenverantwortlichkeit, in bewußte *Selbststeuerung* gezwungen. Freilich, auf viele wertvolle und vertretbare Verbesserungen wollten wir keinesfalls mehr verzichten. Falsch war aber, den Hunger zu verteufeln und – wie es heute mit geradezu erstaunlichen Einfällen gezielt betrieben wird – zu überlisten. Ein kompliziert ineinandergreifendes Organsystem wird zur raschen Degeneration geradezu genötigt. Anstatt dem natürlichen Körpersignal zu gehorchen, füttert man dem Organismus das ein, was er etwa theoretisch benötigen müßte.

Schon dem Säugling werden künstlich zusammengestellte Nahrungsbreie in zu vielen, zum Teil weit überdosierten Mahlzeiten eingestopft, bevor er sein ureigenes Hungergefühl erst einmal kennenlernen durfte. Und dies zu allem Übel unter Abwandlung der natürlichen Nahrungszusammensetzung perfektioniert als sogenannte *Fertigkost.* Alles, was sonst nur in mehreren Nahrungsmitteln enthalten ist, finden wir jetzt im Säuglings-Standardfutter total vermischt. Kann sich bei einem solchermaßen vergewaltigten Säugling ein Mangelregular entwickeln, wenn es niemals zu echtem Mangel einzelner Bestandteile kommt? Wie soll sein noch ungeübter Organismus herausfinden, daß im Spinat Eisen, in Milch Kalk und im Vollkornbrei Vitamin B enthalten ist?

Wie kann ein sich erst entwickelnder Organismus *wissen,* was er verlangen muß, wenn ihm zum Beispiel Eisen fehlt, da ihm doch in der Fertignahrung alles im Übermaß mit uhrwerkartiger Regelmäßigkeit eingeflößt wird? Wie soll er registrieren, was er gegebenenfalls anzufordern hat, wenn überdies auch noch alles geschmacklich verfälscht ist, wenn Spinat nach Zucker, Brei und Haferflocken nach künstlichem Butteraroma schmecken? Hungergefühl und Appetit können dabei keinesfalls mehr übereinstimmen. Selbst natürlicher Hunger, also Mangel an irgend etwas, wird durch raffinierte Geschmacksvortäuschung überlistet und stattdessen ungezügelter Appetit, oder besser ausgedrückt *Eßlust,* auf das Angebotene provoziert.

Noch einmal: Der menschliche Organismus ist dem *Gesetz des wirksamen Mangels* unterworfen. Mangelimpulse sind zur optimalen Auswertung und stoffwechselaktiven Verwertung unserer Nahrung erforderlich. Sein natürlicher Regelkreis *Mangel-Hunger-Essen-Sättigung* darf nicht unterbrochen werden, indem man ihm unaufhörlich neue Stoffe eingibt, bevor seine Reserven aus früheren Nahrungsaufnahmen wenigstens teilweise wirklich aufgebraucht sind. Seine Depotkapazität muß laufend trainiert werden und schließlich muß er Gelegenheit bekommen, naturbelassene Nahrungsmittel geschmacks- und gehaltsmäßig kennen- und analysieren zu lernen und in Impulse umzusetzen.

Nach der heute üblichen Viel-Mahlzeiten-Empfehlung gewöhnen sich die Verdauungsorgane an ständige Tätigkeit. Sie brauchen aber die naturgewollte *dynamische* Entlastung, vereinfacht gesagt, einen Urlaub. Darauf sind ihre Funktionen eingestellt. Wir erkennen das daran, daß Magensäurebildung und Gallenfluß bei einem *dynamisch-periodisch* ernährten Menschen im Nüchternzustand – *Mangelphase* – bis fast zum Stillstand versiegen; um so kräftiger arbeiten die Verdauungsdrüsen bei ihm dann wieder in der *Sättigungsphase.*

UMSATZTYP – VORRATSTYP

Im vorigen Abschnitt skizzierten wir das erste Grundverständnis für ein naturgemäßes Zuführen unserer Nahrung; im folgenden ist vom Energieverbrauch die Rede.

Zur Erhaltung der Lebensfunktion unseres Körpers ist es erforderlich, daß in seinen Zellen auch in völligem Ruhezustand chemische Umsetzungen stattfinden, die zwangsläufig mit Energieverbrauch und Wärmeabgabe verbunden sind. Aus diesem Grunde liegt unser Temperaturoptimum, also die Außentemperatur, bei der unser Körper weder zusätzlich Wärme schaffen noch äußere abwehren muß, um seine gleichmäßige Körpertemperatur zu halten, niedriger als 37 Grad Celsius.

Wissenschaftlich konnte bisher noch niemand exakt begründen, weshalb entgegen theoretischer Überlegungen wir Menschen bei sichtbar gleichem körperlichen Kraftverbrauch, gleich hoher und gleichartiger Energiezufuhr – selbst bei Zugrundelegung eines gleichen Auswertungsgrades der Nahrung – ungleich an Gewicht zu-, beziehungsweise abnehmen. Tatsächlich setzt in völligem Ruhezustand oder auch bei gleicher Arbeitsleistung verglichen nicht jeder Mensch gleich viel Energie in Form von langsamer Verbrennung – *biologische Oxydation* – um. Der eine verbrennt mehr, der andere weniger. Die Fachleute sprechen von einem unterschiedlichen Grundumsatz.

Aus der Viehzucht kennen wir schlechte und gute Futterverwerter. Während aber beim Vieh aus wirtschaftlichen Gründen gute Futterverwerter erwünscht sind, die bei wenig Nahrungsaufnahme rasch an Gewicht zunehmen, ist beim menschlichen Organismus die schlechte Verwertung wünschenswert. Es ist der Ernährungstyp, der in Ruhelage wie bei körperlicher Leistung mehr Energie umsetzt, also mehr verbraucht. Das sind unsere viel be-

neideten Zeitgenossen, die essen können, was und soviel sie wollen, ohne dick zu werden. Die bedauernswerten guten Futterverwerter hingegen können an ihrer Gewichtszunahmeskala die Qualität des letzten Festessens geradezu ablesen, falls sie die begehrtesten Leckerbissen nicht einfach ablehnen. Das bedeutet: Auf die delikate Suppe verzichten, anstatt Bier Wasser trinken und beim Spanferkel sich auf ein kleines trockenes Fleischstück beschränken, während sich die Beneideten ungehemmt an fette Rippenstücke halten. Selbst wenn die schlechten Verwerter mal über den Hunger essen, legt ihr Körper die überflüssigen *Joules* keineswegs in Fettpolstern an, sondern stellt sie zum alsbaldigen Verbrauch in Form sofort verfügbarer Reserven bereit. Weil der Organismus des einen Menschentyps auf hohen Umsatz eingestellt ist und kaum Fettdepots kennt, der andere hingegen ohne jegliches Zutun überschüssige Nährstoffe in Fettpolstern als *Langzeitvorräte* speichert und dafür nur kleine *sofort verfügbare Reserven* unterhält, unterscheiden wir sie mit folgenden, auch dem Laien verständlichen Begriffen:
Umsatztyp und *Vorratstyp.**

In diese beiden Grundtypen und mehrere Zwischenformen lassen sich alle Menschen hinsichtlich ihres Stoffwechselablaufs einordnen.

Das sind aber bei weitem nicht die einzigen erkennbaren Unterschiede. Eine Reihe weiterer daraus folgender Symptome typisieren diese Urformen.

Vorratstypen neigen zu Fettleibigkeit. Sie sind träge, alle körperlichen Anstrengungen und Sport empfinden sie als ungemütliche Belastung. Erhöhte Anforderungen kann der Organismus nur mäßig und kurze Zeit verkraften. Empfindlichkeit gegen Hitze, häufig kalte Füße und Hände sind typisch. Die geistige Konzentrationsfähigkeit ist geschwächt, chronische Verdauungs-

---

* International: *vendo tipo* und *provizo tipo*. In der Seminarsprache auch *Aktivtyp* und *Passivtyp*.

schwäche häufig. Der *Vorratstyp* atmet oberflächlich, also mit raschen und kurzen Atemzügen ohne Tiefe, und aus dem allen können sich vielfältige Folgeerkrankungen ergeben.

Umsatztypen kennen dagegen kaum Probleme, um ihre der natürlichen Veranlagung entsprechende schlanke Idealfigur zu erhalten. Bei meist guter Verdauung und einwandfreien Drüsenfunktionen ist der Körper rundum leistungs- und widerstandsfähig.

Weil der Energieverbrauch im Ruhezustand – *Grundumsatz* – und die damit zwangsläufig verbundene Wärmeabgabe bei Menschen des *Umsatztyps* größer sind als bei solchen des *Vorratstyps,* ergibt sich, daß jeder *Umsatztyp* im Gegensatz zum *Vorratstyp* eine niedrigere Raumtemperatur als optimal empfindet. So fühlen sich beispielsweise Menschen des *Umsatztyps* bei einer Temperatur von etwa 28 Grad Celsius – selbstverständlich immer ohne Kleidung verglichen und bei längerer Zeitdauer in feuchtigkeitsgesättigter Luft – durchaus wohl, während *Vorratstypen* erst bei einer Raumtemperatur von etwa 30 Grad Celsius nicht mehr frieren.

Mithin bildet also das Temperaturintervall zwischen der normalen Körpertemperatur von 37 Grad Celsius und der optimalen Außentemperatur von 28 bis 30 Grad Celsius, das durch die auch im Ruhezustand abgegebene Wärme ausgeglichen wird, gleichsam ein Maß für die *Umsatztyp*-Eigenschaften des Menschen.

Veränderungen des Temperaturoptimums ergeben sich durch Veränderungen der Körpertemperatur, etwa bei Fieber oder bei Beendigung des Ruhestandes durch körperliche Betätigung, beispielsweise Sport. Auch die Verhältnisse der Oberfläche des Körpers zum Gewicht sind dabei mit entscheidend.

Nicht verwechseln dürfen wir dieses Optimum mit den *Grenzwerttemperaturen,* also dem *Minimum* und dem *Maximum.* Hier ist das Intervall zwischen noch möglichem Wärmedauerausgleich bei erniedrigter oder erhöhter Körpertemperatur beim *Umsatztyp* größer. Er kann unterschiedliche Wärmegrade längere Zeit ausgleichen, während *Vorratstypen* ihre Durchblutungsfunktionen bei sinkenden Temperaturgraden schneller einschränken und bei steigenden kapitulieren.

Ganz anders ist es in diesem Zusammenhang mit der Fähigkeit, extrem niedrige Temperaturen *begrenzte* Zeit aushalten zu können. Hier scheint der *Vorratstyp* wegen seiner besseren Wärmeisolierung des Fettgewebes ausnahmsweise im Vorteil zu sein; das ist aber nur bedingt richtig. Darüber folgt mehr im Teil IV.

Dies alles sind eigentlich keine Phänomene; die Naturgesetze kennen weder Lieblinge noch Verschmähte, sie gelten für alle. Die Unterschiede haben schon ihren guten Grund und sind – wie so viele vermeintliche Phänomene – ganz einfach erklärbar.

Betrachten wir kurz unser Körperinneres, und zwar zunächst das Blutkreislaufsystem. Das Blut als Transportmittel besorgt zusammen mit dem Herzen – als zentraler Pumpstation – und den Blutgefäßen die Verteilung der durch die Darmwände gefilterten löslichen Nährstoffe in sämtliche Körperzellen, tauscht sie je nach Bedarf mit der Leber aus, nimmt in der Lunge Sauerstoff auf und gibt verbrauchte Kohlensäure wieder an die Atemluft ab.

Die Blutgefäße für den Hintransport zu Muskelgeweben und den verschiedenen Organen kennen wir unter dem Begriff *Adern,* die Gefäße des Rücktransports als *Venen.* Die Hauptschlagader – *Aorta* – direkt am Herzen beginnend, ist ein noch relativ dicker Schlauch, der sich aber bald zu verästeln beginnt. Mit zunehmender Verästelung werden die Blutadern dünner, bis sie schließlich in einem haarfeinen und zuletzt fast nur noch mikroskopisch erkennbaren Netzwerk sogenannter *Kapillaren* nahtlos in die für den Rückstrom des Blutes zuständigen *Venenkapillaren* übergehen.

Umgekehrt sammeln sich die dünnen Venengänge zum Herzen hin wieder zu allmählich dicker werdenden Röhren. Alle Blutgefäße eines Menschen, einschließlich der hauchdünnen Kapillaren, in einem Strang aneinandergelegt, ergeben rund 100 000 Kilometer Gesamtlänge. Der Stoßdruck und die Geschwindigkeit des Blutes nehmen bei zunehmender Verästelung allmählich ab, bis sie in dem Kapillarnetz fast auf den Nullpunkt absinken. Nahe dem Herzen entsteht sogar ein Sog. Zur vollen Durchblutung aller Gefäße würde das Blut nicht ausreichen. Von dem sogenannten vegetativen also autonom gesteuerten Gefäßnervensystem – auch *Lebensnervensystem* genannt – werden durch Erweiterung und Verengung der Blutgefäße je nach Bedarf die einen Körperteile oder Organe gut oder aber schlecht bis überhaupt nicht durchblutet.

Neben dem System des Blutkreislaufs besteht noch ein kleineres, das der sogenannten *Lymphgefäße*. Die Lymphe hat vielerlei Aufgaben. Ihre Haupt-Stoffwechselfunktion besteht im Transport von Nahrungsfett vom Darm in die Blutbahnen. Im Kapillarbereich begegnen sich Blut und Lymphe. Die feinporigen Wände der Kapillaren filtern Serum, also Blut-Wasser als Lymphflüssigkeit in den Gewebe-Zellbereich und zusammen mit ihr die aufgeschlossenen Nahrungsbestandteile aus Eiweiß, Fett und Kohlenhydraten, die unsere Billionen Körperzellen in Wärme und Muskelkraftenergie umsetzen.

Wer logisch den Vorgang im mit Blut- und Lymphkapillaren durchzogenen Gewebe durchdenkt, kann sich den weiteren Verlauf gut vorstellen: Werden nämlich die Eiweiß-, Fett- und Kohlenhydratbestandteile nicht benötigt, das heißt nicht in Energie umgesetzt, trägt der Blut-Lymphstrom diese Aufbau- und Energiestoffe wieder zurück oder es kommt zu einem *Stau*. Irgendwo muß dieser *Ballast* ja bleiben, sei es in den Darmwänden, weil die nur teilweise entleerten Trägerflüssigkeiten nicht in vollem Umfange neue Stoffe aufnehmen können, oder im Körpergewebe.

Wenn längere Zeit keine sich primär anbietende Maßnahme zur Regelung des Energieumsatzes, also Reduzierung der Nahrungszufuhr oder Steigerung des Energieverbrauchs, eingeleitet wird, muß der Organismus mit seinen eigenen, hochkomplizierten und vielseitigen Ausgleichsmöglichkeiten eingreifen. Am einfachsten ist es für ihn – ergänzend zu den bestehenden *kurzfri-*

stig verfügbaren und in ihrer Kapazität begrenzten Energiedepots in Form von Kohlenhydraten – neue grenzenlose *Langzeitspeicher* in Form von Fett anzulegen. Bestehen solche erst einmal, kann er jederzeit auf bequeme Art alle überschüssigen Energiestoffe dort ablagern, selbst Kohlenhydrate und – über Umwege – sogar Eiweiß lassen sich in Depotfett umwandeln.

Die Möglichkeit, solche langfristigen Reserven zu schaffen, ist in unserem Organismus genetisch vorprogrammiert; weil in früheren Entwicklungsstufen zur Überbrückung von jahreszeitlich bedingten Hungerperioden oder zur Vorsorge für energieaufwendige Kälteabschnitte winterschlafähnlich erhöhte Vorratslager benötigt wurden. Überdies bilden Fettpolster im Unterhautzellgewebe eine gute Wärme- und Wasserverlust-Isolierung.

Wo und wie entsteht aber nun solch ein Fettdepot? Leider nicht am äußeren Ende der Kapillaren das Gewebe erweiternd, sondern im Gewebe selbst. Um die Blut- und Lymphkapillaren herum übernehmen vormals lockere, aktive Bindegewebszellen in zunehmendem Maße die Funktion ruhender Fettspeicherung. Solange es sich nur um einen kurze Zeit bestehenden erhöhten Gewebefettgehalt handelt, mit einem noch relativ hohen Gewebeflüssigkeitsanteil, erfolgt der Abbau bei periodischem Energiemangel relativ problemlos. Und würden einmal jährlich diese Fettansammlungen umgesetzt, also etwa im Herbst aufgebaut und im Winter bis zum fast fettfreien Eiweißgewebe abgebaut, so läge dies durchaus noch im natürlichen Jahreszeitrhythmus und bliebe ohne Folgeschäden. Die Stoffwechselaktivität solcher noch junger Fettzellen ist beachtlich. Die Regel allerdings ist, daß wenn schon einmal eine Fehlsteuerung oder ein Fehlverhalten zu einer überschüssigen Energiestoffwechselbilanz geführt haben, diese Fettansammlungen jahrelang bestehen bleiben. Die entstandenen Fettzellen können sich beträchtlich vergrößern. Das eingelagerte Fett verdrängt anteilmäßig immer mehr auch die Zellflüssigkeit und führt zu immer kompakteren Speckpolstern. Man spricht vom *Einfrieren der Energiedepots.*

Es ist einleuchtend, daß sich verfettetes Gewebe allmählich auf diesen Dauerzustand einstellt und die Blut- und Lymphgefäße veröden. Der Lymphstrom pulsiert im Vergleich zum Blutstrom ohnedies viel langsamer. Die eigentlichen Zellfunktionen einschließlich Energieumsetzung verkümmern, und so wird das einstmals gesunde, aktive und regelmäßig durchblutete Gewebe zu totem Ballast. Entscheidend für unser hier gesuchtes Grundverständnis ist die dadurch bedingte Verringerung des Umsatzvolumens. Wer durchschnittene tierische Schinkenspeckteile kennt, in denen außer blutfreiem Fett nur so alle paar Zentimeter eine scheinbar verirrte Blutader sichtbar blieb, versteht, daß hier die sehr viel dünneren Blutäderchen nicht mehr intakt sein können. Tatsächlich verlieren in dem auf solche Weise tot gelegten Ballastspeck eingeschlossene Blutäderchen und Lymphbahnen ihre Funktonsfähigkeit. Gewebe und Kapillaren fallen energiemäßig aus.

Stellen wir uns dabei noch so etwas wie einen Wassergraben vor, den wir durchwaten müssen, um auf der anderen Seite eine Last abzuladen. Solange in dem Graben ein kräftiger Strom fließt, bleibt das Ablagern auf der anderen Seite erschwert. Übertragen auf unser Gewebe: Solange ein starker Blut- und Lymphfluß das Gewebe und die Energieumsetzungsvorgänge auf vollen Touren hält, auch wenn einmal nach einer Hochzeitsfeier übernormal viele Nahrungsbestandteile angeschwemmt werden, ist eine unmittelbare Deponierung kaum zu befürchten.

Beenden wir den Blick in unser Inneres. Die Unterschiede zwischen *Vorratstyp* und *Umsatztyp* sind damit bereits ausreichend erklärt.

Exakt läßt sich das krankhafte Bild des *Vorratstyps* wie folgt darstellen:

Primärzustandsbild:

1. Das Blut- und Lymphkreislaufsystem ist durch dauerhafte Verödung von Kapillaren längenmäßig stark dezimiert, die Bildung roter Blutkörperchen verringert.

2. Körpergewebe ist infolge von Verfettung teilweise totgelegt.
3. Das Gefäßnervensystem ist in den verfetteten Bereichen stark beeinträchtigt oder gar völlig lahmgelegt. Die Beeinträchtigung zieht weitere Kreise und führt zu einer Schwächung des gesamten vegetativen Nervensystems.

Folgeerscheinungsbild:

4. Der Energieumsatz im Ruhezustand ist wegen der verminderten Brennkapazität niedrig. In einem kleinen Ofen kann nie so viel Wärme erzeugt werden wie in einem großen.
5. Der Energieumsatz bei erhöhten Anforderungen wie Sport oder Schwerarbeit läßt sich nur reduziert, im Verhältnis zum angesammelten Fettgewebe, steigern.
6. Fettschichten und totes Gewebe wirken wärmeisolierend und beeinträchtigen den Feuchtigkeitsaustausch mit dahinterliegenden Schichten, beispielsweise der Haut. *Dynamische* Akklimatisierung beziehungsweise Abwehr von Über- oder Minderwärme ist entsprechend erschwert. Infolge des beeinträchtigten vegetativen Nervensystems und der gewebe- und kapillarbedingten schlechten Durchblutung reagiert der Organismus zusätzlich auf Unterkühlung, zum Beispiel der Hände und Füße, nicht mit gewünschter Mehrdurchblutung, sondern er lenkt die Blutreserven auf die im Innern des Körpers liegenden Gewebe und Organe um.
7. Die Kapazität sofort verfügbarer Kohlenhydrat-Reservedepots verringert sich zugunsten der neu und bequem zugänglich gewordenen Fettdepots.
8. Die Erschließung unbegrenzter Reservedepots und die damit erleichterte Ablagerung überflüssiger Energiestoffe durchkreuzt das ohne dies bereits degenerierte Hunger-Sättigungsregular zusätzlich, sozusagen von hinten her, so daß bei ausreichender Auffüllung der sofort verfügbaren Reservedepots anstatt des eigentlich fälligen Sättigungssignals fast nicht mehr zu befriedigende Eßlust, also Überhunger, aufkommen kann.

9. Die Kontraktionskraft des Herzens und die Strömungsgeschwindigkeit des zirkulierenden Blutes sind wegen des Teilausfalls von Blutgefäßen im Kapillarbereich beeinflußt. Wenn die gleiche Menge Blut in der selben Zeit durch weniger Rohrleitungen gepumpt wird, muß logischerweise das Blut schneller wieder am Ausgangspunkt ankommen. Das ist bei zunächst unveränderter Herzkapazität der Fall. Die Blutgeschwindigkeit in den Hauptgefäßgängen ist zwar zunächst unverändert, in dünneren Nebengängen aber wegen nachlassender Gewebedynamik – bedingt durch erhöhte Fettgehalte – verlangsamt. Immer mehr konzentriert sich der Kreislauf deshalb auf die Hauptgänge. Als Langzustandsfolge kennen wir Veränderungen der Herzkapazität in Richtung Schlagvolumen und Dynamik. Im Zusammenwirken mit dem gestörten Gefäßnervensystem erhöht sich der Blutdruck.
10. Infolge verkleinerter Stoffwechsel-Kapazität ist die Gifttoleranz verringert. Dies müssen wir bei Berechnung der Dosis von Arzneimitteln sowie dem Genuß von Alkohol, Nikotin und Koffein berücksichtigen.

Die »Kur der Kuren«

Herkömmliche Schlankheitskuren zielen gewöhnlich darauf ab, äußerlich erkennbare Fettpolster und das Übergewicht zu beseitigen. Dabei wird nur die Wirkung angegangen, die eigentliche Ursache bleibt meist bestehen.

Vom ernährungsphysiologischen Standpunkt aus ist Übergewicht allein das Symptom für einen fehlgesteuerten Organismus, jedoch nie eine ursächliche Krankheit. Auch Parallelerscheinungen wie Bluthochdruck, erhöhter Blutfettspiegel und Arterienverkalkung sind Wirkungen oder Folgeerkrankungen aus gleichem Entstehungsgrund. Alle allein gegen die Wirkung, also gegen das äußerliche Krankheitsbild gerichteten Kurmaßnahmen, können die Ursachen nur bedingt beeinflussen; leider auch verschlimmernd.

Nun drängt sich wohl vielen die Frage auf, ob es überhaupt möglich ist, einen degenerierten *Vorratstyp* wieder zum *Umsatztyp* zu normalisieren.

Fast alle Fachautoren leiten in ihren Büchern die verschiedenen Ergebnisse der Ernährungsweise vom *Körperbau* ab. Er wird dabei typisiert und als rein von der Veranlagung abhängig sowie in seiner Grundfunktion unveränderlich angenommen. Dies mag für typische Körperbaumerkmale zutreffen; soweit man indes davon die Unveränderlichkeit des Stoffwechselablaufs ableitet, ist diese Theorie falsch. Vergleichsdaten von Säuglingen, Kindern und Erwachsenen verdeutlichen, daß die hier als *Vorratstyp*-Eigenschaften klassifizierten Merkmale in den meisten Fällen erworben und nur ganz selten angeboren sind.

Eins darf als sicher gelten: Der Beginn einer Degeneration von den natürlichen Uranlagen des *Umsatztyps* zum *Vorratstyp* liegt meist in der frühen Kindheit. Fehlgeleitete Ernährung von Säuglingen und Kleinkindern, ab und zu gefördert von einem gestörten Kind-Eltern-Verhältnis, von seelischen Erlebnissen oder unbefriedigten Lustgefühlen, die sich in einem erhöhten Nahrungsdrang äußern, bewirken die kontinuierliche Entstehung der *Vorratstyp*-Eigenschaften.

Logische Überlegung zwingt uns nun zu der Annahme, daß, wenn ein *Umsatztyp* zum *Vorratstyp* degenerieren kann, es zumindest theoretisch auch umgekehrt möglich sein sollte, mit geeigneten Maßnahmen den *Vorratstyp* wieder zum *Umsatztyp* zu regenerieren, zumal ja der *Umsatztyp* den natürlichen Uranlagen des Menschen mehr entspricht. Je länger freilich die *Vorratstyp*-Eigenschaften bestehen, desto schwerer werden die Umstellung und Überwindung des manifesten Trägheitsmoments. Wer aber den Vorsatz faßt, ausreichende Willenskraft und Geduld aufbringt und die richtige Kurmethode wählt, für den ist das Ziel einer Umstellung durchaus, ja gewiß erreichbar. Nach dem Erfolg bedarf es dann keiner Überwindung mehr, die wieder normale Lebensweise beizubehalten.

Die zeitlichen Erfolgsaussichten einer solchen Umstellungskur dürfen freilich nicht überschätzt werden. Es ist kaum möglich, Nachlässigkeiten von Jahren oder gar Jahrzehnten in einigen Kurwochen restlos auszugleichen. Mit dem menschlichen Körper kann niemand so verfahren wie mit einem mechanischen Gerät, das wir durch einfaches Betätigen eines Hebels auf einen anderen Stromkreis umstellen. Außerdem soll ja eine solche Kur nur die dauerhafte Änderung der Lebensweise einleiten. In wenigen hartnäckigen Ausnahmefällen wird vielleicht eine völlige Gesundung nie mehr möglich sein, immer aber können wir weitere Degeneration verhindern und eine Annäherung an die Eigenschaften des *Umsatztyps* erreichen. Keine Mühe ist vergeblich.

Der Verfasser hat Richtlinien für die *dynamisch-periodische* Aktiv-Umstellungskur erarbeitet. Sie stellen eine vereinfachte Kurzfassung der in Lizenz-Kurhotels praktizierten und in deren Abendseminaren sowie in öffentlichen Vorträgen der Gesellschaft für naturgesteuerte Lebensweise e. V. in audio-visueller Form dargestellten Beispiele und Anleitungen dar. Aus praktischen Erwägungen sind diese Richtlinien als gesonderte Broschüre über den Verlag oder die Fördergesellschaft zu beziehen. Vor dem Entschluß zu einer Kur empfiehlt es sich ohnedies wenigstens einen Überblick über den gesamten in diesem Buche vermittelten Wissensstoff anzustreben.

DYNAMISCH-PERIODISCHES ERNÄHRUNGSSYSTEM BEGINNEND IM SÄUGLINGSALTER

Wir haben erfahren, welche entscheidende Aufgabe dem Hungergefühl bei der Steuerung quantitativer Aufnahme und optimaler Verwertung der Nahrung innerhalb des Energiestoffwechsels zukommt. Dies sind jedoch keineswegs alle Funktionen des naturgewollten, wechselwirksamen Hunger-Sättigungs-Gleichgewichts. In geradezu unvorstellbarer Vielfalt verbindet dieses System zwischen den bis ins einzelne differenzierten Mangelzuständen im Organismus und den gefühlsmäßig wirkenden Nahrungsanforderungen. Bei einem an natürliche unvermischte Speisen und Getränke gewöhnten Menschen zeigt sich dies in einem leise spürbaren bis geradezu lechzenden Verlangen nach einer bestimmten, den erforderlichen Stoff enthaltenden Nahrung. Erfahrungen mit Spinat, Äpfeln, Milch oder Leber werden nach häufigem Verzehr dieser Speisen registriert. Fehlt dem Körper zum Beispiel Eisen, schaltet er sein Hungergefühl beziehungsweise seinen Appetit auf vorwiegend eisenhaltige Speisen, beispielsweise Feldsalat, Schwarzwurzeln oder Leber. Wer die Ansammlung derartiger Erfahrungsanalysen durch geregeltes *periodisch* wechselndes Bevorzugen oder Aussetzen ständig trainiert, kann diese Organfähigkeit merklich ausbauen. Experimentell hat der Verfasser mit Malzextrakt und einigen Gemüsearten durch *dynamisch-periodische* Anreicherung und danach halb- bis einjähriger Aussetzung den Appetit nach speziell diesen Nahrungsmitteln bis zu einem an Süchtigkeit erinnernden Verlangen gesteigert.

Das *dynamisch-periodische* Ernährungssystem ist der leichteren Überschaubarkeit wegen zweiteilig dargestellt.

Im ersten Teil betrachten wir die täglich erforderlichen *Aufbaustoffe Eiweiß und Fett* und die *Energiestoffe Kohlenhydrate und Fett.* Der organeigene Selbststeuerungsmechanismus wird primär durch tägliche Mangelzustand-Sättigungszustand-*Wechselperioden* funktionsfähig erhalten beziehungsweise wieder funktionsfähig.

Im zweiten Teil beschäftigen wir uns mit langfristigen Zusatzbestandteilen unserer Nahrung wie Vitaminen, Mineralstoffen und Spurenelementen. Ähnlich den täglich erzeugten Nahrungsstoffmangel- und Sättigungszuständen werden in langfristig angelegten Perioden Mängel an diesen Vitalstoffen geschaffen.

Reserven dieser Zusatzstoffe reichen für Tage, Wochen, zum Teil sogar für Jahre. Meist stimmt ihre Depotfähigkeit etwa mit der normalen Jahresernte-Periode überein. Auf die moderne Ausgleichsmöglichkeit, beispielsweise vitaminreiche Früchte selbst im Frühjahr aus fremden Erdteilen beziehen zu können, wollen wir natürlich keineswegs verzichten. Ein Kompromiß ist insoweit zur optimalen Erhaltung der Selbststeuerungsmechanismen sogar wünschenswert.

Weitgehende Zugeständnisse an Ausgleichsgesundkost soll das Angenehme mit dem Nützlichen verbinden. Im richtigen Mittelmaß vermeiden wir frühere Einseitigkeit und effektiv nachteilige Mangelzustände, ohne die natürliche Funktionsfähigkeit aufzugeben. Eine *Dynamisierung,* also laufende *Verschiebung der Periodenzeiträume* innerhalb bestimmter Grenzen, vertieft außerdem noch die Wirksamkeit der Selbststeuerung.

Weil Vorbeugen bekanntlich besser als späteres Heilen ist, wollen wir bei der *dynamisch-periodischen* Säuglingsernährung beginnen, denn bei Menschen, die soeben erst auf die Welt gekommen sind, können – einigermaßen vernünftiges Schwangerschaftsverhalten der Mutter vorausgesetzt – im Normalfall noch keine neuen Degenerationserscheinungen vorhanden sein und viele *angeborene* sind noch verhältnismäßig leicht beeinflußbar. Der folgende Buchabschnitt gilt aber nicht etwa isoliert nur für Mütter mit kleinen Kindern, vielmehr basieren alle nachfolgenden Abschnitte auf ihm.

Das angestrebte Ziel ist, den jungen Organismus möglichst früh auf Selbststeuerung festzulegen, also so weit zu bringen, daß er spürt, was und wieviel er braucht. Genau gesagt, bekommen normalerweise Säuglinge und Kleinkinder von Natur aus bereits die Anlage mit in die Wiege, bei Nahrungsstoff-Mangelzuständen Appetit zu entwickeln, selbst auf Speisen, die sie noch gar nicht kennen. Er verschwindet wieder bis zur Abneigung, wenn genügend davon aufgenommen ist. Bezüglich exakter Unterscheidungsmerkmale fehlt ihnen aber noch Übung. Aus diesem Grunde überißt sich ein Säugling oder Kleinkind auch schneller an einer Speise als ein Erwachsener. Wenn Säuglinge einen sogenannten Reizhunger nach für sie noch unbekannten Nahrungsmitteln zeigen, ist dies ein Zeichen dafür, daß der Körper nach Sättigung bestimmter Mängel strebt. Die unwissende Mutter ist beruhigt und begeht meist den Fehler, ihm so lange von der bevorzugten Speise zu geben, bis sich das Kind auch daran übergessen hat oder spürt, daß sie den Mangel nicht beseitigen kann. Es lehnt die Speise künftig ab. Die besorgte Mutter reagiert meist falsch und bringt mit einseitigem Nahrungswechsel das Kind so weit, daß es fast nichts mehr mag. Es wird dann zu Unrecht als neuropathisch bezeichnet.

Bei manchen Säuglingen, vor allem nach frühzeitiger Umstellung auf Ersatzmilch, stumpft die Unterscheidungsmöglichkeit schnell ab, und sie gewöhnen sich an gleichförmige Säuglingsernährung, wie sie heute leider üblich ist.

Ständiges Nahrungsüberangebot und vor allem ganzjährige Vitamin- und Mineralstoffüberfütterung ist entwicklungsgeschichtlich neu für den Menschen. Deshalb wird hier ein kleiner Eingriff nicht gegen die Natur, sondern gegen die vom Menschen geschaffene Unnatur des *Zuviel des Guten* erforderlich.

Betrachten wir also ein neugeborenes Kind, das ganz natürlich spürt, wenn irgend etwas nicht in Ordnung ist. Diese Empfindungen münzt es naturgemäß in Schreien um. Manche Mütter glauben, ein Kind das nicht schreie, sei anomal, es gehöre zu seinem

Leben und habe nichts darüber hinaus zu bedeuten. Das ist aber keineswegs richtig. Jedes Kind hat sehr wohl immer einen Grund, wenn es schreit. Auch Schreien ist eine auf natürliche Evolution beruhende Organfunktion. Die Gründe sind in der Reihenfolge der Häufigkeit meist Durst, Hunger, Schmerz, zu warm, zu kalt, ein Schreck oder Angst. Bei Kindern, die mit handelsüblicher Komplett-Säuglingsnahrung gefüttert und von bezüglich der Warmhaltung übertrieben besorgten Müttern umhegt werden, ist die Reihenfolge meist Durst, zu warm, Schmerz, Angst und ganz zum Schluß Hunger.

Nun, das Stichwort ist bereits gefallen: *Komplett-Säuglingsnahrung*. Was ist das? Ein Mischfutter, das im Übermaß alles enthält, was normalerweise durch die Hunger-Sättigungsregularien individuell angefordert wird. Was dabei die Marketingleute großer Konzerne zur baldigen Abgewöhnung von natürlicher Muttermilch anbieten, ist genau das, was schon in frühesten Kindheitstagen dazu beiträgt, die natürlichen Regularien gar nicht erst zur Wirkung und freien Entfaltung kommen zu lassen. Bereits in der Trainingsphase werden sie zur Degeneration geradezu gezwungen.

Wir müssen uns an das vorn erwähnte Gesetz des wirksamen Mangels erinnern. Nach einer möglichst langen Stillzeit, nach etwa fünf bis sechs Monaten, melden sich beim Säugling auf natürliche Weise die ersten Mangelsignale, zum Beispiel nach Eisen, Vitamin D und auch nach ausgeglichener Zusammensetzung der Grundnahrungsmittelsubstanzen Eiweiß, Kohlenhydrate und Fett. Eine von Industriewerbung nicht beeinflußte Mutter würde dem Kind jetzt vielseitige Nahrung, zuträgliche Gemüse, natürliche Getreide, Kartoffeln oder Naturreis in angemessen zubereiteter Form anbieten. Das natürliche Verlangen des Kindes, Mangelzustände auszugleichen, würde es verhältnismäßig rasch in die Lage versetzen, aus seinem vielseitigen Nahrungsangebot all das herauszufinden, was geeignet ist, seine differenzierten Mängel zu beheben. Mangelimpulse animieren überdies den Organismus zu besserer Auswertung der Speisen, vor allem hinsichtlich der Vitamine und Spurenelemente. Es ist sehr wichtig, daß wir gerade den Verdauungsapparat von Kleinkindern frühzeitig daran gewöhnen.

Die eine oder andere Mutter dürfte bereits verstehen, um was es geht, und sie wird sagen: »Jetzt weiß ich, warum mein Kind keinen Spinat mag, keinen Salat ißt und diese oder jene doch bestimmt schmackhafte Naturnahrung einfach wieder ausspuckt, warum es oft selbst nicht mehr weiß, was es eigentlich mag!« Wie soll ein junger Organismus herausfinden, was ihm guttut, wenn er niemals Mangel und das dazugehörende angenehme Gefühl der Sättigung nach dem Verzehr eines bestimmten Nahrungsmittels empfinden kann? Der Organismus des Kindes registriert allenfalls als einziges Erlebnis, daß, wenn er an Hunger nach irgend etwas leidet, eine bestimmte, ihm täglich zugeführte, oft gleich schmeckende Nahrung alles insgesamt ausgleicht. Gemüse-, Früchte- und Getreidebreie, die es verführerisch zubereitet fertig zu kaufen gibt, enthalten meist vielerlei Geschmackskomponenten, oft mit künstlichen Aromen, und führen so zur Irreleitung der angeborenen Erfahrungsempfindungen. Artfremde, in naturbelassenen Nahrungsmitteln nicht vorhandene Vitamin- und Mineralstoffanhäufungen bringen den natürlichen Steuerungsmechanismus des Organismus vollends durcheinander. Hinzu kommt, daß Mütter auf durstbedingtes Schreien häufig mit einer Nahrungsgabe reagieren und so dem Kinde zur weiteren Überfütterung verhelfen.

Gewiß, in Werbeprospekten liest es sich angenehm, diese oder jene Babynahrung enthalte alles, ein Dutzend Vitamine, zahlreiche Mineralstoffe, Spurenelemente und dergleichen, und wer will bestreiten, daß diese lebensnotwendig sind? Die noch natürlich eingestellte Mutter weiß aber, was sie ihrem Kind mit den wunderschön süß und nach Vanillearomen duftenden Komplettnahrungsmitteln antut. Nichts gegen Arbeitseinsparung im modernen Haushalt bis hin zur verdienten Bequemlichkeit, verbunden mit Hygiene und problemloser Vorratshaltung. Die Industrie hat rein *technologisch* Bemerkenswertes geleistet. Mit den meisten bisherigen Erzeugnissen liegt sie aber *physiologisch* auf der ganzen Linie falsch. Ein grundlegendes Umdenken und Umpolen auf *dynamisch-periodische* Ernährung ist dringend notwendig, wenn wir nicht der Rache unserer vergewaltigten Natur erliegen wollen. Aber hier liegt nur eine der Todsünden bei unseren Zivilisationsverirrungen. Wir werden in den folgenden Abschnitten weitere kennenlernen.

Das vom Verfasser entwickelte System *dynamisch-periodischer* Säuglingsernährung differenziert die Nahrungszubereitungen bewußt in Hauptnahrungsmittel, die dem gesunden Naturbedürfnis gemäß sind. *Mischungen werden grundsätzlich vermieden.* Vitaminisierung und Anreicherung mit Mineralien sind entbehrlich. Indes bleiben sie keineswegs grundsätzlich ausgeschlossen, wenn der Anreicherungsstoff ohnedies in der entsprechenden Speise dominiert. Wichtiger Bestandteil des Systems ist, daß jedes Nahrungsmittel *periodisch* je nach dominierendem Bestandteil verschieden lange von einem Tag bis zu drei Monaten ausgesetzt und danach wieder schwerpunktmäßig und je nach Art verschieden konzentriert gegeben wird.

Mit solch *periodisch* wechselnder Ernährungsweise wird die Selbststeuerung des Organismus in Richtung Vitamine, Mineralstoffe und Spurenelemente normalisiert. Alle diese Vitalstoffe halten im Körper längere Zeit vor. Einige wasserlösliche Vitamine mehrere Wochen, andere Vitamine und Mineralien Monate und sogar Jahre. Zur Aktivierung der natürlichen Steuerungsmechanismen ist es nicht notwendig, diese Wirkstoffe bis zum letzten Rest absinken zu lassen. Unser Organismus ist so eingestellt, daß er den Mangel schon dann signalisiert, wenn das Depot erst zu einem Teil geleert ist. Sind die Reservelager zum Beispiel noch halb voll, braucht niemand der Gesundheit nachteilige Mangelerscheinungen zu befürchten, zumal wir die Nahrung besser auswerten. Es wird aber bereits Mangel signalisiert. Auf solche Weise ernährte Kinder brauchen sich später als Erwachsene keinerlei Sorgen über *steuerungsbedingte Fehlernährung* zu machen, wenn sie weiterhin allein den *Natursignalen* gehorchen. Der beste Ernährungsberater ist nun einmal unser von der Natur programmierter Computer in uns selbst.

Anders als bei den Vitalstoffen verhält es sich bei den Grundnahrungsbestandteilen Eiweiß, Fett, Kohlenhydrate. Sie werden normalerweise, das heißt bei einem der Natur angepaßten Lebensablauf, täglich verbraucht und bedürfen deshalb alltäglicher Ergänzung in möglichst optimaler Zusammenstellung und ausreichender Qualität. Vitamine und Spurenelemente benötigen wir hingegen zum Stoffwechselablauf, wir verbrauchen sie dabei nur in geringem Umfang oder gar nicht.

Hier könnte jemand einwenden, so besehen müßten ausnahmsweise einige Mineralien eigentlich den Grundnahrungsbestandteilen zugeordnet werden. Kochsalz zum Beispiel benötigen wir täglich, ebenso Kalk und Phosphor, zumindest in der Aufbauphase; selbst dann, wenn davon eine derart große Reserve im Körper vorhanden ist, daß äußerlich sichtbare Mangelerscheinungen lange Zeit ausbleiben. Die Zuordnung zu den Grundnahrungsmitteln wäre indes deshalb falsch, weil wir diese Stoffe nicht direkt verbrauchen. Auch Kochsalz wird großteils ausgeschieden und bedarf der laufenden Ergänzung, Kalk und Phosphor sind zum Skelettaufbau und zu chemischen Umsetzungen unentbehrlich, werden dabei jedoch nicht verbraucht. Von unseren Nahrungsbestandteilen bestreiten allein Eiweiß, Fett und Kohlenhydrate den eigentlichen Stoffwechsel.

Der zweite Aspekt des *dynamisch-periodischen* Systems in Hinblick auf diese Bestandteile unserer Nahrung unterscheidet sich von den vorn erwähnten Rhythmen dadurch, daß der Zyklus täglich regelmäßig stattfindet. Die Reservedepots sollen unbedingt täglich einmal angegriffen, also teilgeleert werden, und dann muß nach signalisiertem Mangelempfinden – dem Hungergefühl – eine restlose Sättigung erfolgen.

So empfindet der Säugling einmal täglich ein ausgiebiges Nahrungsverlangen, zunächst nach den Grundnahrungsbestandteilen: Eiweiß, Fett und Kohlenhydraten und längerfristig nach den vielseitigen Vitalstoffen – Vitamine, Mineralien und Spurenelemente –. Beide Mangelsignale überlagern sich und filtern ständig gezieltere Speisenwünsche heraus.

Die Voraussetzungen für das Funktionieren dieses Mangel-Sättigungskreislaufs sind damit gegeben. Je größer nun die täglichen Intervallunterschiede, je umfangreicher also der Gesamtstoffwechsel, desto wirksamer kann das beschriebene Organsystem arbeiten. Eine Überforderung ist bei langsamer Steigerung der harmonisch ausgeglichenen Inanspruchnahme nicht zu befürchten. Die Natur hat unseren menschlichen Körper nämlich auf hohe Ausgleichsanforderungen und Organbelastungen eingerichtet. Drüsenkrebs beispielsweise entsteht selten bei Drüsenüberfunktion, sondern fast immer nur bei Unterfunktionen.

Ergänzend zu diesem Ernährungssystem müssen wir deshalb alle energieumsatzsteigernden und verwertungsverbessernden Möglichkeiten nützen. Die Zusammenhänge sind in den folgenden Teilen dieses Buches erklärt.

Gerafft läßt sich das System *dynamisch-periodischer* Säuglingsernährung etwa so darstellen:

1. Regelung des natürlichen Mangel-Sättigungszyklus in *dynamischer* Weise und Erweiterung der Reservedepots mit unentbehrlichen Vitaminen, Mineralstoffen und Spurenelementen durch *dynamisch* wechselnde *periodische* Kürzungen und folgende Mehrgaben möglichst naturbelassener, diese Stoffe enthaltender Nahrungsmittel.
2. Desgleichen hinsichtlich der Hauptnahrungsstoffe Eiweiß, Fett, Kohlenhydrate durch täglich einmalige Teilfastenzeit und einmalige Totalsättigung mittels weitgehend naturbelassener Eiweiß-, Fett- und Kohlenhydratnahrungsträger.
3. Training des Verdauungsapparates zur bestmöglichen Verwertungsfähigkeit auch besonders schwer zugänglicher Stoffe

durch ausreichenden Einschluß naturbelassener Nahrungsmittel mit hohem Anteil unverdaulicher Bestandteile.

4. In *dynamisch*-rhythmischer Weise wenden wir alle möglichen kreislaufanregenden und energieumsatzsteigernden Maßnahmen zur Entwicklung zum Umsatztyp an.
   Hierher gehören die allmähliche Gewöhnung an häufige kalte Abwaschungen bis zu Kaltduschen nach vorherigem Warmbad, Meidung zu warmer und luftundurchlässiger Kleidung und schwerer Oberbetten, optimale Raumerwärmung und -belüftung, Freiluftaufenthalte und Energieumsatzsteigerung durch Säuglingsgymnastik und -massage als Vorbereitung zum späteren Langzeitsport.

Alle mütterlichen Ängste sind unbegründet, das Kind ißt sogar Gemüse und Salate, wenn der Körper sie braucht, und es schmeckt ihm sogar, wenn wir das System richtig anwenden. Niemand sollte ein Kind strafen, wenn es keinen Spinat mag. Die verschiedenartigen Pflanzen enthalten Wirkstoffe, die allein oder mit anderen Bestandteilen kombiniert, für die andersartigen menschlichen Naturen auch unterschiedlich nachteilig sein können. So muß etwa die Oxalsäure im Spinat auf einen Organismus, der mit seinem Kalkstoffwechsel Probleme hat, mit unverminderter Giftigkeit wirken, oder in ähnlicher Weise auch der Nitratanteil, der bei bestimmten Spinatzubereitungen zu Nitrit reduziert wird. So wie unser Organismus empfindet, was er braucht, empfindet er auch, was ihm schadet.

In zweifacher Weise hat der Verfasser diese Ernährung in ein erstes erleichtertes System übertragen: Exakte Richtlinien bietet er mit der Veröffentlichung dieses Buches den Herstellern von Säuglingsnahrungsmitteln an. Außerdem bereitet der Verfasser eine vereinfachte, leicht verständliche Broschüre für Mütter vor, die auf industriell vorverarbeitete Nahrungsmittel grundsätzlich verzichten oder nicht warten wollen, bis empfehlenswerte *dynamisch-periodische* Erzeugnisse käuflich sind.

DYNAMISCH-PERIODISCHES ERNÄHRUNGSSYSTEM ERLÄUTERT AM BEISPIEL FÜR SCHULKINDER UND ERWACHSENE

Voraussetzung für das Verstehen dieses Kapitels ist das Studium des vorigen Abschnittes.

Säuglinge, die man nach diesem, Naturgesetzen folgenden System ernährt, werden Schulkinder und Erwachsene, bei denen die tägliche Aufnahme von Nahrung, sofern wir sie vollwertig und in richtiger Zeiteinteilung geben, aufgrund der Selbststeuerung bei Menge und Zusammensetzung, auf günstigste Weise erfolgt.

Wer diese Stufe natürlicher Stoffwechselfunktion besitzt oder durch Umstellung auf *dynamisch-periodische* Ernährung – simultan mit der *Umsatztyp*-Lebensweise – erreicht, braucht keine Sorgen mehr zu haben, ob er das rechnerische Idealgewicht hat und muß nicht nachrechnen, ob er eine positive oder negative Kalorienbilanz erzielt. Für das Idealgewicht kann es ohnedies keine allgemeingültigen Normen geben; dies erläutern wir näher in einem gesonderten Abschnitt.

Könnten wir ohne weiteres in unseren Körper hineinsehen, müßten wir prüfen, ob das Verhältnis von Körpereiweiß zum Körperfett stimmt, ob der Wassergehalt des Gesamtkörpers nicht zu hoch ist, ob das Körpergewebe optimal und regelmäßig durchblutet wird und ob der Reserveumsatz funktioniert. Daran könnten wir die echten sogenannten Risikofaktoren für Herzinfarkt, Gicht und Arthrosen erkennen. Genau genommen sind nämlich meist diese und nicht Übernormgewicht Ursache für derlei Gefäß- und Gewebekrankheiten. Fettsucht ist eine der Folgen, – Wirkung also und nicht Ursache. Freilich bestehen auch negative Wechselwirkungen zwischen den Symptomen. Das eine zieht das andere mit ins Risiko hinein.

Und dann die sogenannte *Energiebilanz* – *Joules-* oder *Kalorienbilanz* –, auch sie provoziert häufig absolut falsches Verhalten. Ein aktiver Körper kann nicht genug Joules durch den Brennofen des Organismus jagen. Stimmt der Absatz zum Beispiel eines sanierten Fabrikbetriebes wieder, ist die nächste sinnvolle Maßnahme bestimmt nicht, den Einkauf von Rohstoffen zu drosseln, sondern vielmehr, sie der Produktion in ausreichender Menge zur Verfügung zu stellen. Ein grundsätzliches Umdenken zum *aktiven Leistungstyp* ist notwendig, – *weg vom täglichen Kalorienrechnen, hin zur totalen Natur-Selbststeuerung.* – Was der gesunde Organismus braucht, soll er bekommen. Vergessen wir also die weitverbreiteten Verbotstafeln und bewahren wir uns ein bißchen Freude und Sinn für echte Eßkultur und aktives, positives Leben. Im Grunde gibt es doch in unseren industriell hochentwickelten Ländern in Friedenszeiten keine Ernährungsprobleme mehr, sondern nur Umsatzprobleme.

Die im zweiten Teil dieses Buches vermittelten Grundkenntnisse sind zur Abrundung zeitgemäßer Lebensführung keinesfalls überflüssig. Jeder daraus abgeleitete Zwang aber, der von natürlichen Grundlagen ablenkt, paßt nicht in das hier beschriebene System.

Natürlich ist jedenfalls, daß wir zur Essenszeit das verzehren, *was uns schmeckt,* und so viel zu uns nehmen, bis wir *satt* geworden sind. Dieses im Vorwort gegebene Versprechen soll jetzt eingelöst werden. Unnatürlich wäre, fünfmal am Tag sich sattessen zu wollen oder sich bis zur Krankenhausreife zu überessen. Denken wir an unsere Energie-Reservedepots. Einmal am Tag eine totale Mahlzeit ist natürlich. Die Nebenmahlzeiten richten sich nach dem Energieumsatz, also den körperlichen Anforderungen.

Wem wäre noch nicht aufgefallen, daß Hunde, Katzen und so ziemlich alle Zootiere – soweit noch nicht durch den Menschen degeneriert – nur einmal täglich fressen und genau wissen, wann sie genug haben?

Gesundheitsbewußte Verbraucher, die sich bisher exakt an veraltete Regeln hielten, mögen jetzt einhaken und entgegnen, daß seit altersher viele Mahlzeiten als körperverträglicher und organschonender galten. Richtig. Denn: betrachten wir aufgestapelt jene Speisemenge, die den vorn erwähnten 25 000 Joules kanadischer Holzfäller entspricht, wird uns leicht klar, daß kein noch so robuster Organismus so viel in zwei Mahlzeiten oder gar nur einer verkraftet. Auch in der Diätetik bleibt unverzichtbar, bestimmte bereits angeschlagene Organe zu schonen durch Verteilung der Nahrung auf viele kleine Gaben. Für einen noch gesunden Schreibtischarbeiter sieht das indes anders aus. Daran ändert die Neigung zur Verallgemeinerung in praxisnaher Ernährungsberatung nichts.

Wiederum Verwechslung von Ursache und Wirkung sind wiederholt zitierte Empfehlungen in vorgeblich kompetenten Fachzeitschriften zu mindestens fünf Mahlzeiten, besser sogar sechs bis sieben pro Tag. Als Begründung werden Testergebnisse genannt, nach denen bei sechs täglichen Mahlzeiten eine geringere Gewichtszunahme als bei nur dreien gleicher Gesamtmenge und Art signifikant sei. Das ergibt sich aus der besseren Nahrungsauswertung bei weniger Mahlzeiten, weil der dabei wirksamere Mangelimpuls die Verdauungsorgane zu erhöhter Leistung animiert, während bei vielen Mahlzeiten vor allem Eiweiß, Vitamine und Spurenelemente teilweise ungenützt bleiben.

So weit haben wir uns bereits von dem ureigentlichen Sinn der Nahrungsaufnahme entfernt, daß wir dem Körper nicht etwa die für seine Leistungsanforderungen notwendigen Energiestoffe bestmöglich verwertbar zuführen, sondern empfohlen bekommen, den für ihn verwertungsmäßig erschwerten Weg zu wählen. Nicht mehr *verbesserte* Ausnützung unserer Speisen und Getränke, sondern das Gegenteil wird als Grundsatz moderner Ernährungslehre vorgetragen, ganz einfach, damit der Mensch mehr essen kann, als er braucht und dennoch nicht in adäquatem Maße dicker wird. Und solches geschieht zu einer Zeit, in der immer noch rund ein Drittel der Erdbevölkerung vom Hungertod bedroht ist.

Hätte man bei den Tests die bessere Nahrungsauswertung berücksichtigt oder den beiden Versuchsgruppen freigestellt, wieviel sie bei unterschiedlicher Anzahl von täglichen Mahlzeiten essen wollten, ergäbe sich ein ganz anderes Bild. Diejenigen mit vielen Mahlzeiten nähmen nämlich auch mehr zu sich. Der Organismus würde so die schlechtere Auswertung ausgleichen. Die Probanden wurden nicht befragt, ob sie gesättigt oder noch hungrig sind, vielmehr erhielten sie die gleiche Nahrungsmenge zugeteilt.

Sollten die derart folgernden Ernährungsberater bei ihren Empfehlungen allerdings davon ausgegangen sein, daß durch bereits begangene Ernährungssünden die Mehrzahl der angesprochenen Leser organkrank und gebrechlich ist, hätten sie freilich recht. Als allgemeine Ernährungsempfehlung für Gesunde aber bietet solche Folgerung keine gute Grundlage. Auch das beliebte Gegenindiz angeblich steigenden *Cholesterin-Triglyzerinspiegels* im Blut wird bei *dynamischer* Angleichung zum klaren *Proindiz für weniger Mahlzeiten.* Mögen auch die Ergebnisse neuer Versuchsreihen noch ausstehen, so können wir dies doch heute schon eindeutig aussagen.

Das Problem liegt tiefer: Solange kein echter Mangel signalisiert ist, solange wir also – gleich einem ständig überlaufenden Faß – dem Organismus mit stündlicher Regelmäßigkeit Nahrung einflößen, kann das zuvor beschriebene funktionswichtige Regular *Hunger* unmöglich zur Wirkung kommen und das Organsystem auch keinesfalls zur weitestmöglichen Verdauungsanstrengung mobilisiert werden. Der Organismus nimmt tatsächlich bei gleicher Nahrungszufuhr im Vergleich zu denen mit natürlich gesteuerter Organfunktion weniger an Gewicht zu.

Ähnliche, geradezu groteske Empfehlungen sind fast schon symptomatisch für unsere Zeit. So der Kongreßvorschlag eines Chirurgen, einen Meter Dünndarm operativ zu entfernen, um die

Verdauungsauswertung zu drosseln. Jahrmillionenalte Entwicklungsformen sollen also zwangsdegeneriert werden. Oder die Empfehlung, mehr Fett und weniger Kohlenhydrate zu essen, weil bei Mangel an Kohlenhydraten zwangsweise Fettüberschuß zur Energieversorgung herangezogen werde und Fett aufgrund des geringeren Ausnützungsgrades gegenüber Kohlenhydraten mehr Joules in der Nahrung zulasse.

Wir müssen uns fragen, ob hier nicht der Angelpunkt eines Teufelskreises liegt, aus dem ein Entrinnen kaum noch möglich ist: Hunger stimuliert nämlich gleichzeitig nahezu das gesamte Verdauungsdrüsen-System. Ist das Mangelsignal Hunger erst einmal verkümmert, gibt es keine einheitliche Steuerung mehr und – gleich einem Heerhaufen ohne General – schießen Drüsensekrete ziel- und grundlos kreuz und quer durch den Körper und die mechanischen Teile der Verdauungsorgane. Es bedarf keiner besonderen Erfindergabe, um sich ausmalen zu können, wie sich der Kreis über einfache Verdauungsstörungen, Entzündungsbeschwerden, Geschwürbildungen bis zur dadurch bedingten Schonkost-Bedürftigkeit und eben der naturwidrigen fünf bis sechs Mahlzeiten-Schonung schließt.

Erstaunlicher *Einfallsreichtum* zur *Überlistung des Hungers* wie die Empfehlung von *Appetitzüglern* oder magenblockierenden, schwer verdaulichen Speisen, Quellmitteln und künstlichen Stoffwechsel-Bremsen, überdies noch zu Beginn der Mahlzeit, vervollständigen den Irrweg.

Die Natur gibt uns Warnsignale, wollten wir sie nur erkennen! Hier sei erinnert an die vorn erwähnte Zunahme an Drüsenkrebserkrankungen, die nie von regelmäßiger hoher Anforderung verursacht werden, sondern fast immer mit Drüsenunterfunktion zusammenhängen. Unser gesamter Körper, mit allen Organen, ist auf Beanspruchung, Aktivierung, Arbeit angelegt. Aber allein Mangelimpulse stimulieren ihn zu erhöhter Leistung. Schonung ist naturwidrig und nur notgedrungen für organkranke Menschen vertretbar.

An dieser Stelle möchte der Verfasser auf der Suche nach ernährungsbedingten Ursachen der *Zuckerkrankheit* einen Schritt weiterführen:
Der Energiestoffwechsel ist im wesentlichen ein Zuckerstoffwechsel. Stärke und die verschiedenen Zuckerarten werden von unseren Verdauungsorganen in Form von Traubenzucker dem Blut als Transportmittler übergeben. Zwecks Energiegewinnung oxydiert dieser Traubenzucker in den Körperzellen mit Sauerstoff. Überschüssige Traubenzuckermengen setzt das Bauchspeicheldrüsenhormon *Insulin* um in speicherfähiges *Glykogen,* auch *tierische Stärke* genannt. Und in dieser Form gelangen sie in die schnell verfügbaren Reservedepots der Leber und der Muskeln. Bei Energiebedarf in den Muskeln oder bei Absinken des Traubenzuckergehaltes im Blut wird das solcherart gespeicherte Glykogen mittels dem Insulin entgegenwirkender Hormone wieder in Traubenzucker zurückverwandelt und zur Energiegewinnung aufgebraucht.

Dieser Energiestoffaustausch zwischen Verdauungsorganen, Energiedepots in Leber und Muskelgewebe, dem Transportstrom Blut und den Verbrauchs-, also Umsetzungszentren im Körper, das sind sämtliche Körperzellen vorwiegend der Muskeln, erfolgt bei einem aktiven, auf Leistung getrimmten Körper mit ausreichendem Depot-Volumen in gegenseitig abhängigem und in sich ausgewogenem Wechsel. Nicht, wie vielfach angenommen, allein die Bauchspeicheldrüse ist dabei in Funktion, sondern so ziemlich das gesamte System: Schilddrüse, Nebennieren, die Hirnanhangdrüsenvorderlappen und sogar die Keimdrüsen beider Geschlechter.

Die vorherrschende Meinung, daß die Störung im Hormongleichgewicht mit den bekannten schwerwiegenden Folgen in einem *Stau* zu viel zugeführter, nicht verbrauchter Kalorien, besonders von Kohlenhydraten, seine Ursache hat, liegt auf der Hand. Für die weiterführenden Überlegungen ist es zunächst nicht von Bedeutung, ob der gewählte Begriff nach dem eigentlichen Sinngehalt hier richtig am Platze ist. Stellen wir uns zum besseren Verständnis eine Bodenvertiefung vor:

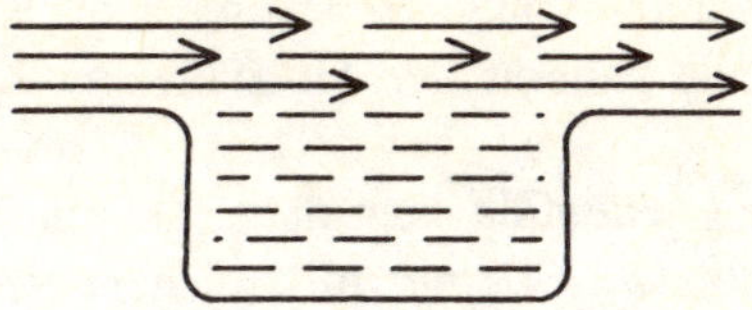

Der Flüssigkeitsstrom streicht über ihre Öffnung hinweg, ein Austausch des Inhalts unterbleibt. Anders sieht es beim zweiten Beispiel aus:

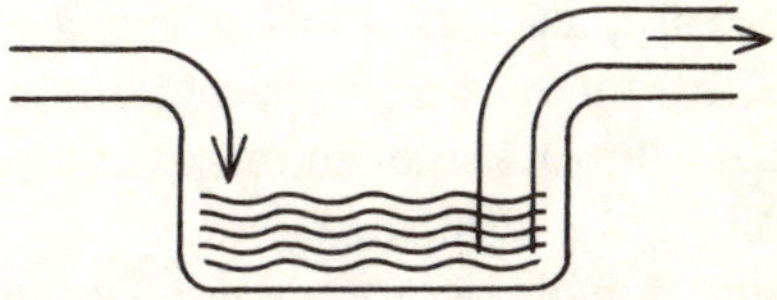

Die Vertiefung ist nur teilweise gefüllt, folglich sorgt der Durchlauf für ständigen Austausch des Inhalts.

Übertragen auf den Hormonhaushalt ergibt sich beim ersten Beispiel, daß keine Hormone für die Zwischenlagerung gebraucht werden. Beim zweiten jedoch gleich zweimal, nämlich – vereinfacht dargestellt – beim Einfließen in den Speicher das Hormon *Insulin* und beim Wiederausfließen die Gegenhormone *Glukagon* und *Adrenalin* sowie noch die weiteren angeführten Wirkstoffe einschließlich nichtkörpereigener Fermente.

Überschüssiger Zucker wird der ersten Skizze entsprechend zu Fettdepots aufgebaut, und das ständig überschwemmte Blut gewöhnt sich allmählich an einen höheren Zuckerspiegel. Die Energiespeicherfähigkeit, die *Depotkapazität,* verkümmert, um – etwas salopp ausgedrückt – in die schleichend sich entwickelnde Krankheit überzuleiten. Also keineswegs die Überforderung der Insulinproduktion bei zuviel Joules oder Kohlenhydraten ist an der Hormonstörung schuld, sondern der zu geringe oder – besser ausgedrückt – der *nicht impulsgesteuerte Hormoneinsatz* bei ständig vollen Depots führt zur Krankheit. Sonst wären nämlich alle kanadischen Holzfäller an Zuckerkrankheit gestorben.

Die Vermutung jedenfalls liegt nahe, daß die *Wechselimpulse* – mal *leere,* mal *volle Depots* in täglichem Rhythmus – das entscheidende Regulativ für einen geordneten Hormonzyklus darstellen.

Fettsucht als Parallelerscheinung ist ebenfalls klar. Sie ergibt sich zwangsläufig durch den Fettaufbau aus ständig überschüssigem Blutzucker bei geringer Depotkapazität. Auch ein anfänglich erhöhter Insulinspiegel im Blut ist verständlich, denn das entsprechende Zentrum der Bauchspeicheldrüse wird ja zur Produktion durch den Blutzuckergehalt immer erst angeregt, ob die Reservelager voll sind oder nicht.

Es gilt als sicher, daß die derart fehlgesteuerten, unausgenützten Hormone und Fermente bei den vielseitig überlagerten Stoffwechselvorgängen in unserem Körper zum Teil andere, artfremde Funktionen übernehmen. So kommt ihnen bei dem parallelen Körperfettaufbau eine wachsende Bedeutung zu. Jedenfalls muß man die Zuckerkrankheit als Folge eines Zusammenbruchs des gesamten Hormonzyklus erkennen.

Fordern wir also zur Gesunderhaltung unsere Drüsen regelmäßig und trainieren wir die Steuermechanismen unseres Organsystems, indem wir Mangel und Sättigung *periodisch* aufeinander folgen lassen. Leeren und füllen wir täglich entsprechend der entwicklungsgeschichtlichen Naturgewohnheit unsere Energiedepots. Die Vorratsspeicher täglich zu erneuern, ist mindestens ebenso wichtig wie der tägliche Stuhlgang. Auf solche Weise gleichen wir physiologisch die im Vergleich zu früher fehlende hohe körperliche Arbeitsbelastung zu einem wesentlichen Teil funktionsgerecht aus.

Beim Suchen nach Indizien für die Richtigkeit hier gezeigter Krankheitsursachen finden wir, daß der Blutzuckerspiegel bei Zuckerkranken und fettsüchtigen Patienten durch erhöhte körperliche Betätigung dem Normalwert nähergebracht werden kann, selbst wenn durch gleichzeitige erhöhte Nahrungsaufnahme das Körpergewicht unverändert bleibt. Interessant ist auch ein Literaturbericht, wonach für weibliche und männliche Diabetiker das selbe Herzinfarktrisiko besteht, während bei Gesunden, durch den Berufsstreß bedingt, das Risiko der Männer ungleich höher ist. Erkennen wir daraus, daß Infarkt und Diabetes nicht in direktem Zusammenhang stehen, sondern als Parallelerscheinungen gesehen werden müssen.

Die Lösung liegt jetzt klar auf der Hand. Ob noch Säugling, Schulkind oder Erwachsener, wir müssen täglich einmal wirklichen Mangel, echt aggressiven Hunger entstehen lassen und uns täglich einmal nach Anforderung des eigenen Körpers, total sättigen.

Dabei muß kein völliges Aufbrauchen der Körperenergiereserven erfolgen. Wir können uns das mittels eines Beispiels etwa so veranschaulichen: Jemand, der keine Sozialversicherungsansprüche hat, seine Erwerbsgrundlage verliert und einige Zeit von Ersparnissen leben muß, wird die sogenannten flüssigen Mittel, also Bargeld und danach Bankguthaben, zuerst aufbrauchen. Wenn diese Reserven erschöpft sind, werden wohl die noch am leichtesten liquidierbaren Reserven wie Wertpapiere verkauft. Sind auch diese aufgezehrt, ist vielleicht die Lebensversicherung an der Reihe und endlich Fernseher, Waschmaschine usw. Gleichzeitig wird der Verbrauch, durch erhöhte Sparsamkeit, also bestmögliche Ausnützung der Geldausgaben, eingeschränkt.

Ähnlich verhält es sich mit dem Aufbrauchen der Reserven in unserem Körper. Zu Beginn der Hungerzeit sind Blut, Zellen und Gewebe noch mit dem sofort verfügbaren Energiestoff Traubenzucker, die Muskelgewebe mit Glykogen gefüllt. Nach teilweisem Verbrauch werden zusätzlich die Glykogen-Depots in der Leber mobilisiert, in Traubenzucker zurückverwandelt und an das Blut zur Versorgung der Gewebe abgegeben. Wenn von den Verdauungsorganen noch kein Nachschub kommt und vielleicht wegen erhöhter Muskelarbeit weitere größere Energien benötigt werden, kann nach weitgehendem Aufbrauch der Leberreserven die Rücksynthetisierung von Eiweiß und Depotfett in Zucker erfolgen. Dieser Vorgang ist allerdings schon ziemlich aufwendig und zeitraubend. Während einer erhöhten sportlichen Anstrengung ist der Organismus dazu kaum in der Lage, wohl aber bei länger anhaltenden mittelmäßigen Belastungen. Bei länger dauernder Hungerkur müßten wir schließlich weitere Eiweißreserven in Form von Muskelgewebe opfern. Bei der hier empfohlenen *täglichen Hungerkur* mit anschließender regelmäßiger vollständiger Sättigung wird nach nur kurzer Umgewöhnungszeit, Abbau von Muskelgewebe vermieden. Vielmehr können bei gleichzeitigem sportlichen Langzeittraining Muskelgewebe aufgebaut und im Zusammenwirken mit den bereits beschriebenen Umstellungsmaßnahmen zum *Umsatztyp,* überflüssige Fettpolster verschwinden.

Der Verfasser weiß wohl, daß viele Leser das Wort *Sattessen* lieber akzeptieren als die Begriffe *Hungern* oder *Fasten.* Gilt doch Hunger als eine der gefürchteten Geißeln der Menschheit, und unsere Vorfahren vor etwa vier Generationen kannten, abgesehen vom Kriegshunger, auch hierzulande noch aus allen Teilen Mitteleuropas echte Hungersnöte, die junge Menschen zum Auswandern zwangen, älteren und kränklichen tausendfach den Tod brachten. Verständlich also, daß die Angst vor Hunger in uns nachwirkt und wir geradezu allergisch auf dieses Gespenst reagieren.

Aber wissen wir heute eigentlich überhaupt noch, was Hunger ist? Wird dieser Begriff doch schon bemüht, wenn der Magen mal leer ist, vor allem, wenn die fehlgesteuerten Verdauungsdrüsen, statt zu ruhen, unaufhörlich weiterproduzieren. Das erzeugt ein Kribbeln, wir sagen: der Magen knurrt. Das kann aber bereits geschehen, wenn die Därme noch mit Nahrungsbrei gefüllt sind und die Leber und sonstigen Reservedepots im Körper überlaufen.

Wirklicher Hunger ist etwas anderes, er kann nur entstehen, wenn im Körper echte Mangelsignale unter Einschaltung bestimmter Zentren im Gehirn ausgetauscht werden. Nur dieser Hunger setzt das beschriebene, so vielseitig zusammenwirkende Drüsensystem in geordneten Gang.

Insulin als Hungerregulator anzusehen, ist unrichtig, weil dabei eine Fehlsteuerung bereits vorausgegangen wäre.

Wir müssen ein grundlegend neues Verhältnis zu diesem lebenswichtigen Steuersignal bekommen. Der Mangelimpuls nach etwa halbtägiger Fastenperiode ist, wenn sich der Organismus, vor allem die Verdauungsdrüsen, wieder auf diesen natürlichen Wechselzustand eingestellt haben, absolut nicht unangenehm. Zumindest wird das Essen wieder echter Genuß, und zwar als Befriedigung eines Bedürfnisses und weniger als Erfüllung einer falschen Lust oder gar als bloßer Zeitvertreib. Und wenn wir uns an etwas überessen haben und diese Speise deshalb nicht mehr mögen, so ist dies genau das Gegenteil von dem, was wir täglich üben wollen. Essen wir nämlich diese Speise zum richtigen Zeitpunkt wieder mit großem Hunger, mögen wir sie fortan erneut.

Verteufeln wir also eine natürliche und physiologisch notwendige Organfunktion nicht, sondern nutzen wir deren positive Wirkungen.

Nur eine Mahlzeit pro Tag wäre freilich wenig und würde uns vielleicht auch etwas ungemütlich stimmen. Es ist ja keineswegs nötig, die Reservedepots bis zur totalen Erschöpfung zu strapazieren. Nach dem bis jetzt vermittelten Grundverständnis über das *dynamisch-periodische* System brauchen wir aber eine *tägliche Fastenperiode*. Wählen wir dafür die günstigste Speisenverteilung und legen wir das große Tagesessen so, daß alle übrigen Kriterien – zum Teil als Vorgriff auf den folgenden Buchteil – berücksichtigt sind. Dann können wir uns auch bald wieder auf unser natürliches Hunger-Sättigungsregular verlassen. Unter Berücksichtigung unterschiedlicher persönlicher und beruflicher Bindungen folgen zunächst drei Beispiele täglicher Fastenzeit und Mahlzeitenverteilung. Gedacht sind sie als Richtlinie zur individuellen Ableitung eines persönlichen Tagesrhythmus je nach Beruf, Geschlecht, Kondition usw. Kurzzeitige Abweichungen bei geänderten Anforderungen im Urlaub oder an Wochenenden sind ebenfalls vertretbar:

Erstes Beispiel, geeignet für Schulkinder sowie für Fließband- und Büroarbeiter:

Es beginnt gleich mit einer nahezu allen althergebrachten Empfehlungen entgegengesetzten Forderung, nämlich die tägliche Fastenzeit auf morgens zu verlegen und die Hauptmahlzeit auf abends. Das bedarf näherer Erläuterung: Einer Vielzahl von Erhebungen zufolge gehen etwa zwei Drittel aller Schulkinder morgens ohne Frühstück zur Schule, und zwar ganz einfach deshalb, weil sie morgens keinen Appetit verspüren. Genau gesagt, ihre Reservedepots sind gefüllt. Solche Kinder empfinden trotz jahrelanger Fehlernährung im Grunde natürlich. Das restliche Drittel von ihnen erhält mit mehr oder weniger sanfter Gewalt ein Frühstück eingetrichtert. Viele zeigen deshalb am Mittag noch keinerlei Hunger.

Die Frage, ob bei Schülern, die das Frühstück auslassen, außer normaler Ermüdung ein höherer Leistungsabfall und Konzentrationsabstumpfung zu befürchten sind, kann mangels exakter Untersuchungen noch nicht verbindlich beantwortet werden. Nach den umfangreichen Untersuchungen von Heribert Heinrichs an Schulkindern, die stets nach der Pause und der Mittagszeit Leistungsabfall zeigten sowie eigenen Beobachtungen stimmt die überlieferte Erfahrung: »Ein voller Bauch studiert nicht gern.« Dies bedeutet, daß in den ersten zwei bis drei Stunden der Schulstreß eher leichter ertragen wird. Eine anfänglich noch etwas geminderte Denkkapazität – infolge absinkenden Blutzuckerspiegels – um die Mittagszeit ist jedoch nicht auszuschließen. Zum wesentlichen Teil ist dies Anpassungssache, bis sich die Energiedepots besser auf- und abbauen lassen. Im früheren Abschnitt wurde ein Beispiel langsamen Verfügbarmachens von Reserven Stufe um Stufe dargestellt. Sind die sofort verfügbaren Reserven aufgebraucht, ist zur Erschließung weiterer Energiequellen ein gewisser Mehraufwand nötig. Ein mit Nahrungsstoffen ständig überhäufter Körper ohne Mangelzeiten verhält sich diesen ungewohnten Anstrengungen gegenüber inaktiv. So kommt es mitunter während der Umstellung und Gewöhnung an den neuen Rhythmus – besonders bei Menschen mit Neigung zu Blutarmut, bei Mädchen ab dem Menstruationsalter und bei Frauen – ein bis zwei Stunden vor Mittag zu leichten Schwächezuständen. Sie äußern sich in Benommensein, Schwindel, Gereiztheit oder Denklücken. Manche Kinder und Erwachsene benötigen zudem eine angemessene Gewöhnungszeit, um mit dem erwähnten knurrenden Magen ruhig sitzen zu können.

In jedem Fall sind gewisse Überbrückungshilfen erlaubt. Kompromißlos hart umzustellen, wird niemandem zugemutet, und Schulleistungen sollen ja durch die *dynamisch-periodische* Methode auf Dauer verbessert und keinesfalls gefährdet werden. Gewisse Schwankungsunterschiede lassen sich natürlich nie völlig gleichrichten.

Gewähren wir deshalb dem Schulkind oder dem Mann im Büro bei konsequentem Verzicht auf das Frühstück ein kleines Vesper, beispielsweise einen Zwieback oder eine mit Butter bestrichene zusammengelegte Knäckebrotscheibe, *bis darauf verzichtet werden kann.*

Diese Mini-Zwischenmahlzeit ist extrem langsam und lange zu kauen. Meist kann diese Brotzeit leicht durch einen Schluck schwach zuckerhaltigen Tee, einem Fruchtjoghurt oder -saft ersetzt werden. Hausfrauen mit erheblicher Schwächereaktion können zur Überbrückung etwa um elf Uhr auch einen Zehntelliter Likörwein trinken. Allerdings wird der Magen selbst durch blankes Wasser aus seiner Ruhe geweckt, und er kann bald danach verstärkt knurren.

Übrigens lassen derlei Schwächeanzeichen meist innerhalb von 30 bis 40 Minuten selbst ohne Überbrückungshilfe nach. Auch das Kribbeln im Magen wird erträglich; dadurch zeigt sich die allmähliche Erschließung weiterer Reservedepots durch den Organismus und der Produktionsstopp von Magensäften an. Und das wollen wir schließlich erreichen. Nach einiger Zeit ist die Depotkapazität ausreichend geübt. Die konsequente Beschränkung auf zwei Mahlzeiten wird jetzt sogar erleichternd empfunden.

Verfechter eines *königlichen Frühstücks,* auch für Schulkinder, weisen auf die Gefahr hin, ein hungriges Kind könne sich womöglich mehr Süßigkeiten vor dem Mittagessen oder in der Pause besorgen. Genau das Gegenteil ist der Fall: Ein Verlangen nach Süßigkeiten stellt sich regelmäßig erst nach dem Essen ein. Ein Schulkind mit ausgelassenem Frühstück hat nach dem Unterricht meist ausgeprägten Appetit auf herzhafte Kost. Ein am Heimweg liegender Wurstkiosk wäre womöglich umlagert, aber Lutscher und Bonbons passen keineswegs in einen solchen Magen. Je größer der Hunger, desto mehr richtet sich der Appetit auf vernünftige Kost; und einen gesunden Hunger sollte jedes Kind von der Schule mit nach Hause bringen.

Hier verhaltenspsychologisch auf Kinder einzuwirken, indem man ihnen etwa schon morgens sagt, was es Leckeres zu Mittag gibt, und indem man sie stets darauf hinweist, daß man konzentrierte – fettreiche – Süßigkeiten niemals in leeren Magen essen darf und ihnen zudem regelmäßig *nach* dem Mittagessen einen leichten Süßnachtisch mäßiger Menge – Eis, Obstquark oder Pudding – und nach der abendlichen Hauptmahlzeit evtl. auch ernährungsphysiologisch vertretbare konzentrierte Süßigkeiten anbietet, gehört genauso zu den Erziehungsaufgaben der Eltern wie die Vermittlung von allgemein-hygienischen oder ethischen Grundsätzen.

Am Mittag sind dann die Verdauungsorgane erstmals auf Einsatz programmiert und aktionshungrig. Das wollen wir für die bessere Vitamin- und Mineralstoffauswertung nützen. Die eigentliche Fastenzeit indes dauert bis zum Abendessen. Nehmen wir also am Mittagstisch nur ein kleines Mahl zu uns und konzentrieren wir die Nahrungszusammenstellung auf solche unentbehrliche Speisen, die einen zeitlich langen und mechanisch erhöhten Verdauungsaufwand erfordern: Gemüse wechselnder Sortierung, Hülsenfrüchte, Kartoffeln, Salate und Obst, dazu als Beilage Fleisch, Fisch oder Eier. Ergänzend sind Vollgetreideerzeugnisse wie naturbelassener Reis oder Vollkorn-Teigwaren ebenfalls anteilig erlaubt. Bei der Zubereitung sollte so wenig wie irgend möglich Fett verwendet werden. Vorab eine Tasse leicht verdauliche, normal gesalzene Suppe oder anstelle des Vielerlei einen Gemüsesuppeneintopf mit Fleischeinlage als Hauptessen sind eine Wohltat für den leeren Magen. Zum Abschluß und zur besseren Sättigung der mengenmäßig kleinen, auf möglichst lange Zeit ausgedehnten Mahlzeit sind ein Häppchen – bitte kein Happen – Brot mit Käse, einige Nüsse oder vor allem bei Kindern der schon erwähnte süße Nachtisch erlaubt. Wer langsam ißt und gut kaut, verspürt auch bei einer kleinen Speisen-Menge etwa 30 Minuten nach dem Essen eine angenehme Sättigung. Ein Glas Saft oder Wasser schlückchenweise nach dem Essen – niemals vor der Suppe – Erwachsene auch Wein, Bier, Kaffee oder Tee, nach Wahl mit einem Häppchen fettarmem Kuchen statt dem Nachtisch, erhöhen ein mit Hunger gegessenes und mit etwas Liebe zusammengestelltes und angerichtetes Mahl zum echten Genuß.

Die Reservedepots im Körper bleiben nun bis zur Abendmahlzeit nur teilgefüllt. Die wenig energiereiche Mittagsmahlzeit hilft vor allem die Vitamin- und Mineralstoffreserven aufzufüllen.

Nach der Arbeit oder dem Nachmittagsunterricht sollte es bei vernünftiger Zeitplanung möglich sein, regelmäßig eine halbe bis eine Stunde mittelmäßig anstrengenden Sport oder Gartenarbeit zu betreiben. Diese mindestens halbe Stunde nochmaliger Reservemobilisierung vor dem großen Essen ist außerordentlich wichtig, um die tägliche Fastenzeit und die totale Bereitschaft für die Hauptmahlzeit perfekt zu machen. Energieaufnahme und ihre stoffwechselmäßige Umsetzung stellen für den Organismus ein einheitliches Ganzes dar. Lang andauernde Gesundheit steht auf zwei Beinen.

Der Magen soll nicht voll sein, wenn vom Körper Arbeits- oder Sportleistungen verlangt werden. Für Leistungssportler ist freilich eine Sonderernährung sinnvoll; darüber erfahren wir im dritten Buchteil mehr. Selbst für die empfohlenen sportlichen Leistungen der *dynamisch-periodischen Intensiv-Kur* sind die mobilisierbaren Reserven des Organismus auch nach der täglichen Fastenperiode gänzlich ausreichend. Sie lassen sich während einer Anstrengung jedenfalls sehr viel leichter verwerten als neue Energiestoffe aus Magen und Darm. Die neu aufgenommene Nahrung dient natürlicherweise dazu, die erschöpften Reservelager wieder nachträglich aufzufüllen. Jeder weiß, daß während einer Anstrengung durch Sport, körperliche Arbeit oder eine Infektionskrankheit, bei der auch Abwehrleistung in der Größenordnung einer Schwerarbeit vollbracht werden muß, der Körper für Nahrung nicht aufnahmefähig ist. Er bedient sich lieber der leichter zufänglichen Eigenreserven. Appetit entsteht erst wieder nach Gesundung beziehungsweise nach kurzer Erholungspause von einer entsprechenden Anstrengung.

Allenfalls darf der erste Teil der nachfolgenden Hauptmahlzeit, also der gesüßte Tee mit Gebäck, Honig- oder Marmeladebrot, der Körperbelastung vorangestellt werden, wenn zum Beispiel erhöhte Konzentration erwünscht ist oder die Ausübung des Sports länger dauert. Die Hauptmahlzeit wird in solchen Fällen aufgeteilt, die Anstrengung dazwischengelegt. Ferner wäre keineswegs falsch, den täglichen, mäßig anstrengenden Sportteil auf etwa zwei Stunden nach der Abendmahlzeit zu legen, wenn dies zeitlich günstiger und mit dem Feierabendprogramm vereinbar ist.

Auf das große Abendmenü darf sich dann aber jeder freuen, weil er bald merkt, daß Essen tatsächlich ein reines Vergnügen sein kann.

Aber schon wieder gibt es einen Einwand aus dem Erfahrungsschatz unserer Vorfahren: Abends darf man nur kärglich essen *wie ein Bettelmann.* Das soll heutzutage ungültig sein? Für spätabends freilich nicht und keinesfalls für schwer verdauliche Speisen in großer Menge. Mit vollem Magen schlafen bedeutet Unruhe, anstrengende Träume, schlechten Abbau und Abtransport von Stoffwechselschlacken, oft paradoxerweise sogar Hungergefühl beim Erwachen und am kommenden Vormittag. Bei guter Ausnützung der Zeit ist das jedoch umgehbar. Um 16 Uhr ist gegenwärtig allgemein schon Arbeitsschluß. Wer ein passendes Verkehrsmittel wählt, kann dann vielleicht nach einer kleinen Besorgung um 17 Uhr bereits im Sportclub oder Kleingarten sein. Zumindest läßt sich noch ein 15- bis 20minütiger Dauerlauf in leichtem Trimm-Trab – *Jogging* – unterbringen. Danach von 18 bis 19 Uhr das gemütliche Essen, bei dem alles als erlaubt gilt, was schmeckt, ist noch keineswegs zu spät, wenn wir bedenken, daß Speisen, die schwerer bekömmlich sind und eine längere Verdauungszeit erfordern, ja mehr auf Mittag verteilt wurden, und die Abendmahlzeit deshalb mehr nährstoffkonzentrierte und leichter auswertbare Nahrung enthält.

Berichte, wonach einige Speisen bis zu acht Stunden und mehr *im Magen liegen,* sind geradezu schauerlich. Es mag vielleicht einmal vorkommen, wenn der Darm und die Reservedepots voll sind, niemals jedoch nach der *dynamisch-periodischen* Tagesfastenzeit. Drei bis vier Stunden sind ausreichend, um die Verdauungsleistung mit dem ja schließlich darauf getrimmten Verdauungsapparat so weit voranzubringen, daß wir uns unbelastet zur Nachtruhe begeben können. Ein – um eine halbe bis eine Stunde – früherer Arbeitsschluß und damit das Abendessen von

17.30 bis 18.30 Uhr wären freilich besser. Wer aus beruflichen oder persönlichen Gründen die Hauptmahlzeit so spät in den Abend verlegen muß, daß die Zwischenzeit vor dem Schlafen zu kurz wäre, kann sehr wohl um die Fünf-Uhr-Zeit einen kurzen Tee-Imbiß einlegen, damit das später folgende Hauptessen entsprechend kleiner sein kann. Er muß auf jeden Fall vermeiden, mit allzu gefülltem Magen seine Nachtruhe zu beginnen.

Während des Schlafs kann der Organismus in aller Ruhe unter Ausnützung der aufgeschlossenen Nahrungsstoffe die Reserven für den nächsten Tag auffüllen und die Muskelgewebe für neue Arbeitsleistungen regenerieren.

Als Grundlage für die Zusammenstellung eines reichhaltigen Abendessens vermittelt der zweite Teil dieses Buches in kurzgefaßter Form eine vollständige Sachkundeinformation. Für die *dynamisch-periodische* Umstellungskur erwartet der Verfasser von den Lizenz-Gastronomen, daß sie den Schwerpunkt auf Voll- oder Halbvollkornbrot eigener Backrezepte legen. Die Abendmahlzeit soll abgesehen von Tee oder Kaffee im wesentlichen ein kaltes Menü sein. Dadurch ergibt sich dann auch von selbst, daß sie keine zu schwer verdaulichen Speisen enthält.

Begonnen wird mit gesüßtem Tee oder Milch, Brot, Butter, Marmelade und nach Wunsch auch Kuchen jeder Art. Mit derart leicht verdaulicher Kohlenhydratkost werden erst einmal wieder die sofort verfügbaren Energiereserven aufgefüllt.

Nach der ersten kleinen Pause entwickelt sich dann bald richtig der volle Heißhunger nach kompakter Kost. Herzhaftes Brot mit vielseitigen Delikatessen aus Fisch, Fleisch oder Milchprodukten wechseln über Knabbergebäck, Nüsse, Süßspeisen oder auch konzentrierte, kakaobutterfreie Süßwaren wie Nougat- und Marzipanrohmasse zu einem großen Finale mit obligatorischer, reichhaltiger Käseauswahl. Nach dem Tee werden Getränke nach Wahl zur Speisenfolge passend gereicht.

Dynamisch-periodische Lizenz-Aktiv-Hotels bieten zur schnelleren Gewichtsnormalisierung neben Brot alternativ Pellkartoffeln an. Als Beilage wird mit Quark, Käse, Fischmarinaden oder Fleischsalat variiert. Einen Teil Brot gegen Kartoffeln auszutauschen, kann auch im Privathaushalt angezeigt sein, beispielsweise bei unbeeinflußbar zwingendem Ausfall der Trimmstunde oder eben auch bei bereits erheblicher Gewebeverfettung und schließlich, wenn mittags bereits Getreide in Form von Reis oder Teigwaren verzehrt wurde. Kartoffeln haben im Verhältnis zu ihrem geringen Joules-Gehalt einen beachtlich hohen Sättigungseffekt. Leider hält diese Sättigung nicht so lange an. Weitere Einschränkung, immer ausreichende Willenskraft vorausgesetzt, ist allenfalls bei der Mittagsmahlzeit, etwa durch Verzicht auf das Käse- oder Süßdessert vertretbar.

Mit dem Ende dieses Mahls beginnt bereits wieder die neue Tagesfastenperiode! Weitere Zwischenmahlzeiten oder -knabbereien danach muß der Kurwillige sich unbedingt abgewöhnen. Nach einem so ausgiebigen Essen dürften sie ja auch wirklich überflüssig sein.

Zu vorgerückter Stunde nach Festlichkeiten etwa, darf den Gästen als Ausnahme vor dem Heimgehen ein kleiner *basenreicher* Spätimbiß in Form von leichtverdaulichen, pikanten Speisen, Kartoffel- oder Muschelsuppe, Gemüsebrühe mit schmackhaften Einlagen oder eine Melonenschnitte, angeboten werden. Weil damit einem *Kater* entgegengewirkt wird, sind die Gäste am nächsten Morgen gewiß dafür dankbar. Sonst aber gilt: Vor allem konzentrierte Süßigkeiten zwischendurch – oder gar in den leeren Magen – bewirken eine völlige Fehlsteuerung der Verdauungssäfte, die sich häufig durch Sodbrennen bemerkbar macht. Der Erfolg hängt zum Teil auch davon ab, daß der Kurwillige sich abgewöhnt, in den bereits gefüllten Magen, nur weil es so gut schmeckt, ständig weiter hineinzustopfen. Am größten ist die Verführung direkt nach dem Essen, weil die Sättigungswirkung oft über eine halbe Stunde nachhinkt. Dies ist einer der triftigen Gründe, aus denen die lange Zeitdauer von etwa einer Stunde – mit kleinen Pausen – für das Abendessen vorgeschlagen wird.

Zweites Beispiel, geeignet für Urlaub, freie Wochenendtage und für nicht Berufstätige oder Freiberufstätige:

Entscheidende Abweichung zu dem ersten Beispiel ist die Verlagerung des Sports auf den Vormittag. Vor allem im Urlaub und an Wochenenden sollte die zur Verfügung stehende Mehrzeit genützt und das sportliche Training auf zwei bis vier Stunden gleichmäßige Anstrengung gesteigert werden. Das ist gerade vormittags gut möglich, weil dann die Reserven noch voll vorhanden sind.

Die Mittagsmahlzeit kann größer ausfallen, dementsprechend wird man dann abends – etwa 17.30 bis 18.30 Uhr – weniger essen wollen. Die Zeiteinteilung soll im Prinzip aber der Abfolge während der Berufsausübung entsprechen, damit es keine zu großen Umstellungsschwierigkeiten gibt.

Wem es nicht gelingt, in ein Hotelquartier ohne Frühstück zu ziehen, wer das Frühstück dem Wirt jedoch nicht schenken will, kann vorübergehend das Mittagessen dafür ausfallen lassen oder mittags nur Obst essen und die große Hauptmahlzeit auf 17 Uhr vorverlegen. Morgens freilich bekommt die tägliche Fastenperiode dem Menschen naturgemäß am besten, weil sich die Organe noch von der Nacht her im Ruhezustand befinden. Wählen wir den spätestmöglichen Zeitpunkt für das Frühstück – etwa zehn Uhr – so mögen uns die Stunden zuvor noch gut für den Frühsport ausreichen.

Drittes Beispiel für körperlich schwerer arbeitende Menschen wie Maurer, Maler usw.:

Bei mehrstündigem Sport oder körperlich schwerer Berufsarbeit kann ein kleiner Vormittagsimbiß, Tee oder Obstsaft, zu einer dritten Tagesmahlzeit ergänzt werden. Empfohlen wird indes auch dabei der Verzicht auf das Frühstück und die einzige dem körperlichen Energiemehrbedarf angemessene Vormittags-Brotzeit erst zwischen neun und zehn Uhr. Die übrigen Mahlzeiten richten sich nach dem genannten zweiten Beispiel.

Ausgleichssport nach der Arbeit erübrigt sich selbstverständlich bei diesen Berufen.

Es wurde bereits darauf hingewiesen, daß es sich bei der hier empfohlenen Esseneinteilung um *variierbare Beispiele* handelt. So ist es keineswegs grundsätzlich falsch, auch für die im ersten Beispiel angeführte Berufsgruppe das Mittagessen zur Hauptmahlzeit auszubauen und sich abends dafür auf ein mäßiges Vesper zu beschränken, wenn dies zeitlich praktikabler ist. Das *Zwei-Mahlzeiten-Prinzip,* eine *große* und eine *kleine, mittags schwer verdauliche, abends leicht verdauliche Speisen,* einmal *warm* und einmal *kalt mit obligatem Brot,* sollte aber unbedingt gewahrt bleiben, – abgesehen von dem erwähnten Beispiel bei Schwerarbeit.

Die genannten Möglichkeiten haben sich auch in anderer Hinsicht bewährt. Die oben beschriebene Mahlzeiten-Einteilung kommt zunächst ganz allgemein unseren prioritätsveränderten modernen Lebensvorstellungen entgegen. Während unsere Großmütter täglich Stunden am Kochherd verbrachten, möchte eine moderne Hausfrau ihre Interessen und gesellschaftlichen Ansprüche breiter gefächert wissen. Sie muß mehr Zeit für neben- oder gar hauptberufliche oder erzieherische Aufgaben haben und den täglichen Aufenthalt in der Küche dementsprechend auf ein Minimum begrenzen. Lediglich ein kleines warmes und ein großes kaltes Gericht – nur zwei Mahlzeiten insgesamt pro Tag – rauben weniger Zubereitungs- und Geschirrspülzeit: die halbe Stunde für das Anrichten des Frühstücks ist voll eingespart. Daneben braucht die *dynamisch-periodisch* wirtschaftende Hausfrau weniger Geld für Lebensmittel, denn wegen der besseren Gesamtausnützung der Nahrung wird ja das Frühstück auch joules-mäßig fast ganz eingespart. Berufstätige Ehepartner, die vielleicht mittags in der Kantine essen, brauchen sich überhaupt nur einmal täglich, nämlich abends nach der Arbeit, wenn sie über Zeit und Muße verfügen, ein abwechslungsreiches Abendessen partnerschaftlich zuzubereiten. Wie wohltuend es gerade in der heutigen hektischen Zeit ist, die tägliche Hauptmahlzeit nach dem Streß des Tages in Ruhe und entspannt einzunehmen, weiß jeder Leser aus eigener Erfahrung.

MODERNES ESSVERHALTEN ALS SYNTHESE VON ERNÄHRUNG UND LEBENSFÜHRUNG

Essen und Trinken zählen zu den vorrangigen Urerlebnissen unserer auf der Befriedigung von Bedürfnissen basierenden menschlichen Lebensfunktionen. Gepflegtes, also gut ausgewähltes, gesund zubereitetes und liebevoll angerichtetes Essen ist keinesfalls Luxus, Folge materieller Gier oder Lustempfindung, sondern vielmehr Bestandteil des jahrtausendealten Kulturgutes unserer Entwicklungsgeschichte.

Analog der geistigen Entwicklung des Menschen wurden dann aber die rein physiologischen Vorgänge der Nährstoffzufuhr immer mehr auf die Ebene bewußter Steuerung erhoben. Das war einerseits schöpfungsgewollter Fortschritt, barg andererseits aber die Gefahr zur Abkehr vom naturgesteuerten Kreislauf. Die Verführung, dabei die physischen Bedürfnisbefriedigungserlebnisse bis zum psychisch krankhaften Zustand der Eßlust zu übersteigern, führte auf direktem Weg zu dem Problem unserer Zeit überhaupt. Schöpfungsgewollter Fortschritt bedeutet im Rahmen unserer Menschheitsaufgabe, daß wir die Materie mit ihren Begierden mehr und mehr geistig beherrschen sollen. Dieses Beherrschen aber bedeutet kein Ignorieren oder gar Verteufeln, es bedeutet indes auch keinesfalls, daß wir uns der Materie ergeben. Freuen wir uns also täglich aufs neue an dem uns gebotenen Reichtum der Natur und seiner durch unseren Geist und unsere Hände möglichen Verfeinerung, aber: mit Blick auf die Grenze zur Abhängigkeit.

Vergessen wir angesichts der heute in den Industrieländern meist überreich gedeckten Tafeln keinesfalls die ständigen, fast die halbe Menschheit bedrohenden Hungersnöte. Erinnern wir uns daran, wie unsere Vorfahren vor einigen Generationen, im Kampf ums Überleben, in den unterschiedlichen Ernteerträgen göttliche Strafen oder Geschenke sahen. Wer auch heute noch getreu der aus jenen Zeiten stammenden Überlieferung vor und nach dem Essen zu ihrem Schöpfer betet und für die Gaben der Natur dankt, tut dies in wohlbegründeter Ehrfurcht für unsere vorrangigste Existenzgrundlage: *die menschliche Nahrung.*

Zu den Praktiken täglicher Nahrungsaufnahme gehören neben dem rechten Maß, der richtigen Zeitfolge, der Zubereitung und Darbietung, neben organverträglicher, also langsamer und gut gekauter Aufnahme schließlich auch noch kommunikative Aspekte; die Übung zwischenmenschlicher Beziehungen. Nirgendwo sonst gibt es so viele gesellschaftliche Verhaltensregeln wie gerade bei Tisch. Wenn sich früher die Großfamilie mindestens einmal täglich bei der Hauptmahlzeit um das Familienoberhaupt versammelte, so galt dies freilich mehr denn eine nur zufällige Gepflogenheit. Vielmehr wurde dadurch die ganze patriarchalische Familienhierarchie in Ordnung gehalten. Die richtige geistige Einstellung und Verhaltensweise, das erlangte Sicherheits- und Geborgenheitsgefühl beim täglichen Speisen wirken sich nämlich günstig auf die Funktion der Verdauungsdrüsen aus und können verhaltensbedingte, psychische Störungen absorbieren.

Bestehen derlei psychische Defekte erst einmal, können sie eine Verschiebung zur Ersatz-Lustbefriedigung im Essen bewirken. Wir sprechen dann von *Kummerspeck.* In all diesen Fällen ist eine konsequente Fasten-Sättigungs-Periode die erste Voraussetzung für nachhaltige Normalisierung. Die Verdrängung oder Kompensierung des Grundübels muß parallel dazu erfolgen. Essen in harmonischer Gesellschaft oder bei beschwingter Musik ohne Ablenkung durch das Fernsehen oder durch Problemgespräche, ist eine weitere Komponente zur Heilung.

Auf der anderen Seite reicht indes das Fehlverhalten beim Essen, die, Verwechslung von Bedürfnis und Lust, ebenfalls so weit zurück, wie es Menschen gibt. Wie wir aus dem Geschichtsunterricht wissen, ließen sich manche *Alte Römer* mit Pfauenfedern im Hals zum Erbrechen reizen, damit sich ihre Mägen mit allen Verdauungssäften entleerten, um sie wieder neu zu füllen. Solch übertriebenes *Schlemmen* hatte im alten Rom noch einen sozialen Hintergrund: Gutes Essen war ein Statussymbol für die gesellschaftlich höhere Rangstufe. Entsprechend galt Wohlbeleibtheit als Zeichen eines höheren Lebensstandards, viel Essen und wenig Arbeit war ein den Reichen zustehender Vorrang; denn Arbeit bedeutete schwere körperliche Plage für wenig Entgelt.

Schlank, aktiv und sportlich sein ist hingegen heute das Leitbild moderner Gesellschaft und Lebensweise. Zu diesem Wandel in der Auffassung beigetragen hat der Einfluß überregionaler Medien. Die schon lange fällige Weckung des Interesses an gesundem Eßverhalten: *Iß das Richtige* oder *Iß richtig – das Richtige,* ist so weit in breite Verbraucherschichten getragen worden, daß fast jeder normal denkende Zeitgenosse begriffen haben dürfte, inwieweit Gesundheit für ihn selbst und seine Familie nicht käuflich und keine nur selbstverständliche Gottesgabe ist, sondern zu einem wesentlichen Teil Folge unserer eigenverantwortlichen Entscheidung und Handlungsweise. Das Interesse ist vorhanden, fehlt nur noch die Bereitschaft zur Synthese zwischen Wissen und Natur.

Und weil schließlich außer dem Essen auch das Trimmen stimmen muß, Energieaufnahme und -verbrauch ein komplexes Ganzes darstellen, sei hier nur noch einmal der Vollständigkeit halber an den Abschnitt *Vorratstyp-Umsatztyp* erinnert.

STARTHILFE FÜR DYNAMISCH-PERIODISCHE HAUSHALTSFÜHRUNG

Zur Umstellung auf Natursteuerung auch in der täglichen Praxis der Hausfrau genügt an und für sich aufmerksames Lesen dieses Buches. Der Wissensaustausch innerhalb der Familie, mit Nachbarn oder Freunden dürfte jedem die Einbeziehung des notwendigen Körpertrainings erleichtern.

Dem von vielen über Massenmedien verbreiteten Schlankheits- und Gesundheits-Patentrezepten etwas verwirrten Leser wollen wir indes zusätzlich entgegenkommen.

Alle wirksamen Komponenten unserer Ernährung, von der Beseitigung bisheriger Fehler bis zur empfohlenen Zwei-Mahlzeiten-Folge mit täglichen Aufbau- und Energiestoff- beziehungsweise langzeitlichen Vitalstoff- Mangel- und Sättigungsperioden brauchen hier nicht wiederholt zu werden. Lediglich einige Stichworte sollen zur Orientierung verhelfen. Damit nehmen wir nicht etwa den Inhalt der erwähnten Broschüre zur *dynamisch-periodischen* Intensivkur vorweg. Sie ist ein Leitführer und Erinnerungsstütze für hochwirksame Aktiv-Umstellungs-Kuren, wie sie in *dynamisch-periodischen* Lizenzhotels praktiziert werden oder für bereits ausreichend sachkundige Umstellungwillige während eines Urlaubs daheim möglich sind. Die Ergänzungsbroschüre enthält ein konzentriertes Stoffwechsel-Trainingsprogramm neben verschiedenen küchentechnischen Hinweisen und Tabellen zur täglichen Erfolgskontrolle von Pulsfrequenz-Veränderung, Energiedepot-Erweiterung, Nahrungsanforderungs-Impuls und Körpergewichts-Normalisierung. Sinnvoll ist, vor dem Beginn einer solchen Intensiv-Kur die *dynamisch-periodische* Ernährung bereits innerhalb der Familie zu praktizieren.

Hauptziel der Umstellung ist die *Erhaltung* oder *Rückbildung* der *Umsatztyp-Eigenschaften.*

Motivation zum Trimmsport

Wir haben vorne bereits festgestellt, daß die Einbeziehung körperlicher Leistung unverzichtbar ist. Das sogenannte *Ernährungsproblem* unserer heutigen Wohlstandsgesellschaft in den Industriestaaten ist in Wirklichkeit ein *Umsatzproblem.* Ohne ausreichenden Energie-Umsatz unseres Organismus – vorwiegend durch Muskelleistung – droht die Gefahr, daß wir alle zu *Vorratstypen* degenerieren. Um so mehr erfordert eine Regeneration die gezielte Aktivierung unseres Stoffwechsels. Anfänglich muß der Kurende eventuell das gegenwirksame *Trägheitsmoment* überwinden, das zum Verharren im von Anstrengungen entwöhnten Bequemlichkeitsstatus verführt. Dazu kommt ein vom früheren *Arbeitszwang zum Überleben* verbliebener Rest an Unbehagen bei jeglicher körperlicher Anstrengung, der sich aber bei den vielerlei heutzutage möglichen, geselligen Sportarten schnell überwinden läßt. Unser Körper braucht Leistung, ja im Grunde verlangt er danach. Inaktivität ist auf Dauer gemütsmäßig schwer zu ertragen oder zu kompensieren.

Etwaige Organfehler oder akute Stoffwechselstörungen müssen wir freilich berücksichtigen, vor allem bezüglich des Warmlaufens zu Beginn des Trimmsportteils.

Leitziele	Maßnahmen
Aktivierung und Erweiterung körpereigener Energie-Kurzzeit-Depots – Glykogenspeicher – und Normalisierung der Langzeit-Depots – Fettgewebe –	Stoffwechseltraining durch täglich weitgehendes Aufbrauchen und Wiederauffüllen der kurzfristig verfügbaren Kohlenhydrat-Reserven durch *Tages-Mangel- und Sättigungs-Perioden.* – Zweimahlzeiten-Prinzip mit einer *kleinen an Trägersubstanz* und einer *großen an Energiestoff reichen.* – Siehe nachfolgende küchentechnische Hinweise.

Aktivierung der Verdauungsorgane zur vollen Ausnützung der Nahrung, Vermeidung *spezifischer Unterernährung* – Mangel eines essentiellen Nahrungsstoffes bei sonst überreichlichem Nährstoffangebot –	Durch langandauernde *Vorratstyp*-Eigenschaften und das immer noch übliche Vielmahlzeitenprinzip verkümmerte Magen- und Darmfunktionen werden neben den wirksamen *dynamisch-periodischen Mangel-Sättigungs-Impulsen* vor allem günstig beeinflußt durch: langsames, rhythmisches, ausgiebiges Kauen und gutes Einspeicheln, Entlastung von Streßfaktoren vor allem während und unmittelbar nach dem Essen, schließlich der Schaffung harmonischer Essensbegleitung durch Musik, angenehme Gesellschaft und Unterhaltung.
Steigerung des Körper-Energie-Umsatzes.	Einplanung von mindestens 30 Minuten täglichem Trimm-Sport mittlerer Intensität – Gartenarbeit, Jogging, Bergwandern, Federballspielen, Seilspringen, Schwimmen, Radfahren und vieles mehr –. Wir beginnen mit dem sogenannten *Warmlaufen,* einem viertel- bis halbminütigen – bei trainierten Sportlern halb- bis einminütigen – Spurt und anschließender Reduzierung auf etwa die halbe Anstrengung, so daß wir uns bei der anschließenden Halbkraft-Leistung allmählich wieder von der kurzen hohen Anfangsbelastung erholen. Danach erreichen wir das *steady state*; der Stoffwechsel stellt deutlich spürbar auf Leistung um – vergleiche Abschnitt II/1 –.

Rehabilitation verödeter Blut-Kapillaren mit Verbesserung der Energie- und Sauerstoffversorgung unserer Muskelzellen und des Abbaus unnötigen Depot-Fetts.

Wärme-Kälte-Schocks nach Art der *Kneipp-Kur* oder durch Sauna, Dampf- oder Wechselbäder. Ganzkörper-Massage, am besten in Verbindung mit oder anschließend an oben erwähnte Wärme-Kälte-Therapie.
Unterstützend wirken:
Übungen in rhythmischer Atemgymnastik, psychische und physische Entspannung.

Küchentechnische Maßnahmen:

Wir knüpfen dabei an die vorn im Teil I dieses Buches skizzierten Beispiele an und wählen den Tagesrhythmus mit den beiden Mahlzeiten mittags und abends.

Das Mittagessen ist als warme Mahlzeit vorgesehen und berücksichtigt die schwerverdaulichen und vitalstoffreichen Nahrungsmittel in möglichst naturbelassener, geschmacklich unverfälschter, gewürzarmer Zubereitung. Das *Normalangebot* soll *innerhalb von 14 Tagen mindestens* enthalten:

- Leber oder Milz einmal
- Grüngemüse oder Grünsalate, insgesamt viermal
- Wurzel- und sonstiges Gemüse, Hülsenfrüchte sowie Salate nach persönlichem Verlangen
- Frischobst-Trockenobst-Kompott siebenmal

Täglich sicherzustellen ist ein ausgeglichenes Eiweißangebot in tierischer Form neben dem in Kartoffeln, Hülsenfrüchten und Brot enthaltenen pflanzlichen.

Der Anteil an tierischem Eiweiß – Milch, Käse, Quark, Muskelfleisch, Fisch oder Ei – garantiert uns sämtliche für unseren eigenen Körpereiweiß-Aufbau unentbehrlichen Aminosäuren.

Bei Fett gilt es uns zu bemühen, unter dem gegenwärtig mengenmäßig zu hohen Durchschnittsverbrauch zu bleiben und Hartfette weitmöglich durch Kernöle zu ersetzen.

Das Abendessen soll sättigend sein und vollwertige, kohlenhydratreiche Nahrungsmittel enthalten – Vollkornprodukte –.

Neben diesem Normalangebot greifen wir in *dynamischen* – veränderlich-wechselnden – Perioden einzelne auserwählte, besonders vitalstoffreiche Speisen *schwerpunktmäßig* heraus und geben ihnen in unserem Speisenplan größeren Raum.

Wir konzentrieren je nach der einheimischen Erntezeit etwa Grünkohl, Frühjahrsrettich oder eine dominierende Obstsorte innerhalb weniger Tage, bei Beerenobst oder Kirschen auch während der ganzen, relativ kurzen Reifezeit, jedoch niemals bis zur Abneigung, und setzen danach einige Wochen bei Leber oder Salaten, mehrere Monate bei Gemüse, Sauerkraut oder Hülsenfrüchten aus, bis wir ein deutliches Verlangen nach den ausgelassenen Produkten spüren, wenn wir sie uns gedanklich vorstellen. Auf diese Weise ertüchtigen wir unsere Organe, die schwerer zugänglichen Vitalstoffe zu analysieren und gezielt zu verwerten.

Unterschiede in den Erntezeiten, sowie der Verwertungsintensität und zeitlichen Deponierungsmöglichkeit von Vitalstoffen bei den Menschen, lassen keine pauschalen Vorschläge zu. Eine Dynamisierung der Periodenzeiträume zur besseren organischen Reaktion hat sich bewährt. Selbst wenn wir gleichwertige Handelsware voraussetzen, bleiben veränderliche Faktoren zusätzlich wirksam, etwa Sonnenbestrahlung der Körperhaut und Anstrengungen durch Sport, Arbeit oder Krankheit. Erfahrung und Gespür sollen uns helfen, höchstmögliche Steuerwirksamkeit und Verwertungsintensität zu erzielen. Schließlich will die sparsame Hausfrau noch Spielraum für Sonderangebote und individuelle Gewohnheiten behalten.

Die Einübung mag ein Abhaken eines zuvor aufgestellten 14-tägigen *Solls* erleichtern; bleibt noch ein Rest offen, wird dies für die nächsten 14 Tage vorgesehen. Die freibleibenden Tage füllen wir mit Speisen, die unsere Familie nach individuellem Verlangen wünscht. Wir können uns die Planung und Kontrolle mit einer schematischen Prüfliste erleichtern, etwa wie folgt:

14-Tage-Speiseplan vom: *12. 3. — 25. 3.*

	Soll:	Ist:	Mo	Di	Mi	Do	Fr	Sa	So	Mo	Di	Mi	Do	Fr	Sa	So	Vormerkung:
— mittags —	täglich	*Leber*			X							X					*Erbsen-*
	vollwertiges	*Seefisch*					X							X			*Eintopf*
	tierisches	*Schweinefleisch*	X						X								
	Eiweiß	*Rindfleisch gek.*														X	
	= 14 x	*Ente*						X									
	darunter	*Lammfleisch*				X											
	mind. 1 x	*Fleisch-Gemüse-Eintopf*													X		
	Leber oder	*Eier*											X				
	Milz und	*Hähnchen*									X						
	1 x Seefisch	*Würstchen*		X													
	Grüngemüse	*Spinat*											X				
	oder	*Rotkohl*						X									
	Grünsalat	*Ackersalat*			X									X			*Wirsing*
	mind. 4 x	*Kopfsalat*					X					X					*erst wieder*
		Wirsing-Schwerpunkt	X			X			X							X	*ab August*
		Blumenk. u. Karotten									X						
	Wurzel- und	*Salzkartoffel*	X			X			X				X	X			
	sonstige	*Kartoffelpüree*										X					
	Gemüse	*Schweizer Rösti*			X												
	und Salate	*Kartoffelklöße*						X									
		Vollkornspätzle		X													
		Linsen		X													
		Naturreis					X				X						
		Rohrnudeln								X							
		Fadennudeln in Brühe														X	
	Mindestens	*Obstsalat, Frischobst*	X	X		X		X	X			X					*2—3 weitere*
	7 x Frisch-	*Müsli mit Nüssen*											X				*obstfreie Tage*
	od. Trocken-	*Käse-Häppchen*				X						X			X		*vorsehen!*
	obst, Nüsse	*Kompott*			X					X							
		Pudding oder Eis					X				X			X		X	
— abends —	Käse,	*Tee, Kuch., Brot, Honig*	X	X	X	X	X	X	X	X	X	X	X	X	X	X	
	Fischleber,	*Käse*	X		X		X	X	X		X		X	X		X	
	Volkornbrot	*Braten — Wurst*			X	X		X	X		X	X	X				
		Fischmarinaden		X											X		
		Quark		X		X									X		
		Rettich				X						X				X	*Rettich*
		Raclette-Käse								X							*Fortsetzung*
																	zum Schwer-
		Vollkornbrot	X		X	X	X	X	X		X	X	X	X		X	*punkt*
		Pellkartoffeln		X						X					X		
		Nüsse, Chips, Nougat...	X	X	X	X	X	X	X	X	X	X	X	X	X	X	

Aus diesem bereits erfüllten Plan-Beispiel können wir in der *Vertikalen* die Tagesspeisenfolge ablesen. So besteht der erste Tag aus einem Schweinefleischgericht mit *Schwerpunkt Wirsing* und Salzkartoffeln, als Nachtisch Obst und abends nach Tee mit Gebäck, Käse, Vollkornbrot und einiges zum Knabbern – freilich nur *innerhalb der Essenszeit* –. Am zweiten Tag Linsen, hausgemachte Vollkornspätzle mit Würstchen und so weiter...

Die geübte Hausfrau kann auch nur die Schwerpunktgerichte planen und die übrigen Sollspeisen lediglich einmal aufführen:

Leber □
Grüngemüse □ □
Grünsalate □ □
Obst □ □ □ □ □ □
– und so weiter –

und dann täglich die entsprechenden Kästchen abhaken.

Das wird schnell Routine und die Umstellung auf nur zwei Mahlzeiten ist leichter als es sich der eine oder andere vorstellt.

Nach vollständiger Wiederherstellung körpereigener Steuerungsfunktionen bedarf es ohnehin keiner Planung mehr. Jeder von der Familie ißt von den natürlich zubereiteten Speisen innerhalb der konsequent eingehaltenen zwei Mahlzeiten was ihm schmeckt und zur Hauptmahlzeit unbedingt auch bis er satt ist.

RÜCKSCHAU UND ÜBERLEITUNG ZUM ZWEITEN BUCHTEIL

Damit sind wir in der Lage zu einem kleinen Zwischenresümee.

Im ersten Teil dieses Buches wurde nicht allein der Plan einer Ernährungsweise vermittelt, die den einen oder anderen Ernährungsfehler korrigiert. Der Verfasser möchte zu einer neuen Anschauung über die menschliche Ernährungs- und Lebensweise, einer Philosophie natürlicher Lebensart, hinführen. So verstanden, soll der Leser ein Gerüst erhalten, in das sich die vielen Einzelfragen der folgenden Abschnitte über Wertigkeit, rechtes Maß und Gesundheitsabhängigkeit unserer Nahrungsmittel einfügen lassen.

Neu ist freilich nicht, zur Krankheitsvorbeugung und -abwehr den Körper auf seine volle natürliche Leistungsfähigkeit durch Anregung der Durchblutung zu aktivieren oder seine körpereigenen Funktionen zur Steuerung des optimalen, qualitativen wie quantitativen Aufbau-, Energie- und Reservestoffwechsels zu mobilisieren, zu regenerieren oder zu normalisieren. Vom griechischen Arzt Hippokrates bis zur neuzeitlichen Naturheilkunde wurde eine Vielzahl entsprechend vorbeugender Verfahren ersonnen und in ihrer Wirksamkeit bewiesen. Aber wer außer den Fachhistorikern kennt noch Namen und Taten jener Medizinphilosophen der griechischen Antike, des Theophrastus Bombastus von Hohenheim, genannt Paracelsus, Christoph Wilhelm Hufelands, Samuel Hahnemanns oder weniger populär gebliebener Heilpraktiker und Naturheilärzte der Neuzeit? Die Anregungen des Pfarrers Sebastian Kneipp und des Arztes Dr. Schreber sind hingegen allgemein geläufig. Die von Kneipp kurfähig gemachte Wasser-Schock-Therapie und Dr. Schrebers Kleingarten als Ausgleich für die verdrängte, entbehrte Arbeit auf dem Acker als

Folge der Industrialisierung sind deutlich zu verstehende Ermahnungen, den Körper nicht der schleichenden Degeneration zu überlassen.

Das in diesem Buch dargestellte, in sich geschlossene System der *dynamisch-periodischen* Ernährung soll mithelfen, uns wieder auf die vernünftige, naturgesetzliche Lebensbasis zurückzuführen, von der wir uns aufgrund falschverstandener Forschungsergebnisse oder kommerziell bedingter Wertigkeitsverschiebungen erschreckend weit entfernt haben.

Wir sollten genügend motiviert sein, das bisher erlangte Grundverständnis der Natursteuerung durch Vervollständigung unseres Basiswissens über die *Physiologie des Menschen* besser verwertbar zu machen. Niemand braucht auf allgemein verbreitete Empfehlungen angewiesen bleiben, wie beispielsweise: *zum Frühstück Haferbrei essen.* Haferbrei aus naturbelassenem Getreide ist immer gesund, ob er zum Frühstück oder abends gegessen wird. Wir wollen verstehen lernen, warum Haferbrei gesund ist. Mit einem fundierten Grundwissen über natürliche Ernährung kann jeder – gleich einer Formel – seine tägliche Nahrungszusammensetzung verbessern und ebenso kritisch sogar industrielle Verschleierungen erkennen und sich vor Fehlmeinungen schützen. Die für den folgenden Abschnitt nötige Mühe wird sich – so gesehen – gewiß lohnen.

II

Lebensmittelkunde und Stoffwechsel

Lieferung erbeten über die Buchhandlung:

Meine Anschrift – siehe Rückseite –

Anfrage und Bestellblatt an die
Gesellschaft für naturgesteuerte Lebensweise e. V.
Postfach 1204
D 7900 Ulm

von:

Name

Straße

( )

Ort

Bemerkungen zu dem Buch:

Ich interessiere mich für eine Mitgliedschaft und bitte um weitere Information ☐

Hiermit bestelle ich:

1. unverbindliche und kostenlose Liefernachweise wie angekreuzt:

   kaltgepreßte Distel-, Lein-, Weizenkeim- und Sojaöle ☐
   Komponente und Anleitung für hausgebackene Spezialbrotsorten und Kornflocken ☐ Getreidemühle ☐
   Tee und Teewasseraufbereitung ☐
   ausgegorene Naturweine ☐
   kellergereifte Käsesorten und Starterkulturen für Joghurt und Kefir ☐
   ernährungsphysiologisch vertretbare Süßigkeiten, Trockenfrüchte und Nüsse ☐
   alkalifreie Körperreinigungs- und Pflegemittel sowie biologische Waschmittel ☐
   Sonstiges ....
2. Information über dynamisch-periodische Umstellungskuren ☐
3. Lieferung gegen Rechnung ☐
   Nachnahme ☐

	DM	= DM
... Exempl. »dynamisch-periodischer Ernährung« – Basisbuch	24,—	______
... Exempl. Tabellenposter I »Nahrungsmittelrichtwerte«	14,—	______
... Exempl. Tabellenposter II »Heilpflanzen«	14,—	______
... Broschüren »Kurrichtlinien«	9,80	______
... Brosch. »dyn.-per. Säuglingsernährung«	6,—	______
... Brosch. »dyn.-per. Küchenfahrplan mit Koch- und Vollkorn-Backrezepten«	16,—	______

Gesamtsumme – einschließlich Verpackung und Porto = DM ______ des Fitneß-Trainings. Ihr ist ein Gesundheitspaß zur ärztlichen oder eigenen Kontrolleintragung wichtiger persönlicher Daten – Gewicht, Blutdruckwerte, überwundene Krankheiten – zum Fortschreiben und späteren Vergleich beigefügt. Eine grafische Tabelle läßt die konditionelle Leistungsfähigkeit, also den Trainingserfolg von Fitneß-Sporttreibenden bis zu Hochleistungssportlern ablesen.

Die *Säuglingsbroschüre* ist für Mütter gedacht, die bis zur marktreifen Entwicklung dynamisch-periodischer Fertignahrungsmittel die Mühe auf sich zu nehmen bereit sind, ihren Kindern statt den derzeit im Handel noch ausschließlich angebotenen Standardmischungen eine Nahrung zuzubereiten, die dem jungen Organismus die natürliche Basis der Selbststeuerung erhält.

Schließlich enthält der dynamisch-periodische »Küchenfahrplan« praktische Hinweise, Erntezeiten, Nahrungszusammenstellungen und Speisenvorschläge, um die ohnedies durch das System leichter gewordene Küchenarbeit noch mehr zu vereinfachen und die dynamisch-periodischen Wechselangebote in ihrer Wirkungsweise zu optimieren. Obgleich die Broschüre kein Kochbuch im eigentlichen Sinne ist, enthält sie bevorzugte Rezepte zum Backen von Brot, Zubereiten von Speisen aus Obst, Quark, Käse und Getreide wie sie auch Abendseminare bei Hotelkuren vermitteln. Praktische Hinweise verhelfen, bewährte Kuren in dynamisch-periodische Form zu übertragen.

INFORMATION ÜBER DIE ZIELE DER »GESELLSCHAFT FÜR NATURGESTEUERTE LEBENSWEISE E. V.«

Schöpfungsgewollter Fortschritt und entwicklungsgeschichtliche Naturabhängigkeit entwickelten sich in den 60er und 70er Jahren unseres Jahrhunderts in unterschiedlichem Tempo. Der Mensch im Widerstreit zwischen seinem Hauptschöpfungsauftrag, die Materie »Erde« geistig zu lenken und zu beherrschen einerseits, und seiner noch unvollkommenen materiell-wissenschaftlichen und geisteswissenschaftlichen Voraussetzungen dafür andererseits, wird in zunehmendem Maße zu richtungweisenden Entscheidungen gezwungen, die über seine, dieser schnellen Entwicklung nachhinkenden Verantwortungsfähigkeit hinausgehen.

So wird der Einzelmensch jeder überzogenen Fortschrittsgesellschaft industriell hochentwickelter Länder immer mehr in Denk- und Entscheidungsabhängigkeit anderer verstrickt, während angewandte, teilweise industrieabhängige Wissenschaftsbereiche sich zunehmend einer Sackgasse des einseitigen Fortschritts entgegenbewegen. Die Sprache der Natur wird durch vermeintlich besseres Wissen übertönt.

Auf dem Teilgebiet der Ernährung hat diese Entwicklung zu nicht mehr enden wollenden Verbotslisten geführt. Man ißt nicht mehr was der Körper verlangt, sondern was er nach immer noch lückenhaften Erkenntnissen theoretisch benötigen müßte oder darf. Dabei nimmt der Anteil ernährungsbedingter Krankheiten stark zu.

Auch in anderen Bereichen der Fortschrittsgesellschaft wie Freizeit, Familie, Religion u. a. entstehen Persönlichkeitskonflikte.

Die Gesellschaft für naturgesteuerte Lebensweise hat das Bestreben, auf Grund von neu erlangtem Teilwissen und technischem Fortschritt zu früh praktizierte Zwangssteuerung auf dem gesamten Lebensbereich der Mensch-, Tier- und Pflanzenwelt durch Rückerinnerung an noch vorhandene Natursteuerungsmechanismen zu einer den Wertverhältnissen adaptierten und damit zukunftserträglichen Lebenssynthese zu führen.

Kein mißverstandenes »Zurück zur Natur«, aber auch kein bedingungsloser Fortschritt ohne Natur, wird die Devise aller Bemühungen der Gesellschaft sein.

Die Gründer der Gesellschaft glauben der nachfolgenden Generation dies schuldig zu sein.

Die Gesellschaft ist in der Rechtsform eines Vereins als *gemeinnützig* im Sinne der §§ 51 ff. der Abgabenordnung in der BRD anerkannt. Spenden können im Rahmen gesetzlicher Höchstbeträge gemäß § 10 b EStG. als Sonderausgaben und gemäß § 9 Ziff. 3a KStG. als Betriebsausgaben abgesetzt werden. Spendenbescheinigungen werden unaufgefordert übersandt.

Ihre Zuwendungen erbitten wir an folgende Konten zu leisten:
Dresdner Bank Ulm (BLZ: 630 800 15) Kto.-Nr.: 8 402 024
Postscheckkonto Stuttgart (BLZ: 600 100 70) Kto.-Nr.: 614 10–702
Sie können auch zweckgebunden sein, soweit damit keine Werbung verbunden ist. Nicht begünstigt sind etwaige Kapitalbeteiligungen an *dynamisch-periodischen* Lizenzhotels oder Lebenszentren. Letztere werden gewinnstrebend, treuhänderisch verwaltet. Freie Spendenbeträge werden für die Finanzierung von Verbrauchervorträgen und für didaktische Unterstützung von Fach- und allgemeinbildenden Schulen verwendet.

Für verständnisvolles Wohlwollen und Unterstützung unserer Arbeit sagen wir verbindlichen Dank.

Gesellschaft für naturgesteuerte Lebensweise e. V.
– Postfach 12 04 – D 7900 Ulm

müssen wir außerdem die Verzehrmengen-Verhältnisse berücksichtigen. Ein beispielsweise in Kartoffeln und Meerrettich gerade noch in nennenswerter Menge enthaltener Wirkstoff kann für die Bevorzugung der in größerer Menge verzehrbaren Kartoffeln von Bedeutung, für den nur in Würzmengen verwendeten Meerrettich hingegen völlig unwichtig sein.

Die *dynamisch-periodische* Ernährung gleicht *quantitativ* wie *qualitativ* über die natürliche Steuerungsfunktion aus. Analytische Tabellen sind deshalb für eine Zusammenstellung optimaler Nahrung im Grunde überflüssig, wenngleich freilich kaum nachteilig, so lange vermeintlich besseres Wissen nicht die Sprache der Natur übertönt. Nicht aber der Tabellenwert einer Speise darf darüber entscheiden, ob wir davon essen, sondern das natürliche Verlangen unseres Organismus.

Poster II *»Heilpflanzen«*

Dieses anschauliche Farbposter enthält tabellarisch die wichtigsten Heilpflanzen, ihre Wirkungsweise, die prophylaktische und therapeutische Anwendung, günstigste Sammelzeit, Orte ihres Vorkommens, Verwendungs- und Schutzvermerke. Alles auf einen Blick. Es soll uns einführen in die Wunderwelt »Doktor Natur«, zur praktischen Anwendung verhelfen und zum Selbersammeln anregen.

Broschüren I bis III *»Kurrichtlinien«, »Dynamisch-periodische Säuglingsernährung«* und *»dynamisch-periodischer Küchenfahrplan«.*

Die Broschüren erleichtern die Umstellung auf naturgesteuerte Lebensweise anhand praktischer Tips zu den dynamisch-periodischen Wechselphasen. Broschüre I ist als kurbegleitendes Handbuch für die Urlauber in den Lizenzhotels gedacht. Sie erleichtert aber auch daheim die Umstellung vor allem zum Beginn

GESONDERT BEZIEHBARE POSTER UND ERGÄNZUNGSBROSCHÜREN DYNAMISCH-PERIODISCHER LEBENSWEISE:

Poster 1 *»Nahrungsmittel-Richtwerte«*

120 der wichtigsten Nahrungsmittel übersichtlich gruppiert, sind auf ansprechendem Farbdekor allein schon optisch eine Bereicherung der Wände in Küche, Speiseraum oder Betriebskantine. Größe – Din A1 –.

Die Tabelle gibt Auskunft über allgemeinen Gesundheitswert und Gehalte der Hauptnährstoffe, Vitamine, Mineralien wie auch schädlichen Substanzen sowie deren Wirkung auf spezifische Organ- und Stoffwechselzustände wie Diabetes, Übergewicht, Bluthochdruck, Schwangerschaft, Leistungssport und andere.

Die Angaben sind *trockenmassebereinigt* und *verzehrsmengenrelativiert* und stellen somit eine echte Orientierungshilfe für die Praxis dar. Knäckebrot zum Beispiel enthält nach den bisher üblichen Tabellen fast doppelt soviel Joules wie Vollkornbrot, unter Anrechnung der Wasseranteile jedoch gleich viel; frisches Fischfilet angeblich nur halb so viel Eiweiß wie Sojabohnen, physiologisch betrachtet dagegen fünfmal so viel, denn Frischfische haben einen zehnmal höheren Wassergehalt als Hülsenfrüchte in handelsfähigem Zustand.

Leicht verständliche Verhältnissymbole ersetzen dem Laien verwirrende Milligramm-Dezimale, zumal Bodenzusammensetzung, Düngung, Sortenzüchtung, Klima und Jahreszeiten bis zu einem Vielfachen variierenden Mineralstoffanteil – besonders der Gartenfrüchte – bedingen. Schließlich können einige Wirkstoffe wieder durch ihnen entgegenwirkende vermindert oder aufgehoben werden. So etwa der beachtliche Kalkanteil im Grünkohl oder Spinat durch die vorhandene *Oxalsäure* oder in Vollgetreideerzeugnissen durch *Phytin.* Bei der Untergrenze

Beilage

zum Einführungsleitfaden in das dynamisch-periodische System naturgesteuerter Ernährung – Information der »Gesellschaft für naturgesteuerte Lebensweise e. V.« –

ALLGEMEINE GRUNDBEGRIFFE DES MENSCHLICHEN STOFFWECHSELS

Unter Stoffwechsel verstehen wir die Gesamtheit der chemischen Prozesse im Körper, also Aufnahme von Speisen, Verdauung, Sauerstoffeinatmung, Umsetzung der Nahrungsbestandteile in körpereigene Substanz – *Aufbau-* und *Erneuerungsstoffwechsel* – und in Arbeitsenergie und Körperwärme – *Betriebs-* oder *Energiestoffwechsel* – und Ausscheidung von unverwertbaren Resten. Schließlich können wir noch von einem *Umbaustoffwechsel* sprechen, wenn beispielsweise in Hungerzeiten durch Sicherstellung der Lebens- und Leistungsanforderungen statt von dem Nahrungsvorrat die Körpersubstanz aufgebraucht werden muß. In jedem Fall wird durch Abbau von Nahrungs- oder Körperstoffen Energie freigesetzt und entsprechend verwertet.

Wie sich die Nahrungsstoffe quantitativ und qualitativ zusammensetzen und wie sie verwertet werden können, beschreiben wir in den folgenden Abschnitten. Wichtig für unser Ernährungsverständnis ist die Einbeziehung der körpereigenen Substanzen, die vorwiegend aus Eiweiß und Fett aufgebaut sind, während Kohlenhydrate im Mittelpunkt des Energiestoffwechsels stehen.

Die Sicherstellung von Energie rangiert stets *vor* dem Aufbau und Umbau. *Energieumsatz* ist zum Leben wichtiger als *Substanzerhaltung*. Deshalb besitzt der Organismus die Fähigkeit, bei Erschöpfung der Zuckerreserven auch aus Substanzfett und -eiweiß Energie freizusetzen und daraus erforderlichenfalls Zucker zu bilden. Selbst bei völlig kohenhydratfreier Ernährung sinkt deshalb der Blutzuckerspiegel keineswegs etwa unter den Normalbereich.

Wie bereits im ersten Abschnitt dargestellt, verfügt der Organismus über Energiedepots, über Reservelager, auf die er bei Bedarf zurückgreifen kann, ohne Substanz opfern zu müssen, und die er sinnvollerweise, solange der Vorrat reicht, dort vorrangig einsetzt, wo er sie am dringendsten benötigt.

Was aber ist Substanz und was Reserve? Wo liegen die Grenzen? Die Antwort erscheint zunächst einfach: Alles, was zur Organerhaltung und deren Funktion wirkt, ist Lebensausstattung, also *Substanz;* was darüber hinaus vorhanden ist, geht auf das Konto *Reserve.* Ein nie gebrauchter Muskel entwickelt sich deshalb zurück, wird Reserve. Knochen, Organ- und Muskelgewebe, die sinnvoll im Einsatz sind, gehören hingegen zur Lebensausstattung, so zum Beispiel auch Fettpolster an den Fußsohlen oder Haltefett der Nieren und anderer Organe. Und nun die Frage nach der Grenze. Zu den Lebensfunktionen gehört, wie wir bereits wissen, das durch Training gehörig erweiterungsfähige Energiedepot. Damit sind auch Reserven zu der lebensnotwendigen Grundsubstanz zu rechnen, jedenfalls solange sie in den gesamten Auf-Um-Abbau-Kreislauf mit einbezogen sind, solange sie also laufend gebraucht, ab- und wieder neu aufgebaut werden. Nur überflüssige Reservelager veröden zu totem Ballast.

Das Verständnis dieser Zusammenhänge ist so wichtig, daß wir bei einer Gliederung des Stoffwechsels immer gleichrangig von einem *Reservestoffwechsel* sprechen sollten, und wir dürfen ihn nicht zu stark nur dem Energiestoffwechselbereich zuordnen, denn tatsächlich überlagern sich Grundsubstanz und Reservesubstanz bei einem aktiven *Umsatztyp* ständig. Eiweiß- und auch Fettgewebe, das bei der täglichen Mangelphase *dynamisch-periodischer* Ernährung ab- und in der Sättigungsphase neu aufgebaut wird, ist gegenüber verödetem Depotfett höchst stoffwechselaktiv. So müssen wir innerhalb des Depot- oder Reservestoffwechsels noch einmal trennen zwischen erhaltungs- und leistungsnotwendigen Reserven und Ballastreserven. Letztere werden nur bei sehr langandauerndem Energiemangel allmählich eingeschmolzen. Je länger diese Reserven schon bestehen, desto hartnäckiger widerstehen sie etwaigen Mangelanforderungen von seiten des Körpers.

Im Abschnitt *Ernährung des Leistungssportlers* und ausführlicher in den Kur-Seminaren wird anhand von Trainingsbeispielen gezeigt, wie wir diese Erscheinungen nicht allein bei Fettdepots, sondern auch bei Eiweiß- und sogar bei Kohlenhydratreserven beobachten können. Je frischer, das heißt jünger die Reserven sind, desto leichter lassen sie sich freisetzen.

Aufgrund der bisherigen Darstellung wissen wir, inwieweit wir es selbst in der Hand haben, zwischen Eßgewohnheit und körperlicher Leistung unseren Reservehaushalt weitgehend aktiv in unser Gesamt-Stoffwechselsystem einzubeziehen.

Nun zu den eigentlichen, eingangs als chemische Umsetzungen erklärten Stoffwechselfunktionen: In der Materie, also in allen Stoffen, sind Kräfte durch atomare und molekulare Zusammenlagerung gebunden. Durch Aufspaltung oder Veränderung zu massegeringeren Verbindungen wird diese Energie teilweise frei. In Atomkraftwerken erfolgt die Aufspaltung im nuklearen, also im Kernbereich, bei der herkömmlichen Energiegewinnung und im menschlichen Organismus hingegen im Molekularbereich, nämlich von höheren Atomzusammenlagerungen – Moleküle – in niedrigere, also weniger energiereiche. Die durch chemische Stoffumwandlung freiwerdende Energie steht – je nach Verwertungsmöglichkeit – als Wärme oder zur mechanischen Kraftleistung zur Verfügung.

So wie die Energiefreisetzung bei einer Atomexplosion schnell und in Atomkraftwerken langsam erfolgt, verläuft sie analog in einem Kohleofen relativ schnell und in den Körperzellen langsam und zudem über mehrere Zwischenstufen. Chemisch gesehen ist der Vorgang in etwa der gleiche. Durch Anlagerung von Sauerstoffatomen nämlich werden kohlenstoffhaltige Kohlenhydrate, Eiweiß- und Fettmoleküle in Zwischenstufen oder ganz zu Wasser und Kohlendioxyd abgebaut. Am meisten Energie setzt die totale Verbrennung – biologische Oxydation – frei.

So entstehen beispielsweise aus einem Traubenzuckermolekühl, aus 6 Kohlenstoff-, 12 Wasserstoff- und 6 Sauerstoffatomen zusammen mit hinzugetretenen sechs Doppel-Sauerstoffatomen je sechs Moleküle Wasser und Kohlendioxyd ($C_6H_{12}O_6 + 6\ O_2 = 6\ H_2O + 6\ CO_2$).

Das im Körper entstandene Wasser wird entweder über die Haut ausgeschwitzt, über die Lungen ausgeatmet oder über die Nieren ausgeschieden; das Kohlendioxyd atmen wir über die Lungen aus.

Diese ökonomische Energiefreisetzung setzt voraus, daß genügend Sauerstoff vorhanden ist. Man spricht von *aerob,* nach dem griechischen aero = Luft benannt. Steht hingegen nicht genügend Sauerstoff zur Verfügung, muß insoweit eine *anaerobe,* also sauerstoff-freie Energiefreisetzung erfolgen. Diese beiden Begriffe im Zusammenhang mit der dem Element Sauerstoff zukommenden Rolle bei allen Lebensvorgängen sind wichtig; deshalb sollten sie für spätere Erklärungen in Erinnerung bleiben.

Der weniger wirtschaftliche anaerobe Kohlenhydratabbau – *Glykolyse* – kann nur bis zur ersten Hauptstufe, der *Milchsäure,* erfolgen. Anaerobe Gärung baut ein Molekül Traubenzucker zu zwei Molekülen Milchsäure ab. Dabei werden aber nur rund fünf Prozent der im Zuckermolekül gebundenen Energie frei.

Unser Muskelgewebe kann nur sehr wenig Sauerstoff speichern, weshalb bei plötzlich verstärkter Beanspruchung immer zunächst vermehrt durch anaerobe Gärung Milchsäure entsteht. Erst der bekanntlich für alle Organfunktionen notwendige Mangelreiz, in diesem Fall Sauerstoffmangel – man spricht auch von Sauerstoffschuld des Körpers an den entsprechenden Muskel – veranlaßt die Kreislauforgane und die Lungenatmung zu höherer Aktivität. Die Lungenkapazität reicht im allgemeinen für die Mehranforderung gut aus. Das Hauptproblem ist der Transport über die Adern und Kapillaren zu den Muskelzellen; dabei werden auch gleich weitere Nährsubstanzen herangeschafft. Bleibt die Mangelanforderung im vertretbaren Rahmen, baut unser Körper unmittelbar nach verbesserter Sauerstoffzufuhr einen Teil der zuvor entstandenen Milchsäure weiter ab bis zu Wasser und Kohlendioxyd und einen weiteren Teil zu Reserve-Kohlenhydrat – *Glykogen* – neu auf. Der Muskel erholt sich wieder. Der optimale Trainingszustand ist gegeben, wenn Leistung und Stoffwechselkapazität im Gleichgewicht sind – *steady state.*

Während der aerobe Zuckerabbau somit durch den vorhandenen oder herbeigeschafften Sauerstoff begrenzt ist, gibt es für den anaeroben Abbau der Milchsäuregärung praktisch keine Begrenzung. Solange Zucker zur Verfügung steht, herbeigeschafft oder aus Eiweiß und Fett synthetisiert werden kann, erfolgt der Abbau.

Die Sauerstoffversorgung der Muskelzellen ist trainierbar. Wird aber über diese Trainingskapazität hinaus sehr hohe und andauernde Leistung verlangt, staut sich Milchsäure im Muskelgewebe an und führt zu Leistungsabfall – dem sogenannten toten Punkt – und schließlich zu schmerzhaftem Muskelkater.

Hauptsächlich aus diesem Grunde läuft sich der Wettkampfsportler, vor allem bei Kurzzeitbeanspruchung, langsam beginnend und gleichmäßig steigernd oder in kurzen Intervallen warm, bevor er an den Start geht. Nebenbei wirkt sich natürlich auch die dabei freiwerdende Wärme günstig auf Durchblutung und Verkürzung der Latenzzeit zur Muskelerregbarkeit leistungssteigernd aus.

Um das Verständnis über die Wichtigkeit der Gewebe-Sauerstoffversorgung zu vertiefen, mag an dieser Stelle eine klassische Krebserklärung eingefügt sein:

Es ist bekannt, daß der Stoffwechsel in Krebszellen ebenfalls unter Ausschluß von Sauerstoff erfolgt. Die entartete Zelle macht sich von der Sauerstoffversorgung der Organe unabhängig, bricht aus der Zellgemeinschaft und den ihr zugeteilten Aufgaben aus und beginnt sozusagen ein eigenes, für das umliegende Gewebe zerstörerisches Leben. Nach der Theorie des Nobelpreisträgers Otto Heinrich Warburg ist wahrscheinlich, daß, aus welchen Ursachen auch immer, eine zuvor gesunde Körperzelle zur Krebszelle degenerieren kann, wenn sie durch chronischen

Sauerstoffmangel, den beispielsweise auch Gifte wie das im Tabakrauch enthaltene *Benzpyren* herbeiführen, auf einen anaeroben, also sauerstoffentbehrenden Stoffwechsel umstellen muß. Solange eine Zelle dagegen auf Sauerstoff-Umsatz eingestellt ist, bleibt sie auf die sie versorgende Gesamt-Zellgemeinschaft angewiesen und hat keine Veranlassung, sich energieumsatzmäßig selbständig zu machen.

Das Wissen um diese Vorgänge dürfte zum Verständnis für die Notwendigkeit beitragen, dem Organismus über Langzeittraining, Gewebemassage und Verbesserung der Sauerstoffversorgung die aktiven *Umsatztyp*-Eigenschaften zu erhalten oder zu verbessern und somit den Energieumsatz in Richtung der rationelleren biologischen Oxydation zu steuern.

Lob gebührt den Aktiven aller Sport- und Wandervereine, den seriösen Medien, den vielen staatlichen und privaten Institutionen, die für Fitness-Training werben, den Breitensport, das Wandern und Freizeitgartenarbeit fördern und so zur Aktivierung unseres Organismus als Ausgleich für verlorengegangene Feldarbeit beitragen. Anerkennung gebührt vor allem vielen Schulsport-Pädagogen, die Leistungsprinzipien hinter die Erweckung des Interesses am Breitensport stellen und so der Gesundheit und dem Freizeitspaß Vorrang geben vor Ehrgeiz und Medaillen.

Leider kann der menschliche Organismus die zur Verfügung stehende Energie nicht direkt in eine andere Form transformieren, zum Beispiel Wärme in Muskelkraft oder umgekehrt, wie dies in ähnlicher Form durch Umwandlung der in Kraftwerken erzeugten Energie geschieht. Wohl kann er prozentual mehr Wärme erzeugen, wenn die Muskeln untätig bleiben. Bei Muskelarbeit aber entsteht immer auch ein bestimmter Anteil – etwa 60 Prozent – Wärmeenergie, die bei der Arbeit oder im Sport meist verloren ist. Zugute kommt sie uns allerdings, wenn wir frieren und uns durch Bewegung warmhalten.

Damit wollen wir hier auch im Hinblick auf folgende Abschnitte und des besseren Überblicks wegen nicht weiter in das

Stoffwechselgeschehen eindringen. Der allgemeine Hinweis soll genügen, daß bei dem stufenweisen Abbau sowohl von Kohlenhydraten als auch von Fett und Eiweiß eine Reihe komplizierter Stoffumsetzungsvorgänge sowie Steuerungs- und Transportmechanismen im Gange sind, bei denen Hormone, Fermente, Vitamine und Mineralien wesentlichen Anteil haben, und daß die Wissenschaft noch weit davon entfernt ist, alle Zusammenhänge einzeln zu erfassen. Mit den viel geübten Eingriffen in bestimmte Vorgänge laufen wir Gefahr, dieses harmonische Gefüge empfindlich zu stören.

DIE VERDAUUNGSVORGÄNGE

Als weitere allgemeine Grundlage zum besseren Verständnis der folgenden speziellen Sachgebiete wird hier noch ein kurzer Überblick über die Organe und ihre Funktionen gegeben, die eigentlich im Mittelpunkt aller Betrachtungen in diesem Buch stehen, nämlich des mechanischen und chemisch-fermentativen Verdauungsapparates.

Zu den Verdauungsorganen zählen die Verdauungsdrüsen, Mundhöhle, Speisenröhre, der Magen und Darm.

Ihre Aufgabe ist es, die aufgenommene Nahrung in ihre Grundbestandteile zu zerlegen, über die Darmwände dem Blut zuzuführen und Unverdauliches wieder auszuscheiden.

Im Gegensatz zu den innersekretorischen Drüsen, die ihre Wirkstoffe ausschließlich in das Innere des Körpers, also in das Blut leiten, geben die Leber und die Bauchspeicheldrüse bestimmte Fermente sowohl in das Körperinnere als auch zusammen mit den Verdauungsdrüsen, Speichel- und Magen-Darm-Schleimhäuten in Mund, Magen und Darm ab. Dabei wird der Inhalt dieser Verdauungsorgane noch so lange als Körperäußeres angesehen, bis er, soweit verwertbar, über die Darmwände in die Blut- und Lymphbahnen gelangt ist.

Besonders vielseitig ist dabei die Leistung der Leber. Das mit einem chemischen Laboratorium vergleichbare, bei einem erwachsenen Menschen rund eineinhalb Kilogramm schwere Organ hat neben der für die Verdauung des Fetts unerläßlichen Gallenproduktion noch eine Reihe weiterer wichtiger Stoffwechselaufgaben: Über die Darmwände in das Blut gelangende Nahrungsstoffe werden durch sie weitgehend von etwaigen Giften befreit. Auch anderweitig in den Körper gelangte oder im Organismus etwa durch Bakterien gebildete Gifte werden von der

Leber neutralisiert, mitunter durch eigens dazu erzeugte Gegengifte. Die Leber speichert Zucker in Form von Glykogen und gibt davon bei Energiebedarf wieder an den Körper ab, sie ermöglicht den Aufbau von Traubenzucker aus anderen Nahrungsbestandteilen, wenn dazu eine Notwendigkeit besteht, und sie speichert Vitamine. Sie ist auch mitbeteiligt am Körperfett- und Eiweißaufbaustoffwechsel und liefert Fermente für die Blutgerinnung.

Eine derart vielseitige chemische Leistung erfordert zwangsläufig ausreichende Versorgung mit Rohprodukten, also Vitaminen, Mineralien und Spurenelementen. Die Leber verbraucht den größten Teil der dem Körper zugeführten Vitamine. Sie dürfte auch stets ihren Aufgaben gerecht werden, wenn sie die durch Mangelimpulse angeforderten Wirkstoffe im richtigen Mengenverhältnis erhält, wenn die Durchblutung nicht durch enge Gürtel oder Korseletts eingeschränkt und keine anhaltend einseitige Leistung von ihr gefordert wird. Es leuchtet wohl ein, daß gerade für die Leber eine *dynamisch-periodische* Wechselanforderung mit der dazugehörenden Erholungsphase von großer Wichtigkeit ist.

Die verschiedenen Leber-Gallen-Krankheiten wie Gelbsucht, Gallensteinkolik, Leberverfettung und Leberschrumpfung sind deshalb oft die Folgen von Unmäßigkeit oder Einseitigkeit beim Essen und Trinken, mitunter gefördert von Gemütsstörungen durch Aufregung vor allem während des Essens, sowie die Folgen von Vergiftungen durch Nikotin, Medikamente, chemische Rückstände, Stuhlverstopfung bei entarteter Darmflora sowie chronischen Infektion.

Die Bauchspeicheldrüse erzeugt neben Verdauungsfermenten, die für den Kohlenhydrat-, Eiweiß- und Fettabbau erforderlich sind, das innersekretorische Kohlenhydrat-Hormon *Insulin* und einen blutdrucksenkenden Wirkstoff.

Die Schleimhäute des Magens und der oberen Darmabschnitte liefern über die Darmsäfte weitere Fermente und Salzsäure zum restlichen Abbau aller verdauungsfähigen Nahrungsstoffe.

Der durchschnittliche Tagesverbrauch an Verdauungssäften, die von allen Verdauungsdrüsen insgesamt abgesondert werden, beträgt etwa neun Liter:

1,5 l Mundspeichel

0,5 l Galle

3 l Magensaft

0,5 l Bauchspeichelsaft

3,5 l Darmsaft

Auch wenn das im Mundspeichel enthaltene stärkespaltende Ferment noch einmal im Bauchspeichel in konzentrierterer Form vorkommt, zeigt doch allein schon der Mengenvergleich, wie wichtig Mundspeichel für unsere Verdauung ist. Ungenügendes Kauen vermindert die oben dargestellte Durchschnittsmenge stark; durch bewußt langes Kauen kann man sie erheblich vermehren.

Die Steuerung der Erzeugung von Verdauungssäften und die mechanische Magen-Darm-Tätigkeit geschieht auf nervalem Weg durch Reflexmechanismen – vegetatives Nervensystem – und Hormone. Wie notwendig dabei das Hungergefühl und der gesunde Appetit nach den für den Organismus wichtigen Speisen als Lebens- oder Aktivitätsimpuls ist, wurde vorn bereits ausreichend erklärt.

Die folgende graphische Übersicht zeigt, daß lediglich die einfachen Zucker – Trauben- und Fruchtzucker – ohne nennenswerte Verdauungsleistung resorbiert werden können, während höhere Kohlenhydrate sowie Eiweiß und Fett vom Mund bis zum Dickdarm stark unterschiedliche chemische und mechanische Verdauungsleistung erfordern. Das Sichüberschneiden der Verdauungsstufen macht deutlich, wie sehr einzelne Vorgänge die nachfolgenden erst ermöglichen. Der Funktionsausfall nur einer Stufe kann die gesamte Verdauung stören.

Verdauung
– Schematische Übersicht —

↓ = Aufschließung — Spaltung —
⇉ = Aufsaugen durch die Darmwand — Resorption —

Organteil »Fermente, Hilfsstoffe zu Spalte 1—7«	*Vitamine, Mineral-stoffe* *1*	*Einfach-Zucker* *2*	*Doppel-Zucker* *3*	*Stärke* *4*	*Zellulose* *5*	*Eiweiß* *6*	*Fett* *7*
Mund Mundspeichel »Amylase 3/4«		↓ ↓ ↓ Lösung	↓ ↓ ↓ Lösung	↓ ↓ Freilegung Quellung Lösung ↓ Malzzucker			
Magen Magensaft »Salzsäure 6, Pepsin 6«	↓ ↓ ↓ Lösung	↓ ↓ ↓ Lösung	↓ ↓ ↓ Lösung	↓ ↓ ↓ Quellung Lösung ↓ Malzzucker ↓ Einf.-Zucker		↓ Gerinnung ↓ ↓ Verflüssigg. Peptide	
Zwölffingerdarm Galle, Pankreas-saft »Gallensäuren 7, Alkalien 7 Lipase 7 Trypsin 6 Erepsin 6 Amylase 4«	↓ ↓ Lösung	⇉	↓ ↓ ↓ Einfach-zucker	↓ ↓ ↓ Malzzucker ↓ Einfach-zucker		↓ ↓ Peptide ↓ ↓ Amino-säuren	↓ ↓ ↓ Emulgierg. ↓ ↓ ↓ Fettsäuren + Glyzerin ⇉
Übrige Teile des *Dünndarms* Darmsaft »Maltase 3/4 Laktase 3«	↓ ↓ Lösung ⇉ ⇉ ⇉	⇉ ⇉ ⇉ ⇉ ⇉	↓ ↓ ↓ Einfach-zucker ⇉ ⇉ ⇉ ⇉ ⇉ ⇉	↓ ↓ ↓ Einfach-zucker ⇉ ⇉ ⇉ ⇉ ⇉		↓ ↓ Amino-säuren ⇉ ⇉ ⇉ ⇉ ⇉	↓ ↓ Fettsäuren + Glyzerin ⇉ ⇉ ⇉ ⇉ ⇉
Dickdarm »Darmflora 5«	↓ Lösung ⇉ ⇉			weitere Freilegung durch Darm-bakterien ↓ Einfach-zucker ⇉	Abbau durch Darm-bakterien ↓ Zucker, Organische Säuren ⇉	↓ Amino-säuren ⇉	
Mastdarm »Darmflora 5«	⇉				↓ geruchs-neutrale Gase ↓ ↓ ↓ Kot	↓ Bei falscher Darmflora oder Stuhl-verstopfung: Darmgifte ⇉ + übelrie-chende Gase ↓	

Zur Vorbeugung gegen die häufigste Magen-Darm-Krankheit, die Magenschleimhautentzündung – *Gastritis* – ist mindestens einmal täglich die gänzliche Leerung von Magen und Darm, wie in der *dynamisch-periodischen* Ernährungsweise geübt, notwendig. Gleich dem dehnbaren Gummi eines ständig prall gefüllten Luftballons ermüden auch die ähnlich dehnbaren Magenwände, wenn sie ständig angespannt bleiben. Die Durchblutung verschlechtert und die Anfälligkeit für Geschwüre erhöht sich. Die Verdauungsdrüsen müssen deshalb durch wechselnde Anforderungen dynamisiert und aktiviert werden. An die Einflüsse infolge seelischer Belastung und Streß ist hier noch einmal zu erinnern. Die Darmwände müssen wir durch Nahrungsmangelimpulse des Organismus zu hoher mechanischer Leistung animieren und das Auffangorgan für unverwertbare Nahrungsreste, also den Mastdarm, müssen wir an gleichmäßige, Verdauungsmengen gewöhnen. Regelmäßiger Stuhlgang, und zwar für jede der zwei großen Mahlzeiten gesondert, garantiert ein optimales Funktionieren und damit die Bekömmlichkeit der Nahrung.

DARMFLORA

Unter Darmflora verstehen wir die Gesamtheit der im Darm während des Verdauungsvorganges lebensfähigen Bakterien. Deren Beeinflussung ist für die meisten empfohlenen Dauerernährungsformen eine der wichtigsten Grundlagen.

Die gesundheitsfördernde Wirkung von Joghurt und anderen Sauermilchgetränken, aber auch von süßer Milch, Obst, Gemüse und Vollkornbrot beruht zu einem wesentlichen Teil auf dem dadurch im Darm geschaffenen gärungsfreundlichen Milieu.

Die Darmflora greift mitverantwortlich auch in den Abbauprozeß beim Verdauungsvorgang ein. Je nach Zusammensetzung bringt sie die Verdauungsbestandteile dabei in mehr oder weniger dem Körper zuträgliche und von ihm verwertbare Form. Zellulose zum Beispiel ist mangels eines geeigneten Ferments für den Menschen unverdaulich. Bestimmte Darmbakterien vermögen jedoch diese pflanzliche Rohfaser aufzuschließen. Dementsprechend kann auch jener Teil an Vitaminen und Mineralstoffen, der in zellulosehaltigen Zellwänden eingeschlossen ist, nur durch die Darmbakterien für eine weitere Verwertung freigelegt werden. Fehlt eine gesunde Darmflora, gehen sie dem Körper verloren.

Darmbakterien können außerdem unter anderem Vitamine der B-Gruppe und Vitamin K bilden, sie entwickeln chemische Reizstoffe und Gase, die die Muskulatur unseres Darms anregen und seinen Inhalt auflockern.

Schließlich wirken bestimmte Darmbakterien durch Verdrängung von etwaigen krankheitserregenden Darmparasiten reinigend. Eine entartete Zusammensetzung der Darmflora oder das Fehlen der wichtigsten Bakterien führt meist zu Stuhlverstopfung mit ihren bekannten Folgen.

Die Bakterienbesiedlung ist im Magen- und oberen Darmteil – Dünndarm – normalerweise gering und besteht vorwiegend aus Stämmen, die Milchsäure und andere organische Säuren bilden.

Im unteren Teil und dem Darmende zu verstärkt sich dann die Tätigkeit der Bakterien ziemlich ausgiebig. Auch hier sollen im Idealfall noch die milchsäurebildenden Gärungsbakterien wenigstens die Mehrheit behalten. In diesen Abschnitten leben aber bei Essern von Fleisch, Fisch oder Ei stets auch die ebenfalls am Verdauungsprozeß beteiligten sogenannten Fäulnisbakterien, vorwiegend der Coli-Gruppe. Trotz ihrer bedingt vitaminbildenden Eigenschaften sind die Fäulnisbakterien, weil sie gleichzeitig Giftstoffe erzeugen und wegen ihrer damit verbundenen hemmenden Wirkung auf den reibungslosen Verdauungs- und Stoffwechselablauf unerwünscht und nach Meinung des Verfassers im Gegensatz zu anderen in der Literatur, überflüssig.

Beide Hauptgruppen, die sogenannten Gärungsbakterien einerseits und die Fäulnisbakterien andererseits, liefern sich einen ständigen Daseinskampf. Dem Menschen selbst, auf dessen Kosten diese Schlachten ausgetragen werden, obliegt es, diesen Kampf zugunsten seiner Gesundheit zu steuern. Er muß nur der einen oder anderen Gruppe die für sie günstigeren Lebensbedingungen schaffen. Soweit er dabei erreicht, daß die milchsäurebildenden Gärungs- über die Fäulnisbakterien die Überhand behalten, können wir von einem ausgeglichenen *Fäulnis-Gärungs-Verhältnis* oder von einem *Darmflora-Gleichgewicht* sprechen.

Zwei Momente sind für dieses Gleichgewicht maßgebend: die den Nährboden für Bakterien bildende Zusammenstellung der Speisen und die natürliche Weiterbeförderung und Ausscheidung des Darminhalts. Je langsamer der Verdauungsbrei im Darm weiterbefördert wird, je länger er also im Körper bleibt, desto stärker breiten sich Fäulnisbakterien aus.

Eine gezielte Beeinflussung der Bakterienzusammensetzung im Darm kann indes so weit gehen, daß bestimmte, besonders wertvolle Stämme innerhalb einer Gruppe geradezu gezüchtet werden. Einige Kurärzte nutzen diese Möglichkeit.

Die günstigste Zusammensetzung der Darmbakterien bietet die sogenannte Bifidumflora. Sie kommt in reiner Form lediglich im Säuglingsdarm ab dem zweiten bis dritten Lebenstag vor und besteht vorwiegend aus Bifidum- und Acidophilus-Stämmen. Diese Milchsäurebildner besitzen in hohem Maße die Fähigkeit, alle unerwünschten Fäulnisbakterien, Krankheitserreger und Darmparasiten zu verdrängen. Der besonders anfällige Säugling hat somit den besten natürlichen Schutz. Die Bifidumflora bildet zudem die Gewähr für die reibungslose Verwertung der Nahrungsbestandteile, insbesondere der Vitamine und Mineralstoffe, verhindert Stuhlverstopfung und Darmträgheit.

Natürlicherweise gedeihen diese Bakterien nur in Muttermilch. Ihre Fähigkeit zur Heranbildung einer aktiven Bifidumflora ist so stark, daß sich die Stämme selbst noch in einem Gemisch von zwei Drittel Kuhmilch und nur einem Drittel Muttermilch entscheidend durchsetzen. Man nennt diese Eigenschaft der Muttermilch den *Bifidumfaktor*. Er kommt mit geringerer Wirksamkeit auch im Speichel vor und wird bei industrieller Herstellung von Säuglingsmilch durch Verwendung bestimmter Zuckerarten annähernd ersetzt.

Mit der Umstellung der Nahrung des Kleinkindes auf Kuhmilch oder Normalkost verändert sich naturbedingt auch die Darmflora. Je größer dabei der Nahrungsanteil an Milch, Milcherzeugnissen, Obst, Gemüse, Kartoffeln und Salaten ist, desto dominierender wird die Gruppe der vorwiegend milchsäurebildenden Bakterien. Bei einem großen Anteil an Fleisch, Fisch und Eiern nehmen indes die unerwünschten Fäulnisbakterien zu.

Die sich aus Kuhmilch entwickelnde Bakterienflora ist zwar der Darmflora des Säuglings nicht ebenbürtig, aber ihrer Wirkungsweise am nächsten. Sie kann zusätzlich durch regelmäßigen Genuß von Sauermilchgetränken und bedingt durch eine Anreicherung der Trinkmilch mit Milchzucker – bis 30 g pro Liter

– oder bei Milchunverträglichkeit durch biochemische Milchsäurebakterien-Stoffwechselpräparate – Hylak – verbessert werden.

Milchzucker allein ermöglicht bei entsprechender Speisenzusammenstellung und richtig dosiert ebenfalls eine günstige Milchsäure-Darmflora. Bei ungeeigneter Dosierung lassen sich jedoch Schäden nicht ausschließen; sie sind vermeidbar, – wie oben erwähnt – bei ausschließlicher Verwendung in Kuhmilch.

Sauermilchgetränke, am besten zusammen mit süßer Milch, sind auch zur Regenerierung einer durch chemische Konservierungsmittel oder Antibiotika zerstörten Darmflora geeignet.

Nährstoffträgersubstanz, – Rohfaser oder Ballaststoffe – insbesondere Zellulose, die wie schon gesagt, teilweise durch Darmbakterien verwertbar wird, führt wiederum zur verstärkten Bildung der erwünschten Gärungsbakterien, weil sie noch nicht verwertete Kohlenhydrate als Nährboden bis in den Dickdarm schleust und die Darmpassage beschleunigt. Salate, Gemüse und Obst, besonders in rohem Zustand, haben also eine doppelte Wirkung zur Verbesserung der Verdauung.

Dominieren dagegen die Fäulnisbakterien, zersetzen sie das Eiweiß von Fleisch, Fisch und Ei noch während des Verdauungsvorganges in übelriechenden Kot. Dadurch können Durchfall- und Wurmerkrankungen entstehen und als deren Folge wiederum gefährliche Stoffwechselgifte, die in ihrer Auswirkung etwa einer Fleischvergiftung gleichzusetzen sind.

Der Unterschied zwischen Fleischfäulnis und dem Zersetzungsvorgang von Limburger Käse ist allgemein bekannt. Während das Essen von Fleisch in erst beginnendem Fäulniszustand schon schwere Vergiftungen hervorrufen kann, ist das Milchprodukt Limburger Käse selbst in fortgeschrittenem Zerfallstadium noch immer genießbar. Erst wenn die Milchsäure gänzlich abgebaut ist und der Käse länger in luftundurchlässiger Folie verbleibt, setzt im Anschluß an die Gärung eine Fäulnis ein, die ihn allerdings geschmacklich rasch überhaupt ungenießbar macht.

Einige Ernährungsphysiologen bewerten die Auswirkungen unserer Darmflora derart hoch, daß sie unter Hinweis auf die vegetarisch lebenden menschenähnlichen Affen alle fleisch-, fisch- und eihaltigen Speisen untersagen. Unvermeidbare schwerwiegende Mängel vor allem an qualitativ hochwertigem Eiweiß nehmen sie dabei in Kauf.

Wir wollen uns hingegen keineswegs mit unserer Ernährungsweise den Affen im Urwald angleichen, sondern die Vorteile aller Nahrungsbestandteile nützen und Nachteile ausgleichen. Pflanzliches Eiweiß kann tierisches nur bedingt gleichwertig ersetzen. Deshalb dürfte eine vollwertige, ausgeglichene Mischkost allgemein empfehlenswert sein, in der die gesunde Struktur unserer Darmflora ausreichend berücksichtigt wird. Fleisch-, fisch- und eihaltige Nahrung darf nur nicht einseitig vorherrschen, dann können wir die auf unsere Darmflora wirkenden Nachteile ohne Schwierigkeit durch Milch- und Getreideprodukte, Gemüse, Salate und Obst ausbalancieren.

Mit dem Begriff *Darmflora* ist neuerdings noch ein weiteres Ärgernis der modernen Ernährung schicksalhaft verknüpft: die bereits erwähnten *chemischen Konservierungsmittel.*

Dabei handelt es sich um synthetisch hergestellte Stoffe, die, je nach Konzentration, die Aktivitäten von Bakterien hemmen oder ganz unmöglich machen und so die Nahrung vor dem Verderben schützen. Alle in diesem Abschnitt genannten Bemühungen blieben erfolglos, würden durch derartige Unachtsamkeiten die herangezogenen Darmbakterien wieder zerstört. Aus diesem Grunde wollen wir alle mit chemischen Konservierungsstoffen haltbar gemachten Lebensmittel tunlich meiden. Antibiotika oder Sulfonamide, die ähnlich verheerend wirken, verordnen verantwortungsbewußte Ärzte ohnedies nur dann, wenn sie keinen anderen Ausweg sehen.

Die derzeitige Lebensmittelgesetzgebung hat der immer vielseitigeren Verwendung von Konservierungsmitteln wenigstens teilweise einen Riegel vorgeschoben. Trotzdem besteht gegenwärtig leider immer noch kein absolutes Verbot und keine für alle konservierten Lebensmittel ausreichende Deklarierungspflicht.

Den Abschnitt *Schadstoffe* müssen wir deshalb auch unter dem Gesichtspunkt der Darmflora betrachten.

JOULES – KALORIEN

Die seit rund 100 Jahren gebräuchliche Energieeinheit *Kalorie* – Cal – oder *Kilogrammkalorie* – Kal – bezeichnete jene Energiemenge, die erforderlich ist, ein Gramm oder ein Kilogramm Wasser um 1 Grad Celsius, genau von 14,5 auf 15,5 Grad zu erwärmen.

Kalorie als Wärme-Energieeinheit wurde seit 1975 durch die nach dem englischen Physiker James Presvot Joule (1818–1889) benannte internationale Arbeits-Energieeinheit *Joule* ersetzt. Ein Joule – J – beziehungsweise *Kilogramm-Joule* – Kj – entspricht der Wärmemenge, die elektrischer Strom von einem Ampere bei einem Volt Spannung in einer Sekunde liefert.

Mit den gleichen Maßeinheiten wird die vom Menschen benötigte Muskelkraft- und Wärmeenergie bestimmt. Eingebürgert hat sich die Kilogramm-Kalorie und nunmehr neu das Kilogramm-Joule. Der Einfachheit halber wird von *Kalorien* oder *Joules* gesprochen.

1 Kal. = 4,184 Kj.
1 Kj. = 0,239 Kal.

Um von Kalorien auf Joules umzurechnen, multipliziert man mit dem aufgerundeten Faktor 4,2. 100 Kalorien sind also rund 420 Joules, gemeint sind Kilogramm-Joules.

Durchschnittlich verbraucht ein gesunder *Umsatztyp* bei völliger Ruhestellung und bei optimaler Raumtemperatur – *Grundumsatz* – rund 100 Joules (Kj.) oder 24 Kalorien (Kal.) pro Kilogramm Körpergewicht und Tag.

Vorratstypen verbrauchen entsprechend weniger. Das sind in gerundeten Zahlen bei einem 1.75 m großen normalgewichtigen

Umsatztyp (70 kg) rund 7000 Joules (Kj.) oder 1680 Kal. Grundumsatz.

Der Verbrauch steigt in ebenfalls gerundeten Zahlen bei mittelmäßiger körperlicher Arbeitsleistung auf 180 Kj. beziehungsweise 43 Kal. pro kg Körpergewicht, also bei 1,75 m Körpergröße etwa 12 500 Kj., das sind 3000 Kal. und schließlich bei Schwerarbeit auf 300 Kj. oder 72 Kal. pro kg Körpergewicht und Tag, also bei 1,75 m rund 21 000 Kj, das sind 5000 Kal.

Die größeren und sehr viel gewichtigeren kanadischen Holzfäller brachten es auf etwa 25 000 bis maximal 30 000 Joules.

Wir wollen für uns einen täglichen Kj-Umsatz bei 1,75 m Körpergröße von etwa 12 000 anstreben.

Um den reinen *Arbeitsumsatz* festzustellen, ist der *Grundumsatz* von diesen Zahlen abzuziehen.

Der physiologische Brennwert, also die im Organismus verwertbar werdende Energie, beträgt gerundet pro:

1 g Fett =	38 Kj oder 9 Kal.
1 g Eiweiß =	17 Kj oder 4 Kal.
1 g Kohlenhydrate =	17 Kj oder 4 Kal.
1 g Alkohol =	30 Kj oder 7 Kal.
1 g organische Säuren =	13 Kj oder 3 Kal.

Wer nun entgegen der in den vorstehenden Abschnitten dargelegten Auffassung Kalorienbilanzen mit dem einseitigen Zweck festlegen wollte, sein Körpergewicht in eine angepeilte Norm zu zwingen, müßte zumindest die Umsetzungsverluste in Depotfett abziehen. Setzen wir beispielsweise für Fett 100 %, so bleiben von Kohlenhydraten nur circa 85 % nach der chemischen Umsetzung in Fett übrig. Bei Eiweiß sind es mit 70 % weit weniger, bei Alkohol nur indirekt anrechenbar, 20–50 % und bei organischen Säuren 10–40 %. Absolute Bilanzwerte kann niemand angeben, weil beträchtliche Unterschiede bei *Vorrats-* und *Umsatztypen* bestehen und etwa Alkohol den Grundumsatz vorübergehend beträchtlich erhöht, in geringerem Maße auch Kohlenhydrate und über gewisse Reizfaktoren sogar Säuren und Eiweiß. Außerdem wird Alkohol zum nicht unbeträchtlichen Teil wieder unverwertet ausgeschieden.

Der Körperbautyp und die organischen Voraussetzungen spielen zusätzlich mit. Fett-Joules sind in jedem Fall die am stärksten gewichts- oder fettanteilerhöhenden. Wir gewinnen daraus die Erkenntnis, daß die Überwachung des Körpergewichts in erster Linie eine Fett-Kontrolle sein müßte. Per Saldo bleibt als Quintessenz: weg vom Kalorienrechnen, hin zum Umsatzdenken, mithin eine klare Entscheidung zur *dynamisch-periodischen* Natursteuerung.

Hier krankt indes unser heutiges modernes Ernährungsempfinden in allen zivilisierten Ländern. Man ißt nicht mehr Natur-, Voll- oder Mischkost, sondern Vitamine und Kalorien. Aus vermeintlich fortschrittlichem Denken entstanden *einseitige Ernährungsempfehlungen,* die, über sinnvolle klinische Anwendung bei spezifischen Organleiden hinaus, *zweckentfremdet zu Mode-Tips,* bei schon teilweise degenerierten genußsüchtigen Vielessern weite Verbreitung finden. Von einfacher *Reduktionskost* über *Basisdiät* bis zur *Null-Diät* bleibt nichts unversucht, um die Natur schließlich noch total zu vergewaltigen. Immer mehr wird, außer Wasser und Kleie, alles was Kalorien enthält als organschädlich verketzert. Empfehlungen, die dem Unbefangenen allein schon durch die Verbreitung in Massenmedien als glaubwürdig und erprobt suggeriert werden, bieten in Wirklichkeit hanebüchenen Unsinn; einige Beispiele: Der Genuß selbst sogar von Tomatensaft und Milch sei wegen der darin enthaltenen Kalorien zu drosseln oder alles mit Wasser zu verdünnen; die mollig gewordene Hausfrau solle so wenig einkaufen, daß die Verführung zum Sattessen schon deshalb ausgeschlossen ist. Oder: Der ob seiner Fettpolster stöhnende Büromensch müsse stets wenigstens einen Bissen auf dem Teller zurücklassen und alle Reste sofort in den Mülleimer werfen, damit er jeglicher Versuchung widersteht.

Und schließlich der findige Tip: Bei Einladungen täusche man eine Gastritis vor, damit könne man Essen ablehnen, ohne die Gastgeber zu beleidigen. Derlei Mätzchen sind eine Veralberung der Gutwilligen, die ihre Pfunde als echte Last empfinden und sie loswerden möchten.

Widmen wir lieber der qualitativen Zusammensetzung unserer Nahrung etwas mehr Aufmerksamkeit.

EIWEISS, FETT, KOHLENHYDRATE, NÄHRSTOFFTRÄGERSUBSTANZ – BALLASTSTOFFE –

Im Gegensatz zu den Vitaminen, deren Vorhandensein allein schon bestimmte Stoffwechselvorgänge ermöglicht, ohne daß sie dabei teilweise oder ganz verbraucht werden, müssen wir den Bedarf an Eiweiß, Fett und Kohlenhydraten täglich ergänzen. Einseitige Nahrungszusammenstellung, also ein Zuwenig von dem einen und dafür ein Zuviel von dem anderen Bestandteil können wir teilweise innerhalb von Mindest- und Höchstgrenzen austauschen.

Ein Zuwenig an Eiweiß ist durch Fett oder Kohlenhydrate nicht ersetzbar. Hingegen läßt sich ein Mangel an Fett und vor allem Kohlenhydraten durch Überschüsse der beiden anderen Bestandteile ausgleichen; Fett allerdings nur bedingt. Einige essentielle Fettsäuren können nicht synthetisiert werden. Wir müssen sie unserem Körper unbedingt in ausreichender Menge über die Speisenfolge zuführen. Allein Kohlenhydrate könnten theoretisch vollständig durch Fett und Eiweiß ersetzt werden. Das allerdings bekäme dem Gesamtorganismus in seiner aktiven Leistungsfähigkeit schlecht.

Wir dürfen davon ausgehen, daß es unserem Organismus um so zuträglicher ist, und daß insbesondere die tägliche Fastenperiode wirkungsvoller wird, je *dynamisch* ausgeglichener wir dem natürlichen Bedarf des Organismus entsprechen.

Wenn wir jetzt durchschnittliche Bedarfsmengen für diese drei Hauptnahrungsbestandteile angeben, so sollen diese Zahlen keinesfalls zum Ignorieren des natürlichen Körperverlangens verleiten: Den Hauptanteil stellen Kohlenhydrate mit 50–70 %, vor Fett mit 20–30 % und Eiweiß mit 15–20 % der Gesamt-Joules.

Mehr Eiweiß benötigen vor allem werdende oder stillende Mütter, Säuglinge und Kinder im Aufbaustadium, Kraft-Sportler und Schwerarbeiter während des Muskelaufbautrainings. Mehr Kohlenhydrate brauchen vor allem Sportler und Schwerarbeiter.

Klima und Jahreszeit haben dabei gewissen Einfluß. In kalten Zonen und hierzulande im Winter benötigt der Mensch mehr Fett, in warmen Zonen und im Sommer mehr Kohlenhydrate.

Zum Teil beträchtliche Abweichungen von diesen Normen erheischen Gesellschafts-, Kultur- und rassisch bedingte Unterschiede, sie ergeben sich aber auch durch einseitige oder ungenügende Grundkenntnisse naturgesetzlicher Ernährungserfordernisse.

Wie bereits im Abschnitt *Allgemeine Grundbegriffe des menschlichen Stoffwechsels* dargestellt, bauen wir Kohlenhydrate im Rahmen des Energiestoffwechsels in Wasser- und Kohlendioxyd ab. Nur bei langanhaltender Überernährung, wenn wir die Zuckerdepots ständig überfluten, statt sie ihrer Funktion entsprechend laufend leeren und neu füllen, beginnt der Organismus daraus zunehmend Depotfett aufzubauen – *Vorratstyp* –.

Fette und auch Eiweiß bewirken die Freisetzung von Energie entweder direkt durch Oxydation oder sie werden ebenfalls zu Zucker reduziert, wenn Kohlenhydratmangel besteht.

Diese Vorgänge verlaufen nicht exakt voneinander getrennt und sind von der jeweiligen Notwendigkeit abhängig. Selbst bei ausgeglichener Kost finden in gewissem Umfange Umsetzungen auch der Eiweiß- und Fettsubstanz statt. Während der täglichen Mangelphase wird somit die Einbeziehung der Eiweiß- und Fettvorräte als Energiereserve dynamisiert und durch das ebenfalls täglich erfolgende ausgiebige Sattessen sind nachhaltige Schäden ausgeschlossen. Insbesondere aber erweitern wir durch das tägliche Fastentraining die Kohlenhydrat-Depot-Kapazität beträchtlich.

Lang anhaltender Eiweißmangel löst eine Reihe von Störungen aus im ständigen Aufbau- und Erneuerungsprozeß unserer Zellen, in der körpereigenen Ferment- und Hormonversorgung und in der Leberfunktion. Am gefährlichsten ist ein solcher Mangel im Kindesalter. Blutkrankheiten, Muskelschwund, frühzeitiges Altern und ungenügende Organbildung können Folgen sein.

Bei extremer Eiweiß-Unterernährung bricht schließlich das Druck-Gleichgewicht zwischen Blut und Lymphflüssigkeit zusammen und führt zum Hunger-Ödem – Wassersucht –.

Eiweiß ist zudem für den Körper noch so etwas wie ein Lebensstoff. Ein mäßiges Überangebot kann durchaus eine Steigerung aller Lebensvorgänge bewirken, die im wesentlichen aus einer gewissen Säurereizung bestimmter Eiweißbausteine auf das Nervensystem erklärbar ist. Der Grundumsatz wird dabei wünschenswerterweise erhöht – *spezifisch-dynamische Wirkung* –, deshalb enthalten die meisten Empfehlungen für Schlankheitskost überwiegend eiweißreiche Nahrungsmittel.

Dabei handelt es sich allerdings nur bedingt um eine echte Leistungssteigerung, denn unser Organismus verbraucht sich entsprechend rascher. Der Mensch lebt intensiver, schneller und altert deshalb auch früher. Je mehr wir die Eiweißkost über das vom Körper als Aufbau- und Erneuerungsstoff benötigte Maß hinaus erhöhten, desto mehr wird sie zum Nervenreizstoff. Eiweiß als *Lebenselixier* gebietet also auch wieder Grenzen, die allerdings von Mensch zu Mensch verschieden sind. Bei starkem Überangebot wird unser Organismus überfordert und seine provozierte Leistungsfähigkeit kann ins Gegenteil umschlagen, bis zu einer Art Eiweißvergiftung.

Bei Tierversuchen zeitigte außerdem ein extrem hoher Anteil an Eiweißnahrung eine Zunahme von Krebs. Wenngleich derlei Versuche mit Tieren nach Auffassung naturgesetzlich behandelnder Therapeuten keine wissenschaftlich gesicherten Schlüsse über die Reaktionen unseres menschlichen Organismus erlauben, erscheint es zumindest wahrscheinlich, daß dadurch auch das Risiko beim Menschen steigt.

Bei gut eingespielter Selbststeuerung durch tägliche Hunger-Sättigungs-Phasen brauchen wir keinerlei Einseitigkeiten zu befürchten. Wer sich zum Extremen hingezogen fühlt, sollte Steak-,

Eier- oder übertriebene Milchkur-Empfehlungen auf keinen Fall ohne therapeutische Notwendigkeit mißbrauchen.

Betrachten wir die Hauptnahrungsbestandteile näher:

Eiweiß

Außer Kohlen-, Wasser- und Sauerstoff, den Bestandteilen der Fette und Kohlenhydrate, enthält das Eiweißmolekül als weiteren Hauptbestandteil Stickstoff. Wegen der sehr komplizierten, vielseitigen und umfangreichen Struktur des Eiweißmoleküls kann die Eiweißforschung noch lange nicht als abgeschlossen gelten. Immer wieder werden neue, ungemein vielseitige Aufgaben und Eigenschaften der Eiweißbestandteile bei allen Lebensvorgängen entdeckt.

Bei der Verdauung zerfällt Eiweiß in seine Hauptbestandteile *Aminosäuren.* Die Aminosäuren dienen als *Bausteine* für das Körpereiweiß. Wir kennen heute erst 32 solcher Aminosäuren, von denen wenigstens acht zum Aufbau des menschlichen Körpereiweißes und zur Ferment- und Hormonbildung unbedingt notwendig – *essentiell* – sind. Einige Aminosäuren haben zudem Vitamincharakter. Das Fehlen nur einer essentiellen Aminosäure kann unseren Körper bereits lebensunfähig machen.

Verschiedentlich verbreitete Vermutungen, der Organismus sei in der Lage, sämtliche Aminosäuren im intermediären Stoffwechsel ausreichend auszutauschen, sind reine Spekulation. Nehmen wir nur einen Teil der essentiellen Eiweißbausteine innerhalb einer Mahlzeit zu uns, bleiben sie zum Aufbau oder zur Erneuerung unserer Körpersubstanz unverwertbar. Es nützt nichts, wenn wir die fehlenden etwa am kommenden Tag ergänzen; bis dahin sind die tags zuvor gegessenen innerhalb des Energiestoffwechsels bereits abgebaut. Großteils geschieht dies sogar schon in der Zeitspanne von mittags bis abends. Trotz mengenmäßig überhoher Eiweißzufuhr kann es zu einer *spezifischen Eiweißunterernährung* kommen.

Den pflanzlichen Eiweißen fehlen einige unbedingt notwendige Aminosäuren. Auch verschiedene tierische Eiweißarten, zum Beispiel das unten noch einmal erwähnte *Kollagen,* sind diesbezüglich unvollständig. Indes können wir bei einer Zusammenstellung unserer Speisen aus gemischtem pflanzlichen und tierischen Eiweiß oder bereits vollwertigem Muskelfleisch, Fisch, Ei oder Milch auf jeden Fall alle körpernotwendigen Bausteine voraussetzen. Pflanzliche Nahrung allein, also streng vegetarische Kost, kann dagegen die Eiweißversorgung ohne Zuhilfenahme von Extrakten allenfalls in sonnenreichen Ländern störungsfrei auf längere Zeit sicherstellen. Deshalb enthalten Empfehlungen oder Rezepte der vegetarischen Küche hierzulande stets Milch- und Eiprodukte.

Aufgrund dieser unterschiedlichen Kriterien ist es problematisch, eine Gliederung der verschiedenen Eiweißarten hinsichtlich ihres biologischen Wertes vorzunehmen. Vollwertig im Sinne von *essentiell vollständig* wären danach nur Muskelfleisch, Ei und Milch. Zweifellos liefern aber gerade pflanzliche Eiweiße wichtige Ergänzungsstoffe für unsere Nahrung.

Unterschiedlich sind überdies die Verdaulichkeit und der mögliche Ausnützungsgrad dieser Eiweißarten, die von tierischen sind allgemein günstiger als die der pflanzlichen. Unter den tierischen sind beispielsweise die wasserlöslichen Albumine und Globuline – in Blut und Fleisch – und das beim Kochen gallertartig sich lösende Kollagen – Haut, Knorpel, Gelatine – sowie Schmelz- und reifer Weichkäse leicht verdaulich.

Die Bedarfsanalyse in der optimal praktizierten *dynamisch-periodischen* Ernährung bezieht die individuelle, biologische Wertigkeit ein.

Fett

Ein beträchtlicher Teil der Substanz unseres Körpers besteht aus Fett. Im Gehirn- und Nervengewebe beträgt der Anteil hochwertiger Fette sogar bis zu 95 %, praktisch sind sie in Fett eingebettet. In den Organen und Muskelgeweben bilden kleine Fettpolster Energie-Reservelager und unter der Haut eine Wärmeisolierung gegen sinkende Außentemperaturen. Fett dient außerdem als Trägersubstanz für eine Reihe von Vitaminen, Hormonen und Fermenten.

Die Fähigkeit des Körpers, aus Kohlenhydraten Fett aufzubauen, ist übrigens auf einige einfache Arten – *Neutralfette* – begrenzt. Hochwertige Fette bzw. fettähnliche Stoffe – *Lipoide* –, vor allem Nerven- und Gehirnfett können nur aufgebaut werden, wenn wir ähnlich wie beim Eiweiß, über die Nahrung entsprechende Bausteine – *essentielle Fettsäuren* – zuführen.

Für den Fettstoffwechsel spielen eine außerordentlich wichtige Rolle die sogenannten *ungesättigten* oder *aktiven* und davon in besonderem Maße die sogenannten *hochungesättigten* oder doppelt beziehungsweise *mehrfach ungesättigten* Fettsäuren. Die aktiven Fettsäuren finden wir vorwiegend in Ölen und in geringerer Menge auch in Butter, Margarine und Schweinefett; die mehrfach aktiven Fettsäuren überwiegend in Kern- und Getreidekeimölen sowie in Fisch- und Fischleberölen. Der Anteil an ungesättigten Fettsäuren ist im allgemeinen um so höher, je weicher und geschmeidiger ein Fett bei gleicher Temperatur ist, je niedriger also sein Schmelzpunkt liegt. Exakt richtig ist diese Faustregel zwar nicht, weil es innerhalb der gesättigten Fette ebenfalls weichere gibt. Diese sind dann gleichfalls leicht verdaulich und deshalb wertvoller. Es handelt sich um die kurzkettigen Fettsäuren. Die streichzarte Konsistenz der Butter, besonders während der sommerlichen Weidezeit, rührt daher. Den höchsten Anteil aktiver Fettsäuren finden wir in Ölen. In den harten Plattenfetten fehlen sie meist ganz.

Einige Forscher wiesen in ihren Berichten darauf hin, daß *fettähnliche Stoffe* wie *Phosphatide* und *Sterine,* zum Beispiel *Lezithin, Cholesterin, Ergosterin – Vorvitamin D 2 –* und *7-Dehydrocholesterin – Vorvitamin D 3 –* wichtig für den Aufbau und die Erhaltung des Körpers und der Nerven und an der Blutbildung mitbeteiligt sind. Sie bilden die Muttersubstanz für einen Teil der Ferment- und Hormonversorgung unseres Körpers und sind unentbehrlich für das Drüsensystem.

Andererseits vermuteten einige Wissenschaftler bei der Suche nach Ursachen für die so rapide angestiegenen Herz- und Kreislauferkrankungen am Anfang der sechziger Jahre *a priori* für Ablagerungen an den Gefäßwänden, insbesondere den Herzkranzgefäßen, gebe es einen Zusammenhang mit überhöhtem Nahrungscholesterin; denn ein wesentlicher Anteil der Ablagerungen besteht aus dieser Substanz und der Cholesterinspiegel im Blut ist bei Arteriosklerose-Kranken, also infarktgefährdeten Personen, erhöht. Dabei wurde angenommen, die im Blut enthaltenen Fettstoffe könnten bei ungenügend kräftiger Blutzirkulation einen feinen Film an der Gefäßwand hinterlassen und durch Überlagerung solcher Filme und die Herauslösung der Neutralfette werde das zurückbleibende Cholesterin Bestandteil dieser Ablagerungen.

Diese bis dahin folgerichtig vermuteten Zusammenhänge wurden dann aber von einem interessierten Industriezweig über Gebühr hochgespielt und derart tief in das allgemeine Bewußtsein sogar von Ärzten und Ernährungsphysiologen manipuliert, daß dieser Annahme widersprechende Forschungsberichte nur mehr zaghaft durchdrangen.

So beispielsweise die Feststellung des dänischen Nobelpreisträgers – Hendrik Dam – ebenfalls schon in den sechziger Jahren, daß Goldhamster bei völlig cholesterinfreiem Futter wesentlich häufiger Gallensteine und einen erhöhten Blutcholesterinspiegel bekamen, als beim Verabreichen von cholesterinhaltigem Schweineschmalz.

In diesem Zusammenhang wurde auch vorgetragen, unser Organismus sei ohnehin in der Lage, jede notwendige Menge Cholesterin mühelos selbst aufzubauen und neun Zehntel des Cholesterinbedarfs würden normalerweise auch im intermediären Stoffwechsel synthetisiert. Es hat den Anschein, daß er um so mehr von diesen wichtigen Fettstoffen aufbaut, je ungünstiger die Zusammensetzung des Nahrungsfetts ist. Wir gehen also wohl kaum fehl, den *Cholesterinspiegel* im Blut als *Gradmesser* für die *Qualität des Fettstoffwechsels* im Körper anzusehen. Zudem ist die Resorptionsfähigkeit des Darmes für Cholesterin begrenzt.

Die These, wonach ein überhöhter Cholesterinanteil in der Nahrung leicht Herz- und Kreislauferkrankungen provoziert, war damit zwar entkräftet, indes blieb offen, ob irgendwelche, wenngleich untergeordnete Zusammenhänge mit dem Nahrungscholesterin bestehen. Aber selbst wenn ein solcher Zusammenhang keineswegs völlig auszuschließen ist, kann niemand mit gutem Grund eine generelle Warnung vor Nahrungscholesterin vertreten.

Zumindest müßte eine Differenzierung der stark unterschiedlichen Wirkungskomponenten erfolgen, und zwar je nach Vergesellschaftung von Cholesterin zusammen mit den als Transportmittel dienenden gelösten Blutplasma- Eiweißen wie *Globulin* und anderen – *Lipoproteinen* –. Wie eigentlich immer in der Natur stehen sich auch hier positive und negative Faktoren, eben auch hinsichtlich der Entstehung von Gefäßablagerungen gegenüber, die sich gegenseitig in harmonischem Gleichgewicht halten, solange keine künstliche, extreme Einseitigkeit geschaffen wird.

Cholesterin finden wir fast ausschließlich in tierischen Fetten, während pflanzliche praktisch frei davon sind. Dieses Faktum wurde von zweifellos cleveren Marketing*experten* so geschickt variiert, daß Prädikate wie *rein pflanzlich* in Verbindung mit *cholesterinfrei* und den gleichzeitig veröffentlichten Berichten über die skizzierten möglichen Zusammenhänge zwischen dem Cholesterinspiegel im Blut und Gefäßkrankheiten beim Laien die Vermutung folgen ließ, Plattenhartfette etwa verhinderten solche Gefäßerkrankungen, weil sie rein pflanzlich sind. Auch Pflanzenmargarine erfuhr so ein mit Gesundheitsargumenten aufgebautes Image, während tierische Fette, besonders Schweineschmalz und vor allem Butter als geradezu gefährlich galten. Nun besitzen aber hochwertige Nahrungsmittel wie Leber, Lebertran, Hirn, Eigelb und Knochenmark einen weitaus höheren Cholesterinanteil – durchschnittlich vier- bis fünfmal so viel – wie Butter. Dies wurde aber geschickt verschwiegen. Sicher hätte sonst schon früher der eine oder andere Arzt Bedenken geäußert.

Eigentlich sollte unser natürliches Empfinden melden, wie wenig die Verteufelung eines uns von der Natur geschenkten, hinsichtlich kurz- und langkettigen, gesättigten, ungesättigten und hochungesättigten Fettsäuren, Fermenten, Vitaminen und Mineralien wohl einzigartig vielseitigen, leicht verdaulichen Nahrungsmittels wie es frische Weidebutter seit Jahrtausenden darstellt, allein wegen mäßigem Cholesteringehalt berechtigt sein kann. Und wenn inzwischen vereinzelt in Broschüren unter Berufung auf namhafte Institute irrtümlich empfohlen wird, den Milchkonsum einzuschränken, vom Ei nur das Eiklar zu verwenden und das wertvolle Eigelb wegzuwerfen, den Genuß von Leber und Hirn zu meiden, dann kommen diese Empfehlungen aus *zweiter Hand* und zu einer Zeit, in der die betroffenen Wirtschaftsunternehmen längst erkannt haben, daß sie mit ihrer *Anti-Cholesterin-Kampagne* auf's falsche Pferd gestiegen waren. Den Hinweis *cholesterinfrei* oder ähnliches finden wir im Zusammenhang mit Gesundheit und Diät in den Werbeprospekten schon lange nicht mehr.

Inzwischen veröffentlichte Ergebnisse von umfangreichen und überzeugend abgesicherten Versuchsreihen machten nämlich klar, daß ein anderes Qualitätsmerkmal sehr viel gewichtiger ist: Der Anteil der bereits erwähnten *ungesättigten* beziehungsweise *mehrfach ungesättigten Fettsäuren.* Diese Bausteine verbessern bis zu einem wirkungsvollen Anteil von etwa 50 % der Gesamtfettsäuren einen bisher gestörten Fettstoffwechsel, erkennbar eben an einem Absinken des Cholesterinspiegels im Blut.

Ebenfalls schon 1959 stellten acht Wissenschaftler fest, daß dabei hochungesättigte Fettsäuren den einfach- und doppelt-ungesättigten noch überlegen sind. Aufgrund ihrer Versuche *senken* Fischöle, trotz ihres Cholesteringehaltes, wohl allein wegen des hohen Anteils hochungesättigter Fettsäuren, den Cholesterinspiegel im Blutserum stärker als das cholesterinfreie Maisöl mit vorwiegend einfach- und doppelt-ungesättigten Fettsäuren.

Ein extrem hoher Anteil an mehrfach ungesättigten Fettsäuren wäre unwirksam und nach einer weithin anerkannten Theorie sogar bedenklich. Er dürfte indes selten vorkommen. Pauschal betrachtet scheint jene Empfehlung vernünftig zu sein, die besagt, den Fettanteil in Richtung mehrfach ungesättigter Fettsäuren aufzubessern, soweit sich dazu Gelegenheit ohne Geschmacksnachteile bietet.

Hier nun ist Anerkennung echter Leistung für diejenigen vonnöten, die bezüglich ihrer einseitigen Cholesterinpsychose kritisiert werden mußten: Einige neue Margarinesorten enthalten einen sehr hohen Anteil ungesättigter, aktiver Fettsäuren. Die Produkte freilich mit *Diät-Hinweisen* zu bestücken, erscheint im Hinblick auf die gesetzlich eingeengten Wertbegriffe für gesundheitsbezogene Werbung über der Grenze des Vertretbaren zu liegen. Verdient doch gerade der Begriff *Diät* besonderen Schutz vor Verwässerung.

Auf Butter, die im Vergleich mit diesen Margarinen weniger ungesättigte Fettsäuren enthält, nur aus diesem Grunde zu verzichten, wäre absolut falsch. Butter ist ein echtes Naturprodukt, sie bleibt mit dem bereits erwähnten, breit gefächerten Spektrum verschiedener Fettsäuren unserem menschlichen Organismus am zuträglichsten und ist mit dem hohen Anteil kurzkettiger Fettsäuren überdies besonders leicht verdaulich. Eigentlich gibt es auch kein allgemein gültiges Argument gegen *schonend ausgelassenes* Schweineschmalz.

Ein anderes Beispiel der Verwechslung von Ursache und Wirkung im Bereich der Nahrungsfette liefert uns der Begriff *ungehärtet.* Das Härtungsverfahren verwandelt flüssige Öle in feste, meist Plattenfette. Aber nicht das eigentliche Härtungsverfahren, sondern die dadurch aus physiologisch wertvolleren ungesättigten Fettsäuren entstehenden gesättigten Fettsäureverbindungen sind nachteilig. Wird nun auf von der Natur bereits hart gelieferte Fette mit gesättigten Fettsäuren der Hinweis auf ungehärtete Verarbeitung angebracht, ist der Verbraucher vollends verwirrt.

Die Härtung erfolgt aus praktischen Gründen der Verarbeitung in den Margarinewerken, weil man aus Ölen allein kein Fett mit fester Konsistenz herstellen kann, denn Margarine ist eine Mischung fester und flüssiger Fette. Auf künstliche Härtung können die Margarinefabriken verzichten, wenn sie natürliche feste Fette zur Erzielung einer bestimmten mittleren Festigkeit verarbeiten.

Derlei Schlagworte lenken überdies von anderen diätetischen Möglichkeiten zur Vermeidung der Arterienverkalkung ab. So zum Beispiel soll ein – freilich selten anzutreffendes – Überangebot an Vitamin D unter gewissen Bedingungen die Gewebeverkalkung fördern. Hingegen kann Vitamin E zusammen mit Vitamin A das physiologische Blutbild hinsichtlich des Cholesterinspiegels begünstigen. Deshalb ist ein entsprechender Nahrungsanteil an Keim- und Kernölen empfehlenswert. Zur Vermeidung eines Überangebotes an Vitamin E, das ebenfalls nachteilig sein kann, soll der Anteil an Keimölen keinesfalls 10 % des Gesamtfettverzehrs überschreiten. Je höher der Anteil an hochungesättigten Fettsäuren in der Nahrung ist, desto höher wird allerdings auch der Bedarf an Vitamin E.

Zusammengefaßt und genau betrachtet: Die Qualitätsmerkmale *pflanzlich* oder *ungehärtet* sind bedeutungslos, *cholesterinfrei* ist nur bedingt brauchbar, während wir klare Hinweise auf den Gehalt an *mehrfach ungesättigten Fettsäuren* beachten sollten.

Eine sinnvolle Mischung hochwertiger Fette schafft die sicherste Basis für einen reibungslosen Fettstoffwechsel. Grundkenntnisse über die lebenswichtigen Nahrungsfette gehören heutzutage zum allgemeinen Wissensfundus; zum besseren Verständnis sei deshalb folgendes erinnernd skizziert:

– *Fettähnliche Stoffe – Lipoide –,* bekannt unter Phosphatide, Zerebroside und Sterine, vorwiegend Lezithin: reichlich enthalten in Eidotter, Hirn, Knochenmark, außerdem in Sojabohnen beziehungsweise Sojaöl, Butter, Margarine, Leber und Nieren. Lezithin ist wichtig für den Aufbau der Gehirnsubstanz und des Nervensystems. Cholesterin und Lezithin sind Träger wichtiger Vitamine und Hormone, Ergosterin und 7-Dehydrocholesterin Vorstufen von Vitamin D.
– *Lebertran* wird aus Dorsch- und Schellfischleber gewonnen. Er enthält hochaktive Fettsäuren, Lezithin und neben einem besonders hohen Vitamin A-Gehalt den höchsten Anteil an Vitamin D aller bekannter Nahrungsmittel.
– *Getreidekeimöle:* wichtige Vitaminträger der Vitamine A und E. Sie enthalten außerdem Lezithin und reichlich hochaktive Fettsäuren.
– *Tierische Öle:* Fisch- und andere tierische Öle gehören neben Lebertran ebenfalls zu den wertvollsten Fetten. Sie sind im natürlichen Rohzustand besonders reich an hochungesättigten Fettsäuren und Vitaminen. Wegen dem ihm eigenen unangenehmen Beigeschmack ist Tran als Nahrungsfett nicht im Handel. Er würde jedoch eine der höchsten Wertigkeitsstufen aller Speisefette einnehmen – hoher Vitaminwert A und D und hochaktive Fettsäuren –. Tierische Öle sind enthalten im Wal, Aal, Hering und Rotbarsch und als Begleitfett in Schweineschmalz, Butter und im Fett des jungen Geflügels. Der Waltran büßt seinen hohen Gesundheitswert bei der industriellen Reinigung, Veredelung und künstlichen Härtung zwecks Weiterverarbeitung zu Margarine ein.

– *Butter:* Sie ist das dem Körper verträglichste im Handel erhältliche Nahrungsfett und bildet zusammen mit naturreinen Pflanzenölen die Grundlage der von uns empfohlenen Fettversorgung. Butter ist wichtiger Vitaminträger. Sie enthält mit rund 200 Fettsäuren – und davon mindestens 75 von Bedeutung – weit mehr als alle anderen im Handel angebotenen Fette. Mit 35 bis über 40 %, je nach Jahreszeit, einfach-, doppelt- und mehrfachungesättigten Fettsäuren und außerdem besonders leicht verdaulichen kurzkettigen Fettsäuren sowie in richtiger Menge Lezithin und Cholesterin hat Butter eine besonders organgünstige Zusammensetzung. Sie besteht – gleich der Margarine – nur aus 80 % Fett, der Rest sind Eiweißbestandteile und Wasser.

– *Pflanzenöle:* Das in den verschiedenen Früchten – Oliven, Sonnenblumen, Nüssen, Leinsaat usw. – enthaltene Speiseöl wird auf zweierlei Weise gewonnen:

1. Durch Verfahren des Kaltschlagens oder Kaltpressens und
2. durch Extrahieren mit chemischen Lösungsmitteln wie Chloroform oder Äther.

Meistens wird ein beim Schlagen entstehender Rückstand, der Ölkuchen, noch durch das Extrahierverfahren restlos ausgenützt. Die Lösungsmittel werden durch Destillation entfernt.

Öle, die der Handel nicht unter einer bestimmten Sorten-, sondern unter einer Allgemeinbezeichnung wie *Speiseöl* oder *Salatöl* anbietet, sind meist Gemische aus minderwertigeren Sorten wie beispielsweise Baumwollsamenöl, das nach der Extraktion noch eine zusätzliche chemische Behandlung zur Verdrängung des Geruchs, Entsäuerung und Bleichung erfordert, oder Rapsöl, das unvermischt mit anderen Ölen, also in großer Menge, gesundheitsschädlich wäre.

Eine Bevorzugung der naturreinen *kaltgeschlagenen* oder *gepreßten,* artbezeichneten Öle ist gegenüber *raffinierten* Ölen mit Allgemeinbezeichnung empfehlenswert.

Der hinsichtlich seines Gesundheitswertes wahrscheinlich wichtigste Bestandteil aller Öle ist, wie bereits gesagt, der Anteil an ungesättigten oder aktiven Fettsäuren. Der hohe Gesundheitswert ungesättigter Fettsäuren gründet auf ihrer chemischen Aktivität, die für den allgemeinen Zellstoffwechsel, die Verwertung der Vitamine und eine Reihe von Haut- und Drüsenfunktionen bedeutungsvoll ist und neben dem ebenfalls bereits erwähnten Blut-Cholesterin-senkenden Arteriosklerose-Abwehrfaktor eine Art Schutzstoff gegen Zellentartungen – *Krebs* – vermuten läßt.

Die wichtigste und häufigste aktive, *zweifach ungesättigte Fettsäure* ist die *Linolsäure. Saflor-* oder *Distelöl,* aus der Färberdistel gewonnen, hat mit 75 % den höchsten Anteil an Linolsäure und damit den höchsten an ungesättigten Fettsäuren aller Nahrungsfette überhaupt. Dann folgen verschiedene Kernöle wie etwa Sonnenblumenöl.

Den höchsten Anteil der hochaktiven, nämlich *dreifach ungesättigten Linolensäure* hat das Leinöl.

Die *vierfach-ungesättigte Arachidonsäure* finden wir zusammen mit Lezithin vorwiegend in Sojaöl, *fünffach-ungesättigte* in Fischöl und Lebertran.

Daneben spielen die *Vitamine* der naturreinen, kaltgeschlagenen Öle eine nicht unbedeutende Rolle.

– *Schlachttier-Fette:* Geflügelfett, Rinderfett, grüner Speck und selbst Schweineschmalz sind weit weniger schädlich als vom Laien oft vermutet wird. Voraussetzung ist freilich, daß die Rohsubstanz schonend bei nicht zu hoher Temperatur ausgelassen und möglichst nicht chemisch gereinigt oder gebleicht worden ist.

Naturbelassene Schlachttier-Fette enthalten neben bescheidenen Mengen ungesättigter Fettsäuren noch einige Vitamine. Sie sind weniger gut verträglich und auch vitaminärmer als Butter, ein geringer Anteil ist aber durchaus vertretbar als Ergänzung zu unserer Versorgung. Zumindest sind sie den *gesättigten* Pflanzenfetten wie Kokosfett, Kakaobutter und Palmkernfett vorzuziehen.

– *Reformhausmargarine:* Spitzensorten aus dem Angebot der Reformhäuser sind keine chemischen Konservierungsmittel zugesetzt. Bei diesen Margarinen handelt es sich um Emulsionen aus harten und weichen Fetten mit einem relativ hohen Anteil aktiver Fettsäuren, die meist mit Vitaminpräparaten künstlich angereichert werden, um sie dem Vitaminwert der Butter näher zu bringen.
– *Haushalts-, Großküchen-, oder Backmargarine:* Zwischen reformhausfähiger Margarine und einfacher, meist preisgünstiger Speisemargarine zum Kochen oder Backen besteht natürlich ein beträchtlicher Qualitätsunterschied, wenngleich gegenüber der Pionierzeit der Margarinehersteller beachtliche Verbesserungen erzielt wurden. Der ursprüngliche Auftrag für die Industrie, aus Billig- oder Abfallfetten einen butterähnlichen Brotaufstrich für die *Armen* zu schaffen, ist aber noch nicht ganz überholt. Rohwarenauswahl und Techniken wurden zwar verbessert, ein Ersatzprodukt ist aber zumindest Einfachmargarine geblieben.

Ausgangsmaterialien dafür sind Rindertalg, Tran und pflanzliche Öle, Kokos- und Palmkernfett, außerdem mit Milchsäurebakterien gesäuerte Magermilch und eine Reihe von Zusätzen zum Zwecke der Neutralisation, Geruchskaschierung, Bleichung, Färbung, Aromatisierung und Konservierung. Durch weitere natürliche Zusätze werden auch die der Butter typischen Eigenschaften des Schäumens und Bräunens beim Braten sowie der butterartigen Festigkeit erreicht. Die meisten für Margarine verwendeten Rohprodukte werden jedoch erst durch synthetische Prozesse verwertbar gemacht. Dabei ist die Härtung der flüssigen Öle von besonderer Bedeutung. Durch Anlagerung von Wasserstoffatomen unter Mitverwendung sogenannter Kontaktstoffe wie Nickel, Platin, Kupfer u. a. werden bei hohem Druck und hohen

Temperaturen die ungesättigten Fettsäuren in gesättigte verwandelt. Dadurch nehmen die Öle feste Konsistenz an. Künstliche Vitaminisierung und die bereits genannten Schlagworte konnten das Produktimage beim Verbraucher indes stark verbessern.

– *Pflanzliche Hartfette:* Kokos-, Palmkernfett und Kakaobutter sind nahezu frei von aktiven Fettsäuren und Vitaminen und deshalb physiologisch *tot.* Werden diese Mängel mit ausgesuchten Fetten und Ölen, die hohe Anteile an ungesättigten und hochungesättigten Fettsäuren enthalten, sinnvoll ausgeglichen, brauchen wir eine in Grenzen gehaltene Verwendung nicht generell abzulehnen.

Die Hersteller dieser Produkte werben durchweg mit dem stichhaltigen Argument, daß Plattenfette mit langkettigen gesättigten Fettsäuren wegen der hohen Hitzeverträglichkeit die besten Eigenschaften speziell zum Anbraten von Fleisch aufweisen. Je höher der physiologische Wert eines Fettes ist, desto empfindlicher ist es gegen Hitze. Unbedenkliche Erhitzungs-Grenztemperaturen liegen bei Butter und Margarine um etwa 150° C, bei Ölen um 190° C und bei Plattenfetten um 230° C. Physiologisch hochwertige Fette können nach einer Überhitzung sogar gesundheitsschädlicher sein als einwandfreie Plattenfette, deren Nachteile sich ja, solange sie in bescheidenen Mengen genossen werden, in der zuvor beschriebenen Weise ausgleichen lassen. Überhitzte Fette, vor allem tierische, entwickeln vitaminzerstörende Peroxyde und schaden so der Leber. Für den Langzeiteinsatz in Friteusen werden deshalb Plattenfette sogar empfohlen. Aber im Haushalt, in Krankenhäusern und Kurhotels sollten wir auch dafür die wertvolleren Öle bevorzugen. Etwas mehr Mühe bei der Verarbeitung und Erneuerung in kürzeren Zeitabständen zahlen sich bestimmt aus.

Neuerdings bietet der Lebensmittelhandel aus französischen Weinbaugebieten stammendes Traubenkernöl an. Unbeschadet der reichlich enthaltenen ungesättigten Fettsäuren verträgt es, nach Angaben der Importeure, ähnlich hohe Temperaturen wie Plattenfette und wird deshalb speziell zum Fritieren empfohlen.

– *Hammel- und Rindertalg:* Talg bleibt bei Körpertemperatur noch in fester Form, der Schmelzpunkt liegt also bei etwas über 37° C. Es ist für unseren menschlichen Körper ein belastender Fremdstoff, den er nur teilweise und überdies nur sehr schwer verwerten kann.

Weitere Hinweise auf die sinnvolle Auswahl und Behandlung der Fette in der Küche folgen im letzten Abschnitt dieses Buchteils unter *Küchentips für die gesundheitsbewußte Hausfrau.*

Die soeben genannten Sorten wurden etwa in der Reihenfolge ihrer Wichtigkeit als Nahrungsfette für den Menschen gruppiert. Aber deshalb darf niemand folgern, eine Nahrung mit ausschließlich Eier-Öl oder Knochenmark, also den wertvollsten Fetten dieser Reihe, sei für den Organismus am günstigsten. Selbst wenn sich jemand aus Wohlhabenheit zum Kochen und Backen ausschließlich Eieröl leisten würde, müßte er für solchen Luxus bitter büßen, denn er wäre seinem Körper höchst unbekömmlich. Hier gilt nämlich das bereits bei den Eiweißen Gesagte im übertragenen Sinne: Nur die Kombination von ausgewählt wichtigen Fetten kann eine optimale Grundlage für die Versorgung unseres Körpers bilden. Was das eine zu wenig hat, weist das andere dafür mehr auf.

Unter Berücksichtigung aller Vor- und Nachteile der einzelnen Sorten ergibt sich etwa folgende für den Körper zuträglichste Zusammensetzung von Nahrungsfetten, in Hundertteilen ausgedrückt:

30 % Butter – nach Möglichkeit nur für den Frischverzehr –, austauschbar mit sonstigen tierischen Fetten.

40 % naturreine, artbezeichnete Pflanzenöle mit Bevorzugung von Kernölen wie Soja-, Distel-, Lein- und Sonnenblumenöl und einem kleineren Anteil Keimölen.

10 % Seetier-Öle mit den wichtigen hochungesättigten Fettsäuren.

5 % hochwertige fettähnliche Stoffe, enthalten in Knochenmark, Eidotter, Hirn, Leber und Lebertran. Bei jungen Menschen darf deren Anteil vorübergehend etwas höher sein.

Die letzteren beiden Fettarten sind handelsmäßig nicht erhältlich oder aus geschmacklichen Gründen unerwünscht. Sie kommen indes *unsichtbar* in entsprechenden Speisen vor, so daß als eigentliche Basis des Küchenfetts *Butter* und die Mischung aus den genannten *Ölen* bleibt.

Es wird sich kaum vermeiden lassen, daß wir zwangsläufig etwa 10 – 15 % des Gesamtanteils in Form von toten Fetten, also Plattenfetten, aufnehmen, es sei denn, wir verzichten völlig auf Schokolade, leckere Pralinen und gelegentlichem Essen in Gasthäusern. Je höher dieser unvermeidbare Anteil ist, desto niedriger muß der Gesamtfettanteil unserer Nahrung bleiben und desto wichtiger ist der Ausgleich durch Distel-, Soja-, Lein- und Keimöle.

Wohlbemerkt handelt es sich bei den eben genannten Handelssorten um eine Richtlinie für die optimale Zusammensetzung. Selbstverständlich kann man ohne Nachteil einen Teil der Butter und der Öle durch Reformhaus-Margarine ersetzen. Absolute Wertgrundsätze sind bei der Verschiedenheit der in den Lebensmittelgeschäften angebotenen Fette ohnedies unmöglich. Bei ortsbedingten Bezugsschwierigkeiten liefern zuverlässige Versandhäuser die hier empfohlenen naturbelassenen Öle per Post an den Verbraucher, Liefernachweis siehe Beilage.

Kohlenhydrate

Wir teilen die für die menschliche Nahrung wichtigsten Kohlenhydrate ein in:

- *Einfachzucker – Monosaccharide –:*
  Fruchtzucker = *Fruktose*
  Traubenzucker = *Glukose* oder *Galaktose*
- *Doppelzucker – Disaccharide –*, Zusammenlagerung von zwei Einfachzucker:
  Malzzucker = *Glukose + Glukose*
  Rohrzucker beziehungsweise Rübenzucker = *Glukose + Fruktose*
  Milchzucker = *Glukose + Galaktose*
- *Mehrfachzucker – Oligosaccharide –;* Verkettung von drei bis zwölf Einfachzucker-Molekülen:
  tierische Stärke – Speicherzucker *Glykogen,*
  Dextrose
  Raffinose
- *Vielfachzucker – Polysaccharide –*, Verkettung von tausenden Einfachzucker – bei Stärke –, bis hunderttausenden – bei Zellulose –:
  pflanzliche Stärke
  Zellulose – *Pflanzenzellgerüst, Baumwollfaser, Holz* –.

Die *Einfachzucker* nimmt unser Körper ohne nennenswerte Verdauungsleistung sofort ins Blut auf, speichert sie in Form von *Glykogen* oder setzt sie bei Bedarf sofort in Energie um.

Doppelzucker, die chemisch gesehen durch Aneinanderkettung von zwei Einfachzucker gebildet werden, spalten wir bei der Verdauung ohne Schwierigkeiten ebenfalls in ihre Einfachzukker. Desgleichen auch höhere, also *Mehrfach-* oder *Vielfachzukker* wie Kartoffel-, Mais- oder Getreidestärke. Die Aufschließung erfolgt teilweise schon im Mund durch ein im Speichel enthaltenes Ferment.

Tierische Stärke – *Glykogen* – ist ein in der Leber und in Muskelzellen aufgespeicherter Reservezuckerstoff, der ebenfalls kurzfristig abgebaut und bei Bedarf in Energie umgesetzt werden kann.

Zellulose ist, weil wir über kein zellulosespaltendes Verdauungsferment verfügen, für uns Menschen direkt nicht auszunutzen. Lediglich ein geringer Teil wird durch die Fermenterzeugung bestimmter Darmbakterien indirekt verwertbar. Die Hauptbedeutung der Zellulose für unsere Ernährung liegt darin, daß sie als Nährstoff-Trägersubstanz – *Ballaststoff* – zur Anregung der Darmmuskulatur und zur Regulierung der Darmflora beiträgt.

Grundsätzlich ist es für den Menschen gleichgültig, in welcher Form er die verwertbaren Kohlenhydrate zu sich nimmt, denn wir bauen sie ausnahmslos zu Einfachzucker ab. Um den Organismus in seiner Verdauungstätigkeit ständig zu trainieren und wegen der Nahrungsbegleitstoffe ist es jedoch ratsam, sie im wesentlichen in Form von pflanzlicher Stärke zu essen. Desgleichen bei sehr hohem Kohlenhydratbedarf – Leistungssport oder Schwerarbeit – weil die Zuckerverträglichkeit mengenmäßig begrenzt ist.

Von den Einfachzucker können wir *Glukose* – natürlich vorkommender Traubenzucker – vor dem stereoisomeren Traubenzucker *Galaktose* und vor *Fruktose* – Fruchtzucker – am günstigsten verwerten.

Die in den bisherigen Abschnitten unter dem Gesichtspunkt eines aktiven, auf Umsatz eingestellten Organismus gewonnenen Einblicke in unseren Energiestoffwechsel lassen uns die Bedeutung der Kohlenhydrate für unsere menschliche Ernährung deutlich erkennen. Zwar ist der Körper in der Lage, zur Sicherstellung der Energie Kohlenhydrate aus Eiweiß und Fett neu zu bilden und er tut dies in vertretbarem Umfange auch bei der täglichen Fastenkur. Das ist zur Dynamisierung unseres Stoffwechsels durchaus erwünscht. Bei lang anhaltendem Mangel an Kohlenhydraten käme es indes zu einem Eiweißschwund.

Trotz unseres Verständnisses für den Berufsstand der Marketing-Manager aller Branchen, ihrer Aufgaben und Probleme: Das neuerliche Bestreben mancher Ernährungspropagandisten, in unseren Speisenfolgen nun auch noch Kohlenhydrate zu verteufeln, geht entschieden zu weit. Richtig ist, daß wir rein joulesmäßig gedacht, Fett und Eiweiß nicht so rationell umsetzen können wie Kohlenhydrate und daß deshalb bei bestimmten, unnatürlichen Voraussetzungen – Mangel an Kohlenhydraten und gleichzeitigem Fettüberschuß –, Fett-Joules körpergewichtsmäßig weniger zuwaage schlagen, als Kohlenhydrate. Wer aber solche an den Haaren herbeigezogenen Feststellungen aus dem Zusammenhang reißt und hochspielt, um dadurch vielleicht den Fettkonsum wieder in besseres Licht zu rücken, muß deutlich an seine Verantwortung gegenüber der Volksgesundheit erinnert werden.

Verschwiegen wird auch, daß ein Überschuß an Fett bei gleichzeitigem Kohlenhydratmangel allgemein cholesterinerhöhend wirkt, und dies um so mehr, wenn er auf gesättigten Hartfetten basiert.

Kohlenhydrate grundlos – wohlbemerkt grundlos! – noch weiter einzuschränken, wirkt unseren Aktivierungszielen entgegen. Der Kohlenhydratanteil in unserer Nahrung ist ohnedies in den letzten vierzig Jahren zugunsten des Fettanteils stark geschrumpft.

Bleibt als Faustregel für ein Optimum: Eiweiß und Fett in richtiger Menge und Zusammensetzung, Kohlenhydrate unbegrenzt, jedoch dem möglichst hohen Energieumsatz angepaßt.

Der erhöhte Verbrauch von Kohlenhydraten bedingt auch eine ausreichende Versorgung mit Vitaminen, vor allem mit dem für den Kohlenhydratstoffwechsel hauptverantwortlichen B_1 und dem verbrennungssteigernden Vitamin C. Bei *dynamisch-periodischer* Ernährung ist jedoch kein Mangel zu befürchten.

Eine Bemerkung noch zum Thema Zuckeraustauschstoffe. Soweit wir bestimmte Nahrungsbestandteile wegen spezifischer

Stoffwechselstörungen oder Organschäden austauschen, beziehungsweise reduzieren müssen, zum Beispiel Kohlenhydrate bei Diabetes, geht dies über unser Thema hinaus und gehört in den Verantwortungsbereich der Heilberufe. Sofern aber solche Austauschstoffe für den Küchenzettel gesunder Menschen als Dauerernährung empfohlen werden, können wir auf eine kritische Betrachtung nicht verzichten.

Wir unterscheiden die Insulin-unabhängigen Austauschzucker *Xylit, Sorbit* oder primär auch *Fruktose* – Fruchtzucker – beziehungsweise die daraus gefertigten und im Handel erhältlichen Präparate und die künstlichen Süßstoffe *Saccharin, Zyclamat* oder *Dulcin.*

Die genannten Austauschzucker entsprechen in ihrem Jouleswert und ihrer Süßkraft etwa dem normalen Küchenzucker. Außer Insulin-Unabhängigkeit besitzen sie weitere unterschiedliche Eigenschaften. So wird Xylit von Mikroorganismen nicht verwertet; dies mindert zwar das Risiko der Zahnkaries, benachteiligt aber unsere Darmflora. Sorbit kann Durchfall bewirken und Milchzucker in großen Mengen Magen- und Darmbeschwerden. Außerdem erhöht Fruchtzucker beim Zusammentreffen mit anderen Faktoren angeblich auch den Serum-Cholesterinspiegel.

Deshalb wäre es ziemlich bedenklich, einen Großteil der Kohlenhydrate durch solche Austauschzucker zu ersetzen, wenn keine therapeutische Notwendigkeit dazu besteht. Die Folgerung, daß die daraus bedingte geringere Insulinproduktion auch geringeren Hunger und so indirekt Schlankheit bewirke, läßt ein möglicherweise entstehendes erhöhtes Diabetes-Risiko infolge degenerativer Organschwäche bei längerer Unterfunktion der Pankreas-Inselzellen, beziehungsweise Regulationseinseitigkeit zugunsten der entsprechenden Gegenhormone außer acht. Auf keinen Fall können wir darin eine geeignete vorbeugende Maßnahme gegen die Zuckerkrankheit sehen.

Neuere Veröffentlichungen, nach denen durch normalen Haushaltszucker mobilisiertes Insulin auch Fettsucht im Gefolge haben kann, läßt sogar den Verdacht aufkommen, daß sich diesbezüglich zwei Industriezweige bewußt die Bälle zuspielen.

Zucker durch künstlichen, joulesfreien Süßstoff auszutauschen, bedeutet, unser natürliches Hunger-Regular mit seinem in Jahrtausenden entwickelten Geschmacks-Erkennungs-Dienst foppen. Für einen gesunden *Umsatztyp* besteht keinerlei Veranlassung, Zucker aus seiner Speisenfolge zu verbannen oder gegen Ersatzstoffe abzutauschen. Allenfalls können wir, ähnlich wie bei Fetten und Eiweißen, auf eine optimale Zusammensetzung achten. So wichtig wie bei Fett und Eiweiß ist es bei Zucker beziehungsweise Kohlenhydraten indes allgemein nicht, weil es keine unentbehrlichen – *essentiellen* – Zuckerarten gibt. Wegen der Beimengungen bevorzugen wir allerdings einige zuckerhaltige Nahrungsmittel gegenüber dem raffinierten weißen Industriezucker, das sind vor allem *Honig* und *Malzextrakt.* Verwendungsmöglichkeiten werden im Abschnitt *Küchentips für die gesundheitsbewußte Hausfrau* aufgeführt.

Nährstoffträgersubstanz

Einige Bestandteile unserer Nahrung werden mißverständlich meist als *Ballaststoffe* – oder unvollständig als *Rohfaser* – bezeichnet, weil sie mangels eines speziellen Verdauungsfermentes für den Menschen unverwertbar bleiben. Dazu gehören als wichtigste, die nur wenig quellfähige *Zellulose* – Gerüstgewebe aller Pflanzenzellwände – und die *Pektine* – gelbildende Bestandteile der Früchte –.

Die gegenwärtig noch übliche Bezeichnung *Ballaststoffe* stammt aus jener Zeit, in der man nur die Haupt-Nahrungsbestandteile als bewertbar und unverdauliche als unnötigen Ballast einstufte. Inzwischen wissen wir, daß gerade diese unverdaulichen Teile zur reibungslosen Verwertung der Aufbau- und Energiesubstanzen, Vitamine, Mineralien und Spurenelemente sowie für die Aufrechterhaltung der mechanischen Tätigkeit und der Mikroflora unseres Darms unverzichtbar und im richtig verwendeten Verhältnis entlastend sind. Eine Nahrung ohne diese Trägersubstanzen hätte mit Sicherheit gefährliche Stuhlverstopfung im Gefolge, weil der Verdauungsbrei, je näher er sich zum Ende des Darmkanals bewegt, mengenmäßig so weit abnähme, daß die mechanische Darmfunktion wegen akutem Mangel an Material schließlich erlahmen müßte.

Vom Abschnitt *Darmflora* her erinnern wir uns, wie sehr zellulosereiche Nahrung überdies eine Regulierung der Darmflora begünstigt.

Neuere Literatur enthält darüber hinaus Berichte, denen zufolge unverdauliche Bestandteile indirekt den Fettstoffwechsel verbessern, erkennbar durch Senkung unseres Blut-Cholesterinspiegels. Ferner vermuten einige Forscher, bei Kost mit reichlich hohem Gemüse- und damit erhöhtem Rohfaser-Gehalt eine Verringerung des Risikos zur Erkrankung an Magenkrebs.

Ein *naturgesteuerter* Organismus verlangt von selbst an Trägersubstanz reiche Nahrung. Eine künstliche Anreicherung ist deshalb lediglich bei unnatürlich hohem Anteil industriell verfeinerter Kost und bei starker Reduzierung der Gesamt-Nahrungsmenge – etwa über die Zeit einer Teilfastenkur oder Bettlägerigkeit – notwendig. Bei einigen in Mode gekommenen Schlankheitsdiäten wird dies allerdings gern übertrieben. Extrem viel Leervolumen über längere Zeit führt nämlich zum allmählichen Erlahmen der organeigenen Hunger-Sättigungs-Regulation und damit zum Gegenteil des in der *dynamisch-periodischen* Ernährung angestrebten optimalen Stoffwechsel-Zustandes.

Bei Leistungssportlern und Schwerarbeitern dürfen wir den Anteil an Trägersubstanz sogar angemessen reduzieren. Merken wir uns die Regel: *Je höher der Gesamt-Energieumsatz liegt, desto niedriger kann der unverdauliche Nahrungsanteil sein.* Ein vom richtigen Verhältnis aus gesehenes *Zuviel* verschlechtert die Nahrungsauswertung ebenso wie ein *Zuwenig.*

Reich an Trägerstoffen sind Gemüse, Hülsenfrüchte, Vollkornbrot, Pilze, Kartoffeln, Nüsse, Obst und Salate, also die naturnahe Pflanzenkost. Arm an Trägersubstanz sind alle tierischen Nahrungsmittel und industriell raffinierte Erzeugnisse wie Weißmehl, Zucker und Fette.

Das Ausmahlen des Brotgetreides zu Weißmehl und mannigfache andere *Verfeinerungsverfahren* verdrängen Trägersubstanzen immer mehr aus unserer Nahrung. Wer jedoch die Mittagsmahlzeit regelmäßig mit reichlich Gemüse, Salaten, Obst oder Vollgetreideerzeugnissen – Vollkornteigwaren, Naturreis – zusammenstellt und bei der abendlichen Hauptmahlzeit Vollkornbrot vorzieht, kann diesen Teil des Problems als für sich optimal gelöst betrachten.

VITAMINE, MINERALSTOFFE, SPURENELEMENTE FERMENTE (ENZYME) UND HORMONE

Der biologische Wert unserer menschlichen Nahrung ist keineswegs allein mit der energetischen Seite bestimmt. Vielmehr erfordern der Aufbau unserer Körperzellen und die fortwährenden Energieumsetzungsprozesse eine Reihe von Wirkstoffen, die allein erst derlei vielseitige chemische Reaktionen ermöglichen. Chemiker nennen sie Katalysatoren oder Kontaktstoffe. Wir bezeichnen sie, soweit sie für die Ernährung von Bedeutung sind, *Biokatalysatoren* oder *Vitamine*. Es handelt sich dabei um meist komplizierte chemische Verbindungen – Säuren, Ester und andere –.

Daneben existieren noch Gegen- oder Antivitamine; sie wiederum beeinträchtigen die Wirkungsweise bestimmter Vitamine.

Von gleicher Bedeutung sind für uns die *Mineralien*. Sie wirken meist nicht bloß durch ihr Vorhandensein, sondern gehen selbst in neuen Verbindungen auf.

Neben einigen Mineralien, die wir in verhältnismäßig großen Mengen benötigen, lassen sich solche nachweisen, die in kaum mehr meßbaren kleinen Mengen, also nur in Spuren erforderlich sind. Für diese Gruppe hat sich die Bezeichnung *Spurenelemente* eingebürgert. Sie machen insgesamt weniger als ein Prozent der anorganischen Körpersubstanz aus. Die Mehrzahl dieser Spurenelemente hat weitgehend Vitamincharakter und für den Laien läßt sich ihre verschiedene Wirkungsweise nicht immer leicht verständlich abgrenzen.

Fermente oder *Enzyme* sind teils über die Nahrung aufgenommene und teils von den Verdauungsdrüsen des Menschen gebildete, ebenfalls katalytisch wirkende Eiweißstoffe mit einer angelagerten spezifischen Wirkungsgruppe zur Spaltung der Nahrungsbestandteile in ihre Bausteine: von Stärke und Doppelzukker in Einfachzucker also, von Fett in Fettsäuren und Glyzerin und von Eiweiß in Aminosäuren. Unser Organismus ist darauf eingestellt, die für die Verdauung erforderlichen Enzyme selbst zu erzeugen. Über die Nahrung aufgenommene Fermente sind deshalb von untergeordneter Bedeutung.

Hormone sind von den Drüsen des Körpers erzeugte Wirkstoffe zur Aufrechterhaltung und Regulierung der Stoffwechsel-, Wachstums- und Fortpflanzungsvorgänge. Sie werden über das Blut den entsprechenden Organen zugeführt, zum Beispiel das von der Bauchspeicheldrüse erzeugte Hormon Insulin zur Steuerung der Zucker-Umsetzungsvorgänge.

Vereinzelt ist noch der Begriff *Auxone* in Gebrauch. Es sind dies von Werner Kollath untergliederte tierische Wuchsstoffe mit Vitamincharakter, die wir für die Zellvermehrung, beziehungsweise für den Körperaufbau benötigen. Sie gelten als identisch mit den Vitaminen B und E.

Alle diese Wirkstoffe leisten eine ebenso komplizierte wie harmonische Zusammenarbeit. Sind Vitamine, Mineralien und Spurenelemente zur Hormon- und Fermenterzeugung im Körper unentbehrlich, halten Hormone und Fermente wiederum die Organ- und Drüsentätigkeit zur Verwertung dieser Stoffe intakt.

Jede Störung der Harmonie zeitigt ernste Folgen. Störungen können indes schon durch das Fehlen eines einzigen Vitamins, Minerals oder Spurenelements entstehen. Ein Ausgleich durch andere Wirkstoffe ist dabei nicht möglich – *Gesetz des Minimums* –.

Das Gewicht unserer Bestrebungen sollen wir deshalb nicht auf einige bisher bekannt gewordene und den meisten Laien geläufige Vitamine legen, sondern auf vielseitige Kost, die reich an vitaminhaltigen Nahrungsmittelgruppen ist. Allein eine Selbststeuerung durch Mangelimpulse kann die individuell optimale Auswahl sicherstellen. Das schließt keineswegs aus, daß wir einigen wenigen bekannten zivilisationsbedingten Schwachpunkten gezielt aufhelfen.

Weil die genannten Wirkstoffe insgesamt betrachtet die typischen Lebensvorgänge des Gesamtorganismus ermöglichen oder stark beeinflussen, können wir sie zusammengefaßt *Lebens-* oder *Vitalstoffe* nennen.

Nachfolgende Tabelle gibt einen Überblick über die bisher bekannten wichtigsten Vitamine, Mineralstoffe und Spurenelemente. Aus dem Ergänzungs-Poster *Nahrungsmittel-Richtwerte* ist ihr Gehalt in Lebensmitteln ersichtlich. Die Darstellung entspricht dem heutigen Stand der noch nicht abgeschlossenen Forschung und kann nur unvollständig bleiben. Insoweit eignet den Tabellen nur informatorischer Wert.

Allgemeines über Vitalstoffe

Es gibt kein Nahrungsmittel, das alle für uns Menschen notwendigen Vitamine und Mineralien in ausreichender Menge enthält. Selbst Muttermilch ist in dieser Hinsicht nicht vollwertig. Der Säugling kann nur etwa sechs Monate allein von Muttermilch leben und benötigt dann Zusatzkost. Die vor der Geburt im Mutterleib aufgebauten Vitamin- und Mineralstoffreserven, zum Beispiel Eisen, sind dann allmählich erschöpft. Auch hochwertige Vitaminträger wie Weizenkleie, Weizenkeime, Hefe und Lebertran sind allein keineswegs vollwertig, sondern nur in Kombination mit anderen Nahrungsmitteln zur Anreicherung unseres Vitaminbedarfs geeignet.

Die Natur hat jedoch in der Vielzahl aller für uns geeigneten Nahrungsmittel, soweit wir sie natürlich gewinnen, insgesamt betrachtet, ausreichend Vitamine und Mineralien *eingeplant.* Bei einer Ernährung mit möglichst vielerlei natürlichen Speisen und der Bevorzugung natürlicher Vitaminträger, also Obst, Vollgetreideerzeugnisse, Milch, Salate und Gemüse, ist keinerlei Vitaminmangel zu befürchten.

Heutzutage bietet der Lebensmittelhandel selbst in den Wintermonaten frische vitaminreiche Südfrüchte und Salate zu erschwinglichen Preisen an. Gemüsekonserven und vor allem Tiefkühlkost ermöglichen trotz teilweiser Vitamineinbuße als Zusatznahrung eine bessere Versorgung mit Mineralstoffen und Vitaminen.

Eine gezielte Anreicherung unserer Versorgung mit Vitaminen durch entsprechende Nahrungsauswahl oder gar Präparaten aus der Apotheke ist bei normal dosierter, weitgehend naturbelassener, vielseitiger Kost überflüssig. Lediglich bei therapeutisch notwendiger, einseitiger Ernährung oder in bestimmten Ausnahmefällen, etwa bei organisch bedingten Unverträglichkeiten, kann sie sinnvoll sein. Einseitige, wahllose Vitaminüberdosis ruft dagegen nicht selten spezifische Schäden und Regulationsstörungen hervor und beeinträchtigt andere Vitamine in ihrer Wirkungsweise. In diesem Zusammenhang warnten Fachleute besonders vor überhöhten Mengen der Vitamine A, E, ja sogar B_1. Auch die Vitamin D-Stoß-Prophylaxe bei Säuglingen ist umstritten. Die Versorgung mit dem Anti-Rachitis-Vitamin gilt jedenfalls im Normalfall bei der heute gegenüber früher vermehrten Sonnenbestrahlung unserer Haut und den ausreichenden Nahrungsanteilen an Leber, Fisch, Eigelb, Milch, Butter und Salaten als gesichert. Ein Zuviel an Mineralien oder Spurenelementen kann gleichfalls spezifische Krankheitserscheinungen hervorrufen.

Zu untersuchen bliebe noch, inwieweit die Überfütterung mit Vitaminen zu unnatürlicher Eßlust führt. Die Möglichkeit, einige Vitamine künstlich herzustellen, verleitet einige Interessierte immer dazu, ihre weniger wertvollen Produkte – weil werbemäßig besser herausstellbar – durch entsprechende Zusätze fragwürdig aufzubessern und dann als *vitaminreiche* Erzeugnisse auszugeben. Zum Glück ist der Verbraucher in dieser Hinsicht kritischer geworden.

Ein ganz neuer Problemkreis, einer beängstigend zunehmenden Einseitigkeit an Vitalstoffen, entstand neuerdings trotz verbesserter Handels-, Transport- und Lagerungsmöglichkeiten durch immer weiter vom Natürlichen abrückende Züchtungs-, Gewinnungs- und Verarbeitungsmethoden. Regenerierten unsere Vorfahren noch vor hundert Jahren ihre erschöpften Ackerböden, soweit organische Düngemittel nicht in genügender Menge vorhanden waren, in der *Dreifelderwirtschaft* durch *Brachlagen*, entstand inzwischen aus rein wirtschaftlichen Gesichtspunkten eine beherrschende chemische Düngemittelindustrie. Versprachen die Verantwortlichen anfänglich noch vertretbare künstliche Ergänzungen der Mineralstoffe, wurden sie bald zu den oft zitierten *Geistern*, die man rief und dann nicht wieder loswerden kann. Landwirte und Gärtner, die sich gegen einseitige chemische Düngung sträubten, blieben hinter den weitaus höheren Ernteerträgen der Kunstdünger um die Wette streuenden Mitbewerber zurück und mußten, wollten sie dem Wettbewerb standhalten, nachziehen. Weil diese Entwicklung »freiwirtschaftlich ausbalanciert« war, stieg der Bedarf solcher Kunstdüngemittel, die bei niedrigem Preis sichtbar schöne und hohe Erträge brachten. Die Folge: einseitige Ausbeutung aller nicht für den sichtbaren Wuchs der Pflanzen erforderlichen Elemente, während wuchssteigernde Stoffe zum Nachteil unserer Gesundheit im Übermaß verwendet wurden. Verständlich, daß auf solche Weise erzeugter Salat, Rettich oder Kohl einseitig und unausgeglichen in der Mineralstoffzusammensetzung sein müssen. Die Erde kann nicht mehr hergeben, als sie besitzt.

Hinzu kommen moderne Züchtungsmethoden, die praxisbezogen auch überwiegend in Richtung Ertrag, statt in Richtung Gesundheitswert, zielen. Ein Mostapfel aus Opas veraltetem Garten enthält deshalb immer noch mehr Vitamine als ein ganzes Pfund goldgelber, zuckersüßer und dem Handel zuliebe monatelang haltbarer neuzeitlicher Apfelsorten.

Nicht viel besser sieht es bei der Fleisch-, Milch- und Eierproduktion aus. Von kernigem, gehaltvollem Mastochsenfleisch, wie es in alten Kochrezepten vorausgesetzt wird, träumen vielleicht noch unsere Großmütter. Schließlich reichen auch in der Schlachtviehzucht die Ertragssteigerungen innerhalb der letzten 80 Jahre nahe an die von Getreide mit rund 300 Prozent heran.

Mit der Gefahr von Rückständen chemischer Konservierungsmittel und anderer Schadstoffe beschäftigen wir uns in einem späteren Abschnitt gesondert.

Erfreulicherweise haben neuerdings die verantwortlichen staatlichen Organe die Gefahren von Schadstoffen in Lebensmitteln erkannt und gegensteuernde Richtlinien wenigstens im Ansatz erarbeitet. Bei den vielen Rücksichten, die der Gesetzgeber auf wirtschaftliche Interessen nimmt, bei den Problemen exakter Wertdefinitionen und Untersuchungsmöglichkeiten kann aber heutzutage eine einigermaßen naturnahe Nahrung nur noch auf Basis der *Selbsthilfe* gesundheitsbewußter Verbraucher garantiert werden.

Freilich wäre es kurzsichtig, wollten wir vom Ertragslandbau erwarten, auf die technischen Errungenschaften moderner Chemieforschung generell zu verzichten. Die Alternative kann hier nur eine sinnvolle Einbeziehung aller, nach langen Forschungsbemühungen fachlich abgesicherten Anwendungsmethoden sein. Die Gefährlichkeit liegt ja besonders in unsachgemäßer Anwendung. Die Verführung dazu ist allerdings groß. Die Werbemotive reichen von bequemer Beschaffung über Lagerung und Ausbringung bis zu den, wenigstens anfänglich noch verblüffenden Ertragssteigerungen. Die Reue kommt auch hier meist reichlich spät.

Ein Verwandter des Autors, ehemaliger Landwirtschaftslehrer, hat über die zweite Hälfte seines Lebens als Einsiedler vier Hektar Land ganz allein biologisch bewirtschaftet und mehrfach analysierte, quantitative und qualitative Spitzenprodukte erzeugt, wie wir sie heute kaum noch finden. Die Überlegungen und Erfahrungen des lange nach seinem Tod in Trossingen – Schwarzwald – bei älteren Einwohnern noch immer bekannten und verehrten *Naturapostels*, die er außerhalb damals besiedelter

Gebiete sammelte und die es ihm ermöglichten, ein *biologisches Gleichgewicht*, eine *Symbiose* also zwischen natürlichen Nützlingen und Schädlingen zu schaffen, was in einem Kleingarten rings um zerstörte Lebensräume kaum möglich ist, sind nur mehr zum Teil bekannt. Gewiß ist, daß er noch in hohem Alter versuchte, die neu entwickelten chemischen Kunstdüngemittel nicht generell abzulehnen, sondern in seine Anbauweise mit einzubeziehen. Niemals aber gab er Kunstdünger direkt auf die Pflanzenerde, sondern fügte sie, exakt dosiert, noch während der Verrottungs- und Verwesungsvorgänge seinem Eigenkompost nur als Ergänzung bei. So wurde die Chemie ohne zu große Gefährdung der natürlichen Symbionten unserer lebendigen Erde genutzt.

Bestimmt ging es dem vermögenden Idealisten dabei nicht um die erzielten höheren Erträge, die er über seinen Eigenbedarf hinaus oft freigiebig verschenkte, sondern allein um gesundes und widerstandsfähiges Wachstum.

Die Behauptung, die meisten Düngefehler erfolgten durch einseitige oder überhöhte Anwendung, und die Bodenfrüchte verlören dadurch an Nahrungswert, bedarf keiner anderen beweiskräftigen Erklärung mehr. Wer also glücklicherweise einen Garten sein Eigen nennen darf, sollte unbedingt die Möglichkeit nützen, Einseitigkeiten und Mängel üblicher Handelsprodukte durch voll organisch gedüngte Eigenerzeugnisse weitmöglich zu ergänzen und – je nach Kapazität – vornehmlich die durch Kunstdünger am stärksten beeinträchtigten Gartenfrüchte nach folgender Priorität anpflanzen:

1. alles, was unter der Erde reift, Rettiche, Möhren, Rote Beete, Schwarzwurzeln und soweit der Platz ausreicht, unbedingt Kartoffeln
2. alles frisch zu Verzehrende über der Erde, wie Salat, Erdbeeren oder Schnittlauch
3. Kohl- und Blattgemüse
4. Stauden- und Baumfrüchte

Als Düngung für den Hausgebrauch eignet sich kompostierter Pferdemist, der in Pferdeställen oft kostenlos erhältlich ist und vor allem Eigenkompost. Am besten beides zusammen. Pferdemist verbessert vor allem den Boden und Kompost bringt vermehrt die Inhaltstoffe mit. Zur verstärkten Mineralisierung und Humusbildung können etwas Steinmehl und naturbelassene Präparate aus Schlachthofabfällen wie Haare, Horn, Knochen und Blut oder sogenannte Kompostbeschleuniger zugesetzt werden. Auch vollorganische Düngekonzentrate auf der Basis von Guano, Schaf- oder Kuhmist führen zu natürlicher Bodenbelebung bei gleichzeitigen Spitzenerträgen.

Detaillierte Anleitungen gibt es mittlerweile in einigen guten Büchern und Broschüren. Empfehlenswert ist die Lektüre von Eberhard Spohn: »Selbstkompostieren in Garten und Feld«, erschienen im Schnitzer-Verlag, St. Georgen. Im Aufbau befindliche *dynamisch-periodische Lebenszentren* bieten desgleichen diesbezügliche Beratungen.

Lob verdienen an dieser Stelle auch der »Demeter«-Bund, die »Arbeitsgemeinschaft für naturgemäßen Qualitätslandbau für Obst und Gemüse – ANOG« – und einige örtliche Vereinigungen mit ihrem Bestreben, erneut verstärkt und zielstrebig uns zum organischen, gärtnerischen und bäuerlichen Landbau zurückzuführen. Leider haben bisher nur wenige Gemeinden die ihnen auferlegte Verantwortung zur sauberen Rückgewinnung von kompostierfähigem Haushaltsmüll erkannt. Meist wählten sie den bequemeren Weg des Verbrennens oder Deponierens.

Die Überwachung von nur vereinzelt angebotenem, sogenanntem organisch gedüngtem und rein biologisch kultiviertem Gemüse und vor allem der so wichtigen Kartoffeln, ist noch etwas schwierig, selbst für Reformhäuser, die von *mit Naturdünger* arbeitenden bäuerlichen Betrieben beziehen. Ein bißchen Skepsis gegenüber den Garantien ist mitunter am Platze. Persönlicher Kontakt zu einem verläßlichen Betrieb kann hier eventuell Sicherheit bieten.

Bei der *dynamisch-periodischen* Ernährung richtet sich das Verlangen des Organismus auf Speisen, die zur Mangelbeseitigung erforderliche Wirkstoffe in relativ hoher Konzentration enthalten. Sobald indes die von der Natur dafür vorgesehenen Feldfrüchte bestimmte Wirkstoffe lediglich noch in ganz bescheidenem Maße aufweisen, fällt es unserem Organismus schwer, entsprechende Anforderungssignale zu differenzieren. Die Möglichkeit, durch Selbsthilfe, etwa über einen eigenen Garten, zu ausgeglichener, gehaltvoller Naturkost zu kommen, wird für viele eng begrenzt bleiben. Die Gesellschaft für naturgesteuerte Lebensweise e. V. bemüht sich auch hier um einen helfenden Ausgleich. Ein reichliches Angebot von frischem Salat, Gemüse und Obst von möglichst vielen Anbaugebieten kann derlei Nachteile wenigstens teilweise mildern.

Eine *künstliche Ergänzung* unserer Nahrung kann allenfalls für folgende drei *Spurenelemente* je nach Bodenverhältnissen und Verbrauchergruppen erforderlich sein:

1. *Jod.* Es ist als Bestandteil der Schilddrüsenhormone von großer Bedeutung. Jodmangel ist äußerlich durch Kropfbildung erkennbar. Mangelgebiete sind meist die vom Meer weit entfernt liegenden Gegenden, in Mitteleuropa vor allem die Alpen.

   Mindestens einmal wöchentlich Seefisch, ab und zu Spinat und Kresse und abends öfter mal Fischmarinaden reichen meist für die Deckung des Jodhaushaltes auch in diesen Regionen aus. Wer allerdings Meerwasserfisch nicht mag oder in der Nähe eines Binnensees nur Süßwasserfische auf den Tisch bekommt, sollte unbedingt jodhaltiges Speisesalz verwenden.

   In manchen Ländern, wie der Schweiz oder Österreich, ist normales Haushaltssalz bereits ausreichend jodiert. Für Menschen, die auf Jod stark überempfindlich reagieren, oder an der Basedow'schen Krankheit leiden, kann dagegen jede zusätzliche Jodmenge gefährlich werden. Der Überempfindlichkeit begegnen wir relativ selten. Trotzdem ist Rücksprache mit dem Arzt angebracht. Konzentriertere Jodpräparate sind ohnedies nur auf ärztliche Verordnung erhältlich.

2. *Fluor.* Über die Bedeutung dieses Spurenelements für die Zahnschmelzbildung wird so viel berichtet, daß wir uns auf den Hinweis zahlreicher, in den letzten Jahrzehnten unternommener Versuche beschränken dürfen, der Zahnkaries mittels künstlicher Fluor-Zusätze entgegenzuwirken. Die *Fluoridierung des Trinkwassers* für ganze Stadtteile oder kleinere Orte hinterließ allerdings deutlich unerwünschte Nebenwirkungen und Allergien. Wer seinem Fluor-Mangel gezielt abhelfen will und dies nicht mit biologisch gedüngtem Gemüse tun kann, sollte nach Meinung des Verfassers lieber zu Fluor enthaltendem Speisesalz greifen.
3. *Eisen.* Bei vernünftiger Zusammenstellung unserer Kost mit wenigstens anteiligem biologisch angebautem Gemüse und Salat, mit Fleisch, Leber und Vollgetreide kann Eisenmangel nur bei größeren Blutverlusten – Menstruation oder Verletzungen –, sowie in Schwangerschaft und Stillzeit entstehen und bedürfen insoweit ärztlicher Korrektur. Eisen in Fleisch und Leber sind übrigens für unseren Körper besser verwertbar als in Pflanzenzellen gebundenes.

   Gerbstoffhaltige Getränke wie fermentierter Tee oder herber Rotwein können übrigens *gleichzeitig* aufgenommen, die Verwertbarkeit eisenhaltiger Nahrung beeinträchtigen.

   Das natürliche Verlangen nach eisenhaltiger Kost ist bei *dynamisch-periodischer* Ernährungsweise meist sehr stark. Körpereigene Eisenvorräte halten zudem monatelang vor.

Allgemeine Anreicherung von Spurenelementen durch die Verwendung eines Anteils von etwa 10–20 % mineralstoffreichem *Meersalz* ist allgemein empfehlenswert. Meer-Grünalgen-Speisezubereitungen bietet der Handel bis jetzt kaum an. Damit könnten wir den Mineralstoffmangel unserer heutigen Feldfrüchte ideal ausgleichen. Hoffen wir, daß einige Herstellerfirmen die Initiative bald ergreifen.

Funktionsübersicht
— Vitamine, Mineralien, Spurenelemente —

Bei industriell verfeinerter Mischkost meist → ausreichend / zu wenig / bei Überdosis giftig

W = wasserlöslich

F = fettlöslich

! = Vorsicht geboten

Vorwiegend günstig für:

	Übliche Bezeichnung	W/F	ausreichend	zu wenig	bei Überdosis giftig	Gewebesauerstoff	Eiweißstoffwechsel	Fettstoffwechsel	Kohlenh.-Stoffw.	Wachstum	Knochen — Zähne	Haut - Haare - Nägel	Blutbild	Blutgerinnung	Wasser - Elektrolyte	Herz - Kreislauf	Schilddrüse	Keim- u. sonst. Drüsen	Augen - Sehen	Nerven - Krämpfe	Verdauung	Gefäße - Steine	Infektionsabwehr
Vitamine	A (Axerophtol)	F	X		!		X	X		X	X	X				X	X		X		X	X	X
	B_1 (Aneurin, Thiamin)	W		X			X	X	X	X						X				X	X		X
	B_2 (Laktoflavin, Ribofl.)	W	X			X	X			X	X	X	X			X			X	X	X		X
	PP-Faktor (Niacin)	W	X			X						X				X				X	X	X	
	Pantothensäure	W	X				X	X		X		X				X	X			X	X		X
	B_6 (Pyridoxin, Adermin)	W	X				X	X		X		X	X					X		X			
	B_{12} (Cobalamine)	W	X				X		X	X			X							X			
	M (Fol-, Folinsäure)	W	X				X			X			X								X	X	
	H (Biotine)	W	X					X		X		X	X							X			
	C (Ascorbinsäure)	W	X			X	X	X	X			X	X					X		X	X		X
	D (Calciferol)	F	X	X	!		X			X	X		X							X	X		X
	E (Tokopherol)	F	X		!	X				X			X			X	X	X		X	X	X	
	K (Phyllochinon)	F	X	X						X			X	X								X	
Mineralstoffe	Kochsalz (NaCl)		X		!		X		X				X		X	X	X			X	X	X	X
	Kalk (Calcium)		X	X						X	X	X	X	X						X			
	Phosphor		X				X		X	X	X	X											
	Kalium		X						X				X		X	X		X		X			X
	Schwefel		X				X			X	X	X									X		X
	Magnesium		X				X	X	X	X	X	X	X			X		X		X		X	
Spurenelemente	Eisen		X	X					X				X										
	Kupfer		X		!				X		X		X								X		
	Kobalt		X						X				X			X	X						
	Mangan		X						X	X	X							X				X	
	Vanadium		X					!		X	X												
	Zink		X		!				X		X	X						X	X	X			
	Chrom		X		!				X	X												X	
	Nickel		X		!				X												X	!	
	Zinn		X							X		X											
	Selen		X		!	X				X	X							X		X	X		
	Molybdän		X		!	X				X			X					X					
	Fluor			X	!					X	X						X						
	Jod			X	!					X							X						

Nicht essentielle Spurenelemente: Lithium, Aluminium, Rubidium, Strontium, Bor, Brom, Silicium.

Spurenelemente, die in bereits geringer Überdosis stark giftig wirken: Arsen, Quecksilber, Blei, Cadmium, Thallium.

Mangel führt zu:	Besondere Hinweise:
Nachtblindheit, Kropf	Vorstufe = Carotin. Wichtig für Leistungssportler
Beri-Beri, Muskelkater	sehr wichtig für Schwerarbeiter und Sportler
Magendarmkrankheiten	wichtig für Leistungssportler
Pellegra	
frühes Ergrauen	
Krämpfen	wichtig für Kraftsportler
perniziöse Anämie	Eigensynthese durch Darmflora
perniziöse Anämie	Eigensynthese durch Darmflora
Hautentzünd., Haarausfall	Eigensynthese durch Darmflora
Skorbut, Zahnfleischbl.	
Rachitis	Aktivierung durch UV-Bestrahlung
verringerter Potenz	Überdosis kann zu Frühgeburt führen
Bluter-Krankheit	Eigensynthese durch Darmflora
Muskelschwäche	zuviel kann Bluthochdruck fördern
Krämpfen	Mangel nur bei milch- und käsearmer Kost
Knochenverfall	wichtig für Leistungssportler
Krämpfen	wichtiger Basenstoff
Herzkrämpfen	wichtig für Leistungssportler
Blutarmut	wichtig für Schwangere, Kinder, Sportler
Blutarmut	
Blutarmut	Bestandteil von Vitamin B_{12}
Wachstumsstillstand	wichtig für Leistungssportler
	Bestandteil von Weißblechdosen
Zahnfäule	zuviel führt zu Knochenschäden und Allergien
Kropf	wichtig für Kraftsportler

Kalk verdient als *Mineralstoff* eine besondere Hervorhebung: Kalkmangel im Kindesalter, bei werdenden oder stillenden Müttern, entsteht nur bei einem zu geringen Nahrungsanteil an Milch und Käse. Deckt die werdende Mutter ihren höheren Kalkbedarf nicht ausreichend, entzieht der Embryo dem mütterlichen Skelett den für seinen Aufbau erforderlichen Kalk. Das Kleinkind selbst leidet dabei weniger Schaden, weil die Natur dem neuen Leben stets Vorrechte zugesteht.

Bei vielen Frauen bewirkt die *Schwangerschaft* erstmalig überhaupt *wirksame Mangelimpulse* und dadurch eine grundlegende Verbesserung der Stoffwechselfunktionen. Das Sprichwort von der »Schönheit nach dem ersten Kind« gründet darauf.

Die regelmäßige Einbeziehung von Milch, Sauermilch oder Käse in das große Abendmenü ist einfach unverzichtbar. Kalkpräparate aus der Apotheke sollten für die relativ seltenen Fälle von Milchunverträglichkeiten beschränkt bleiben.

Kalkmangel verhindert keinesfalls, wie oft vermutet wird, Arterienverkalkung. Vielmehr ist im Alter der Kalkbedarf sogar höher und frühzeitiges Altern kann dadurch verursacht sein.

WASSER-SALZ-HAUSHALT

Unser menschlicher Körper hat einen durchschnittlichen Wassergehalt von etwa 65 %. Bei Kindern ist er höher – bis 75 % – als bei älteren Menschen – etwa 50 % –. Nennenswerte Abweichungen, meist nach oben, können sich bei organischen Schäden wie auch Fehlernährung, etwa einem spezifischen Eiweißmangel – Hungerödem – ergeben.

Der Wassergehalt steht in engem Zusammenhang mit dem Kochsalzhaushalt unseres Körpers. Erhöhter Kochsalzanteil führt zwangsläufig auch zu einer Erhöhung des Wassergehalts. Die Nieren regulieren den Wasser-Salz-Gehalt wieder auf den Normalwert. Durch die beiden Nieren eines Erwachsenen strömen in der Minute durchschnittlich zweieinhalb Liter Blut. Dabei werden Stoffwechselschlacken ausfiltriert und eine gewisse Menge Wasser als Urin mitausgeschieden, bei Wasserüberschuß mehr, bei -mangel, etwa infolge Schweißabsonderung, erhöhter Ausatmung oder Durchfall, entsprechend weniger. Nach der hormonal gesteuerten Filtrierung fließt das Blut wieder in seinen normalen Kreislauf zurück.

Der natürliche Kaliumgehalt pflanzlicher Kost kann das Natrium im Kochsalz austauschen und wirkt deshalb entwässernd. Besonders reich an Kaliumverbindungen sind Kartoffel, Spargel, Gurken und Beerenobst. Rein pflanzliche Kost ohne Ergänzung mit Kochsalz würde deshalb eine Störung der Nierenfunktion und des Wasserhaushalts allgemein mit der Gefahr von Harnvergiftung und einer Reihe weiterer Mängel nach sich ziehen. Streng salzarme Diät ist deshalb nur nach ärztlicher Weisung und mit Überwachung gefahrlos durchführbar. Tierische Nahrungsmittel wie Fleisch, Fisch, Ei und Milch enthalten hingegen einen ausreichenden natürlichen Kochsalzgehalt.

Angemessene Flüssigkeitsaufnahme ist, ein gesundes Kreislaufsystem vorausgesetzt, bei nur mäßiger Verwendung von Salz keinesfalls so ungesund wie oft angenommen wird. Der Körper benötigt täglich etwa zwei bis drei Liter, je nach Jahreszeit und Art der Leistung; davon decken wir eineinhalb bis zwei Liter durch normale Kost und körpereigene Wasserbildung im Stoffwechsel, dreiviertel bis einen Liter müssen wir durch Trinken oder wasserreiche Kost ergänzen.

Ein ausgeglichener Körperwasserhaushalt ist notwendig für das reibungslose Funktionieren aller Stoffwechselvorgänge, für die Entgiftung und Entschlackung und den Wärme-Kälte-Ausgleich. Zwei- bis dreitägiger extremer Wasserentzug kann für einen Menschen bereits lebensgefährlich sein, während unser Weiterexistieren ohne feste Nahrung über Wochen oder gar Monate möglich wäre.

Es ist durchaus zuträglich, ja sogar empfehlenswert, kurz vor jeder Mahlzeit, wenn sie nicht ohnedies flüssigkeitsreich beginnt, und zum Essen etwas zu trinken, am besten in mehreren kleinen Schlückchen über die ganze Zeit verteilt. Zwischen den Mahlzeiten wollen wir aber möglichst darauf verzichten.

Auf jeden Fall müssen wir uns nach dem Genuß von konzentrierten Kohlenhydrat-Speisen wie Bonbons und Schokolade stets Flüssigkeit zuführen, weil wir zu deren Lösung Wasser benötigen. Im Körperinneren wiederum wird bei der Einlagerung von Kohlenhydratreserven in den Muskelgeweben reichlich Wasser gebunden. Durch weitgehenden Aufbrauch bei körperlichen Anstrengungen wird es zunächst frei, ausgeschieden oder anderweitig verwertet. Trainierte Sportler haben deshalb erst während der ein- bis zweitägigen Erholungsphase des Wiederauffüllens der Reserven, Wasserverlangen. Körpergewichtsmäßig läßt sich dies gut verfolgen.

Wasser, beziehungsweise wasserreiche und salzarme Flüssigkeiten in großen Zügen getrunken, durchlaufen den Magen in wenigen Minuten, ohne daß sie sich mit dem ganzen Inhalt unseres Magens vermischen. Dabei schwemmen sie einen Teil lösliche Nahrungsbestandteile mit aus. Zeitweise kann dies vorteilhaft sein, zu ausgiebiges Trinken führt jedoch schließlich zu einer unerwünscht starken Verdünnung unserer Verdauungssäfte.

Die Suppe vor dem Mittagsmahl hat neben dem leicht verdaulichen Beginn vor allem den Sinn, unseren Salz-Wasser-Bestand vor dem Einsetzen des eigentlichen Verdauungsvorgangs aufzufüllen. Trinken vor dem Genuß der Suppe sollte unterbleiben.

Die heutige Gewohnheitskost enthält häufig unnötig viel Kochsalz. Ein Gutteil Menschen hat sich derart an einen Kochsalzüberschuß gewöhnt, daß ihm weniger, das heißt normal gesalzene Kost scheinbar nicht mehr schmeckt. Der Körper stellt sich aber ohne Schwierigkeit schon in wenigen Tagen auf eine gleichbleibend salznormale Kost ein, ohne daß dabei unser Appetit beeinträchtigt wird.

Vor allem ist das Salzen von Fleisch weitgehend unnötig. Der Verfasser dieses Buches bereitete unlängst anläßlich einer Gartenparty für seine Gäste ein an offener Holzkohle gegrilltes, als besonders würzig bekanntes Lammfleisch versehentlich ohne die salzhaltige Würzsoße. Keiner der Gäste bemerkte dies oder verlangte Salz.

Inwieweit *zu viel* Kochsalz bei gesunden Menschen Nierenstörungen und Blut-Hochdruck entstehen läßt, ist noch nicht eindeutig geklärt. Statistische Vergleiche weisen auf gewisse Zusammenhänge hin.

SÄURE-BASEN-GLEICHGEWICHT

Wir können schon geschmacklich feststellen, ob ein Nahrungsmittel neutral oder sauer ist wie Essig, Wein, Zitronen usw. Deren Säuren bezeichnen wir als *schwache Säuren.* Als *starke* kennen wir Schwefel-, Salz-, Phosphorsäure und andere.

Den Säuren stehen hinsichtlich ihrer chemischen Reaktion die ebenfalls mehr oder weniger starken *Basen* gegenüber, beispielsweise die Alkalien *Natron, Soda* und *Pottasche.* In Wasser gelöste Basen bezeichnen wir populärerweise als *Laugen.* Zum Beispiel die stark ätzende Natron- und Kalilauge.

Wenn wir Lösungen von Säuren und Basen vermischen, entstehen *Salze.* Salzsäure und Natronlauge zum Beispiel verbinden sich zu Kochsalz – *Natriumchlorid* –. Die typisch sauren beziehungsweise alkalischen Reaktionen der Ausgangslösungen heben sich dabei gegenseitig auf. Die Lösung wird neutral. Auch die Salze sind weitgehend neutral.

Physiologisch müssen wir nun zwischen dem Säureverhältnis des Magen-Darminhalts und dem Säure-Basen-Verhältnis der Blut- und Zellflüssigkeit unterscheiden.

Der Säuregrad des Magens wird einerseits durch alle sauren Nahrungsmittel, mithin besonders durch Essig, Zitronen, Apfelsinen und die eigene Magensäurebildung, und andererseits durch alkalisierende Zusätze wie etwa Natron oder säurepuffernde Speisen und Getränke wie Käse oder Milch beeinflußt.

Der Mageninhalt soll stets ausreichend sauer sein. Die Säure wird dann im Zwölffingerdarm von den Verdauungssäften der Bauchspeicheldrüse weitgehend neutralisiert.

Im Gegensatz zum Säure-Basen-Verhältnis im Magen-Darmkanal ist die Blut- und Zellflüssigkeit unseres Körpers ständig gleichbleibend nahezu neutral bis leicht alkalisch. Eine nur geringe Abweichung zur sauren oder alkalischen Seite könnte schon ernste Funktionsstörungen oder gar den Tod bedeuten, wenn der Körper nicht eine gut funktionierende Ausgleichseinrichtung besäße, mittels der er überschüssige Säuren und Basen neutralisiert. Voraussetzung dafür ist das Vorhandensein ausreichender Mengen körpereigener Reserven, vor allem der *Basenstoffe Kalium, Kalzium, Magnesium* und *Natrium*. Eine starke Überforderung dieser Ausgleichseinrichtung zwänge unseren Körper zu so harten Reaktionen, daß gefährliche Störungen eintreten könnten: Er müßte dabei eigene Körpersubstanzen wie Blut, Knochen und Muskelfleisch für den Ausgleich opfern.

Derartiges ist jedoch, von seltenen Ausnahmen abgesehen, nicht von der Ernährung, sondern von spezifischen Organschäden wie Nierenleiden oder der Zuckerkrankheit abhängig. Für einen gesunden Organismus ist es bei einigermaßen ausgeglichener Nahrung keineswegs schwierig, diesem ständigen Ausgleich hinreichend nachzukommen.

Die heutige Zivilisationskost tendiert allerdings stark zum *Säureüberschuß*. Die allgemeine Empfehlung zur Bevorzugung basenüberschüssiger Nahrung erscheint deshalb angebracht.

Für das Säure-Basen-Gleichgewicht zuständige Organe sind die Nieren und die kohlensäureausatmende Lunge – in Verbindung mit dem roten Blutfarbstoff *Hämoglobin*. Die Nieren filtern, je nach Säure- oder Basenüberschuß, mehr oder weniger sauren bis basischen Urin ab. Überschüssige Säuren werden zum Teil als Amonium-Salze, überschüssige Basen als Karbonate ausgeschieden.

Bei uns Menschen gibt es geringe Unterschiede im gleichbleibenden Säuregrad. So fanden Forscher in der Körpersubstanz von lebhaften, temperamentvollen oder jungen Menschen und Sportlern trotz größerer Basenreserven meist mehr Säure als in der von Phlegmatikern oder Alten. Ferner enthalten alle für unsere typischen Lebensvorgänge erforderlichen Organe einen höheren Säuregehalt als der übrige Körper.

Schließlich erhöht sich die Menge der Säure am Tage, je nach körperlicher Tätigkeit etwas, und sie verringert sich wieder im Schlafe während eines langsamen Regenerierungsprozesses; insbesondere baut unser Organismus die tagsüber gebildete Milchsäure ab, beziehungsweise wieder zu Kohlenhydraten auf.

Rasche Ermüdung oder ständiges leichtes Müdigkeitsgefühl bei Menschen mit schwachem Kreislauf und bei nur geringer Energie-Reservekapazität beruht zu einem wesentlichen Teil auf ungenügender Sauerstoffversorgung der Muskelgewebe und der entsprechend rascheren Milchsäurebildung oder deren verlangsamter Umsetzung.

Wenn wir nun bedenken, daß bei sportlichen, jungen und temperamentvollen Menschen der Körper säurereicher ist, könnte mancher auf den Gedanken kommen, sein Temperament durch künstliche Vermehrung der Körpersäure zu stimulieren. Das würde allerdings kaum zum erhofften Ziel führen, denn nicht die Säure bewirkt ein gesteigertes Temperament, sondern der höhere Energieumsatz setzt mehr Säure frei.

Übrigens wäre eine derartige Beeinflussung auf direktem Weg über unsere Ernährung kaum erreichbar, es sei denn, durch bewußt strenge Meidung basenüberschüssiger Nahrung und Kochsalz, durch zu hohe Sauerstoffbindung bei Alkoholmißbrauch oder kurzzeitig durch erzwungen verminderte Atmung, also weniger Kohlensäureausscheidung. Unser Organismus ist auf lange Zeit keiner Säureüberhäufung gewachsen und seine Harmonie müßte völlig zusammenbrechen. Wer von uns kennt nicht den Zustand des Katzenjammers nach einer schlaflosen Nacht oder einer feuchtfröhlichen Party. Der überforderte Organismus braucht oft Tage, bis er sein Gleichgewicht wieder eingespielt hat.

Auch der Stoffwechselzusammenbruch bei sportlichem Übertraining oder nach dem Wettkampf ist zum Teil auf den momentan erschöpften Kalium- und Kalziumvorrat in den Muskelzellen zurückzuführen. Das Säuregleichgewicht zwischen Zellinnerem und arteriellem Blut einerseits und Zelläußerem und venösem Blut andererseits ist gestört.

Die Säure- und Basenwerte einzelner Nahrungsmittel unter Berücksichtigung ihrer Wirkung auf die Blut- und Zellflüssigkeit sind in der Nahrungs-Richtwerttabelle – Poster – mitgeteilt. Auffallend ist dabei, daß Nahrungsmittel mit organischen Säuren wie etwa Obst, Zitronen und Orangen eingeschlossen sowie Sauermilch und naturbelassener Wein aufgrund ihres Alkali- und Erdalkaligehaltes einen Basenüberschuß hinterlassen. Die organischen Säuren wirken nur im Magen und Darm sauer und werden nach Passieren der Darmwände bei freiwerdender Energie rasch abgebaut und ausgeschieden, während basische Aschebestandteile, vor allem aus den Gerüstsubstanzen der Pflanzenzellen stammende, übrig bleiben.

Nahrungsmittel wie Milch und Kartoffeln gleichen die Säure im Magen- und Darminhalt durch ihren hohen Gehalt an Kalzium, Kalium und Phosphaten besonders wirksam aus. Sie wirken *amphoterisch,* das heißt neutralisierend sowohl auf Säuren wie auch auf Basen. Das Milcheiweiß wirkt stark *puffernd* auf überschüssige Magen- und gleichzeitig *anregend* bei ungenügender Bildung von Magensäure.

Neutralisierende Präparate wie Natron, Bullrichsalz, Alka-Selzer und ähnliche können zwar bei einem Überschuß im Magen die Säure in neutrale Salze umwandeln helfen und damit unwirksam machen, also momentane Linderung schaffen, aber keinesfalls bei chronischer Magenübersäuerung, die oft als Folge von Störungen im vegetativen Nervensystem und der natürlichen Hunger-Sättigungsregulation vorkommt, eine durchgreifende Heilung bringen. Unbedingt vorrangig ist dann die Umstellung der Ernährungs- und Lebensweise.

HEILPFLANZEN UND KÜCHENKRÄUTER

Eine Folgeerscheinung der Industrialisierung und modernen spezialisierten Forschung war, daß jahrtausendealte Erkenntnisse, Erfahrungen und Praktiken in der Heilkunde, nach »aufregenden pharmakologischen Neuentwicklungen« und spektakulären »medizinischen Errungenschaften«, leichtfertig als *Kurpfuscherei* und *Halbmedizin* abgewertet wurden. Fixe Chemiker ersetzten immer mehr pflanzliche Extrakte durch synthetisch preisgünstiger herstellbare Wirkstoffe.

Die derart zurückgedrängten Heil-Erfahrungen mit Kräutern, wie sie in der seriösen Naturheilkunde zu unserer Großväter Zeit ihren Höhepunkt erreichte, ausführlich darzustellen, würde den Rahmen dieses Buches sprengen. Zum Glück verstärken einsichtige Ärzte gegenwärtig ihre Bemühungen, sich vorrangig natürliche Heilmittel zu erschließen und die chemischen Präparate nur für extreme Gefahrensituationen aufzusparen. Besteht doch die wahre Kunst darin, Krankheiten zu heilen und dabei so wenig wie möglich den Organismus aus seiner eigenen Abwehr-Verantwortung zu verdrängen.

Die Naturheilkunde und insbesondere die Anwendung von Kräutern hat entscheidende Vorteile: Fehlerhafte Nutzung bleibt meist ungefährlich; Zugang ist auch dem gesundheitsbewußten Laien möglich und dürfte gerade deshalb für vorbeugende Gesunderhaltung unserer Organe prädestiniert sein, denn der schulmedizinisch behandelnde Arzt wird ja üblicherweise erst nach sichtbaren Krankheitsmerkmalen aufgesucht.

Es ist bestimmt für jeden lohnend, anhand eines geeigneten Kräuterbuches etwas tiefer in die Wunderwelt dieses alten und bewährten Wissensschatzes einzudringen. Vielleicht wird ein Hobby mit Zweitnutzen daraus! Das Sammeln in Berggegenden auf Wiesen und in Wäldern, das Kultivieren im Garten oder Selbermischen gesunder Familientees und Küchenkräuter bereitet zusätzliche Freude.

Auf einen kleinen Vorrat an Schafgarbe, Bitterklee, Wacholder, Lorbeer, Kamille, Koriander, Kümmel, gelbe Enzianwurzel, Hopfen, Huflattich, um einige besonders stoffwechselbegünstigende Pflanzen zu nennen, und die einheimischen vitaminreichen Küchenkräuter Petersilie, Zwiebeln, Knoblauch, Meerrettich, Sellerie, Schnittlauch, Borretsch, Dill, Zitronenmelisse und viele andere sollten wir auf keinen Fall verzichten. Sie alle wirken über das Lebensnervensystem fördernd auf Verdauungsdrüsen, Magen und Darm.

Gut abgestimmtes, nicht übertriebenes Würzen ist für die Bekömmlichkeit unserer Nahrung kaum weniger wichtig wie die richtige Zusammensetzung und Zubereitung. Bei ständig übertriebener Verwendung, vor allem der starken Importgewürze Pfeffer und Piment oder aufbereiteter Würzsoßen, Brühwürfel oder Fleischextrake, würde allerdings die Nahrung zur Reizkost, das natürliche Hungergefühl abgestumpft und andererseits die Neigung zur Eßlust verstärkt. Der Naturgeschmack darf zwar durch Würzen unterstrichen, aber niemals verfälscht werden.

GENUSSMITTEL – RAUSCHGIFTE

Hier müssen nun einige Bemerkungen folgen über Stoffe, die weniger wegen des Nährwertes, sondern aufgrund ihrer anregenden Wirkung für unser Nervensystem und der damit verbundenen Lustgefühle genossen werden. Soweit sie nachteilige Folgen für unseren Stoffwechsel haben, bezeichnen wir sie als Gifte.

Die Anregung beruht teils auf Reizung, bei höherer Dosis auch Überreizung, die bis zum völligen Zusammenbruch des Nervensystems führen kann – Nikotin, Haschisch, LSD, Kokain –. Zum Teil beruht sie auf Erregung des gesamten körperlichen und geistigen Lebensablaufes – Kaffee, Tee – oder aber im schlimmsten Falle auf einer Lähmung des Nervensystems bis zur unkontrollierbaren Berauschung und schließlich der lebensgefährlichen Erlahmung aller Lebensfunktionen – Alkohol, Opium, Morphium, Heroin –.

Neben der anregenden Wirkung auf das Nervensystem mit *Lustbefriedigung* gewinnt meist unmerklich ein zweites, sehr wirksames Moment an Bedeutung, nämlich die *Sucht.*

Das Verhältnis zwischen Lustbefriedigung und Sucht kann dabei sehr unterschiedlich sein. So wird beispeilsweise Kaffee, ja selbst Alkohol vorwiegend wegen des Geschmacks oder der Anregung von Kreislauf oder Nervensystem getrunken und ihre Suchtwirkung ist nur verhältnismäßig gering. Bei Nikotin und den starken Rauschgiften wie Opium, Morphium und Heroin dominiert hingegen die Sucht.

Wie schon an einem früheren Beispiel erläutert, hat der menschliche Organismus mit seinen vielseitigen Umsetzungsprozessen in begrenztem Maße die Möglichkeit, sich jeder Mehr- oder Minderforderung anzupassen. Ein Muskel, der ständig stärker beansprucht wird, entwickelt sich auch stärker. Er verkümmert wieder, wenn wir ihn lange nicht gebrauchen. Die Körper der Bewohner tropischer Zonen haben sich längst auf die Hitze eingestellt und die der in Polargegenden lebenden Menschen auf Kälte. Der Organismus eines Vegetariers stellt sich nach einigen Jahren derart auf einseitige Pflanzennahrung ein, daß er nahezu unbegrenzte Zeit ohne sichtbare Mangelerscheinungen leben kann. Ähnlich stellt sich der Körper weitmöglich auf eine vitaminreiche oder -arme, auf mineralstoffreiche oder -arme und gar auf eine mit Gift angereicherte oder giftarme Nahrung ein.

Genau betrachtet, ist jeder Mensch süchtig auf Hunderte von Nahrungsbestandteilen wie Vitamine und Spurenelemente, die er seit Jahren oder auch seit Jahrtausenden regelmäßig einnimmt. So sind etwa in unseren Speisen und Getränken enthaltene Gifte wie Arsen, Jod, Zink, Blei und viele andere bis zu einer bestimmten Dosis für unseren Organismus längst zur ständigen Gewohnheit geworden. Er bildet Gegengifte, die diese schädlichen Stoffe wieder unwirksam machen, bezieht sie teilweise sogar ein in den Stoffwechselablauf, bis das eine oder andere unserer Organe den Reiz dieses Giftes benötigt.

Bei plötzlichem Entzug irgendeines dieser zur Gewohnheit gewordenen Giftstoffe würde der Körper genau wie bei einem plötzlichen Überangebot mit Störungen des gewohnten Stoffwechselablaufes reagieren, die bis zum Tode führen können.

Selbstverständlich bestimmen alle unsere Nahrungsstoffe, Vitamine wie Gifte, den gesamten Lebensablauf mit. So ist das zu erwartende Durchschnittsalter eines Morphinisten weit niedriger als das natürlich lebender Menschen. Ja nach Art des einzelnen Giftes entstehen bei Über- oder Unterangebot nachteilige Veränderungen innerhalb der Organe. Man bezeichnet die günstigste Menge eines bestimmten Stoffes in der Nahrung *Mengenoptimum,* die notwendige Mindestmenge *Minimum,* die Höchstmenge *Maximum.*

Bei einigen Spurenelementen oder Vitaminen ist das Optimum ziemlich eng begrenzt. Schon ein geringes Überangebot kann toxisch wirken, während ein leichtes Unterangebot eine der vielen bekannten Mangelerscheinungen hervorruft. Eine starke Abweichung vom Optimum bis scharf an die oberste Grenze des gerade noch verträglichen Maximums hinterläßt bei langsamer Steigerung oft keine sofort sichtbaren Schäden, führt aber unausweichbar zu frühzeitigem Zellverfall und zu lebensbedrohenden Organdefekten.

Bei der natürlichen Einstellung unserer Organe auf irgendeine neue Anforderung sprechen wir von *Gewöhnung*; im umgekehrten Falle von *Entwöhnung*. Nehmen wir als Beispiel das außerordentlich starke Blutgift *Zyankali* oder auch *Blausäure, Arsenik* oder reines *Nikotin*; davon wirkt schon jeweils der Bruchteil eines Tropfens für den Menschen tödlich. Führten wir davon unserem Körper eine so geringe Dosis zu, daß er noch nicht daran zugrunde ginge und erhöhten sie dann in täglichen regelmäßigen Gaben, so könnten wir die Tagesmenge im Verlauf einiger Jahre auf ein Maß steigern, das einen nicht daran gewöhnten Menschen zweifelsfrei töten müßte.

Dabei gewöhnte sich freilich unser Körper derart stark an dieses Gift, daß wir sterben, zumindest aber starke Nervenschocks oder Stoffwechselstörungen erleiden müßten, würde uns dieses Gift plötzlich entzogen. Hier zeigt sich also, daß die Erhöhung wie die Verminderung der gewohnten Dosis Störungen nach sich zieht. »Es ist die Dosis, die ein Ding zum Gift macht«, sagte schon Paracelsus. Man kann verstehen, wie sehr Rauschgiftsüchtige von ihrem Stoff abhängig sind und für seine Erlangung ganze Reichtümer opfern und wie schwer es ist, von einer solchen Sucht wieder geheilt zu werden.

Entwöhnung ist jedoch bei konsequenter Reduzierung der Tagesdosen jederzeit möglich; der Suchtkranke braucht dafür aber mindestens eben so lange, wie für die Angewöhnung. Bei nicht völliger Enthaltung nach erfolgter Heilung kommt es leider sehr rasch zu einem Rückfall, weil der Körper schon einmal die Fähigkeit gewann, diesem Gift wirksam zu begegnen oder es in den

Stoffwechselablauf einzubeziehen. Sucht ist also keineswegs allein das Verlangen nach einem Lustgefühl, sondern gleichzeitig die Gewöhnung an ein Gift, das dadurch zu einem wesentlichen Bestandteil der erforderlichen Nahrung geworden ist.

Nun müssen wir freilich unterscheiden zwischen Giften, die in Jahrtausenden zum Bestandteil unserer naturgemäßen Nahrung geworden sind, auf deren Grundlage sich evolutionsgeschichtlich der heute lebende Mensch mit all seinen Eigenschaften entwikkelt hat – Spurenelemente – und zwischen solchen, die völlig neu für unseren Organismus sind.

Die Sucht, also die Gewöhnung an ein neues Gift, schleicht sich meist langsam und unbemerkt ein. Ihr zuliebe begibt sich selten ein Mensch in seine Abhängigkeit. Der Grund, warum jemand süchtig wird, liegt vorwiegend in der Suche nach der einfachen Lustbefriedigung oder nach einer ausgleichenden Stütze für mangelnde Persönlichkeitswerte, die sich in Interessenlosigkeit oder Langeweile niederschlagen.

Seltener liegt der Grund in dem Verlangen, sein geistiges Leben, seinen Willen und seine Persönlichkeit einzutauschen gegen eine triebhaft unbewußte, also körperfremde Macht, in dem Verlangen also, Menschlichkeit und seine menschliche Verantwortung abzulegen und tierähnlich zu werden. Vereinfacht ausgedrückt, sich gehen zu lassen.

Diese Neigung trägt stärker oder schwächer jeder Mensch in sich, sie wird aber meist vom starken Willen zum Aufbau einer geistig beherrschten Persönlichkeit überwunden. Mit Recht ist die Sucht nach den starken Rauschgiften *Heroin* und *Morphium – Opium –, Kokain,* dem Mutterkorngift *LSD,* dem in Europa weniger bekannten *Meskalin* und dem *Haschisch* oder dem *Marihuana* am meisten gefürchtet. Der Verbrauch steht unter staatlicher Kontrolle und ist nur für medizinische Zwecke erlaubt. Trotzdem waren 1980 rund 60 000 Rauschgiftsüchtige allein in Westdeutschland amtlich bekannt. Deren tatsächliche Anzahl wird auf etwa das Vierfache geschätzt.

Die Suchtwirkung des Alkohols bleibt zunächst weniger verheerend, weil die Gewöhnungszeit länger dauert. Aber die Zahl der Alkoholiker liegt wegen des unkontrollierten Verkaufs von Alkoholika weit höher, nämlich bei rund eineinhalb Millionen Süchtigen in der BRD. Auch hier müssen wir mit einer ziemlich hohen Dunkelziffer rechnen. Vielen Süchtigen ist der Ernst ihres Zustandes kaum bekannt, weil die Grenze zwischen süchtigen Alkoholikern und Gelegenheitstrinkern nicht immer gleich erkennbar ist.

Wenn dann aber einer unserer Mitmenschen der Sucht nach Alkohol verfiel, steht diese an Gefährlichkeit der nach einem starken Rauschgift in keiner Weise nach.

Weniger allgemeingefährlich zwar, aber für die Gesundheit des Einzelnen nicht minder bedenklich, ist die weit verbreitete Nikotinsucht.

Je nach körperlicher Veranlagung, besonders für überschlanke und nervöse Menschen, können auch koffeinhaltige Getränke, sobald ihr Genuß zur Gewohnheit wird, gefährlich werden. Andererseits vermögen sie bei bestimmten Organzuständen, auch regelmäßig getrunken, Vorteile zu bringen.

Schließlich nahmen in unserem Zeitalter Gewöhnungen an Arzneien wie Schlaf-, Beruhigungs- und Schmerztabletten, Wachhaltedrogen – Muntermacher – Stimulantien und Abführmittel zu. Auch auf *deren* Wirkstoffe stellt sich der Organismus ein und das Erreichen kontinuierlicher Wirkung bedarf immer größerer Dosen. Statt einer Gesundung des Grundleidens entsteht dabei körperliche Abhängigkeit vom Medikament. Dabei ergeben sich oft gefährliche Doppelwirkungen, wenn Alkohol und Drogen verschiedener Art zusammen eingenommen werden. Die Zahl der bundesdeutschen *Tablettensüchtigen* wird gegenwärtig mit 300 000 bis 600 000 angegeben.

Für unseren eigenen Ernährungsbereich sind die Genußmittel oder besser Gifte Nikotin, Koffein und Alkohol von Bedeutung und bedürfen näherer Erörterung:

Nikotin

Wie soeben bereits festgestellt, ist Nikotin ein überaus starkes Gift, das im Grad seiner Gefährlichkeit etwa der Blausäure entspricht. 60 Milligramm, also nicht viel mehr als $^1/_{20}$ Gramm, wirken bei einem Nichtraucher bereits tödlich. Dieser Anteil ist in vier Gramm gewöhnlichem Zigarren- oder in fünf Gramm Zigarettentabak enthalten. Durch Rauchen gelangt indes nur ein kleiner Teil Nikotin in den Körper. Die größte Nikotinaufnahme erfolgt bei sogenannten Lungenzügen; bei Verwendung von Zigarettenfiltern ist die Menge geringer.

Aufgrund neuerer wissenschaftlicher Forschungsergebnisse bestehen gesundheitliche Bedenken gegen das Rauchen, besonders gegen Zigarettenrauchen durch die Lungen, wegen im Tabakrauch befindlicher Teerbestandteile, die Erkrankungen an Krebs fördern können. Schließlich ist Tabak auch schädlich bei der Zuckerkrankheit, nervösen Verdauungsbeschwerden und verschiedenen Blutkrankheiten, er führt vermehrt zu Herz- und Kreislaufschäden mit fast exakt errechenbarer Erhöhung des Sterberisikos.

Die Gründe, aus denen junge Menschen zu Rauchern werden, sind überwiegend Nachahmungsdrang, Geltungsbedürfnis bei gesellschaftlicher Unsicherheit, Nervosität und Langeweile mit dem Trieb zu *auffälliger* Betätigung. Späteres Abgewöhnen ist dann schwer.

Koffein

Es wirkt anregend auf die Nervenzentren der Gefäße, der Atmung, der Nieren, des Herzmuskels und des Großhirns, wirkt also allgemein stimulierend auf nervliche und geistige Funktionen und dadurch indirekt auch auf den Blutkreislauf. Die harntreibende Wirkung des Koffeins beruht auf dem stärkeren Blutumlauf als Folge von Gefäßerweiterung.

Die damit verbundene Leistungssteigerung hält nicht lange an, kann aber zuweilen durchaus wünschenswert sein, vielleicht weil der Grundumsatz dabei vorübergehend gesteigert, also mehr Energie verbraucht wird. Schwarzen Tee bevorzugen beispielsweise Sportler, die sich über längere Zeit erhöht konzentrieren müssen, etwa beim Schach, Billard oder Golf.

Eine leichte Gewöhnung an Koffein ist nicht in jedem Fall gesundheitsschädigend, beispielsweise wenn der Körper das erzielte höhere Leistungsverlangen durch mäßig anstrengenden Sport oder Wanderungen abnimmt. Unterbleibt dies, hinterläßt die Gewöhnung an Koffein allmählich eine Abstumpfung und Erlahmung bestimmter Zentren besonders des Kreislauf-Nervensystems. Anstrengenden Sport mittels Koffein zu dopen, kann indes lebensgefährlich werden. Auch darüber mehr im Kapitel *Ernährung für Leistungssportler.*

Starke Empfindlichkeit gegen Koffein ist keineswegs, wie vielfach vermutet, stets ein Zeichen für ein schadhaftes oder schwaches Herz. Vielmehr reagieren Sportler mit kräftigem Kreislauf und allerdings auch nervöse Menschen immer verstärkt auf Koffein; Kreislaufschwache dagegen häufig gering.

Alkohol vermindert die Wirkung des Koffeins. Außerdem reagiert ein übersäuerter Organismus schwächer auf dieses Anregungsmittel. Koffeinhaltige Getränke wirken zudem selbst säurebildend. Beim Verzehr höherer Gaben ist deshalb zum Ausgleich ein hoher Verzehr von Obst, Milch oder anderen basenüberschüssigen Nahrungsmitteln empfehlenswert.

Zu den nennenswert koffeinhaltigen Getränken zählen wir *Schwarzen Tee, Mate, Bohnenkaffee* und *Cola-Limonaden.*

Den größten Koffeingehalt enthalten die Blätter des schwarzen Tees. Allerdings sind für eine normale Zubereitung des beliebten Getränks nur so wenig dieser Blätter erforderlich, daß der Gehalt in trinkfertigem Tee geringer ist als in trinkfertigem Kaffee. Der Abschnitt *Küchentips für die gesundheitsbewußte Hausfrau* enthält übrigens wichtige Hinweise für den Aufguß von

Tees. Im Mate ist weniger Koffein als in schwarzem Tee, Spuren finden wir sogar in Kakaoerzeugnissen.

Dem schwarzen Tee schreiben viele Forscher aufgrund eines beachtlichen Mineralstoffgehaltes außerdem einige Schutz- und Heilmerkmale zu. So gegen verschiedene Darmverstimmungen, Magenbeschwerden, Zahnkaries – wegen seines natürlichen Fluorgehaltes – und, nach einem aus Japan stammenden Bericht, wegen seines hohen Jodanteils sogar gegen radioaktive Strahlenschäden. Dagegen kann sich direkt nach dem Mittagessen getrunkener Tee unter bestimmten Voraussetzungen leicht nachteilig auf die Eisenresorption der Speisen und die mechanische Verdauungstätigkeit auswirken. Auch darüber mehr in dem angeführten späteren Abschnitt.

In der Cola-Nuß sind ähnlich der Kakaonuß nur geringfügige Mengen Koffein enthalten; manche colahaltige Genußmittel sind künstlich mit Koffein angereichert.

Bei der Herstellung von *koffeinarmem Kaffee* – der Werbebegriff *koffeinfrei* ist seit kurzem verboten – wird das Koffein mittels chemischer Lösungsmittel – Äther, Alkohol, Chloroform – auf etwa 10–15 Prozent des ursprünglichen Gehalts extrahiert.

Alkohol

Er wirkt ähnlich den Narkotika Äther und Chloroform je nach Dosis berauschend bis lähmend auf unser Nervensystem, gleichzeitig jedoch enthemmend. Deshalb führt er bei willensschwachen Menschen zu der Neigung sich gehen zu lassen; diese mündet im späteren Suchtstadium in völlige Gleichgültigkeit oder Allgemeingefährlichkeit. Derlei Ausfälle setzen sich langsam auch immer mehr in nüchternem Zustand durch und am Ende sind vererbliche Charakterveränderungen ähnlich denen stärkerer Rauschgifte wie Morphium zu beobachten.

Forscher haben ermittelt, daß ein Vollrausch durchschnittlich zehntausend Gehirnzellen blockiert; insgesamt haben wir etwa 15 Milliarden. Damit ist auch rein organisch der Teufelskreis der Alkoholsucht erklärbar.

Schwangere müssen Alkohol unbedingt meiden, weil schon schwach alkoholische Getränke häufig Mißbildungen und äußerlich nur selten gleich erkennbare seelische und geistige Entwicklungsstörungen am Neugeborenen hinterlassen.

Dasselbe gilt für Kinder vor abgeschlossener Pubertät; auch bei ihnen kann ein noch so gering erscheinender Alkoholgenuß zu nie wieder gutzumachenden erbbiologischen Veränderungen führen.

Besondere Vorsicht sei allen zugeraten, die noch keine Erfahrungen mit dem heimtückischen Alkohol besitzen. Seine enthemmende und berauschende Wirkung hinkt zeitlich nach. Die Selbstkontroll-Fähigkeit ist außerdem bei jedem Menschen verschieden stark ausgebildet. Dementsprechend vertragen manche relativ viel, während andere bereits beim ersten kleinen Rausch völlig zusammenbrechen.

Alkohol in mäßiger Konzentration, 20 – 30 Volumen/Prozent, kann äußerlich durchblutungsfördernd wirken, zum Beispiel auf das Zahnfleisch. Jede höhere Konzentration als 40 Prozent birgt dagegen die Gefahr von Gewebeschädigung. Einem hochprozentigen Schnaps muß zumindest gleich anschließend ein verdünnendes Getränk folgen.

Wenn der Verzehr kleiner Mengen nicht zur Gewohnheit wird, eignen Alkohol bei organisch gesunden, erwachsenen Menschen wegen einer gewissen Unterstützung der Kreislauf- und Verdauungsvorgänge durchaus physiologisch günstige Wirkungen. Aber nur wenige dosieren ihn richtig wie Arznei.

Sein regelmäßiger Genuß beeinträchtigt die Zellatmung und bedingt eine erhöhte Vitaminzufuhr. Neben den bereits erwähnten erbbiologischen und negativen Persönlichkeitsveränderungen hat häufig überhöhter Alkoholgenuß langsam sich entwickelnde

Organschäden an Leber, Bauchspeicheldrüse, Herz, Gefäßen, Nieren, Magenschleimhaut und Nerven im Gefolge. Bei bereits beeinträchtigten Organen oder gleichzeitiger Einnahme von Medikamenten vermindert sich außerdem unsere Giftverträglichkeit.

Nikotin – Koffein – Alkohol allgemein

Je mehr wir uns forschend in die Materie aller Nahrungs- und Genußmittel vertiefen, desto einleuchtender finden wir die allgemeingültige Formel: »Gefährlich bei Mißbrauch, nützlich bei vernunftgemäßer Verwendung.«

Nun zeigt aber der von Natursteuerung inzwischen ziemlich weit entfernte Mensch aus seinem Fehlverhalten aufgrund der entstandenen Unsicherheit die Neigung, von einem Extrem ins andere zu fallen. Totale, konsequente Ablehnung von Nikotin, Koffein oder Alkohol ist nämlich keineswegs geboten.

Paracelsus' Erkenntnis »Die Dosis macht das Gift«, schließt absolut nicht aus, daß selbst Gifte bei optimaler Gabe wünschenswert positive oder zumindest noch akzeptable negative Wirkungen zeitigen können. Bei Alkohol und Koffein wurden bereits einige Positiva angedeutet. Wer freilich die unzähligen menschenentwürdigenden familiären Tragödien, die allein aus der Trunksucht der Familienväter entstanden, oder die trostlosen Szenen mit Alkoholikerinnen aus nächster Nähe erlebt hat, dem müssen wir uneingeschränktes Verständnis entgegenbringen, wenn er uns als fanatischer Gegner des Alkohols mit allen Konsequenzen entgegentritt. Wir wollen darin eine Bewährungsentscheidung sehen und unseren *Schöpfungsauftrag,* uns die Erde untertan zu machen, etwas *positiver* angehen. Wer als Persönlichkeit stark genug ist, die uns auferlegte Verantwortung für die Entwicklung der Menschheit, unseren Erben und uns selbst gegenüber zu tragen, der braucht sich von niemandem davon abhalten lassen, den Gesundheitswert von richtig dosierten alkoholischen und koffeinhaltigen Getränken oder deren lebensverschönernden Genuß dankbar anzunehmen. *Beherrschen* heißt nicht *ignorieren*!

Selbst Nikotin kann so betrachtet ein etwas anderes Gesicht bekommen. Als vor fast fünfhundert Jahren die Entdecker Amerikas das Rauchen von Tabak bei den Ureinwohnern dieser *Neuen Welt* kennenlernten, galt Tabakrauch an den Lagerfeuern der Indianer als rituelles Symbol für Ruhe, Zufriedenheit und Stammesfrieden. – Wir alle kennen den Begriff der Friedenspfeife.

Der Reiz zur Nachahmung und später zur Nutzung als Handelsobjekt war indes zu groß, derlei Stimulantien den Indios allein zu überlassen.

Mit zunehmender Verbreitung und Kommerzialisierung vergaß man bei fortschreitender Zivilisation die *kultische* Nutzung. Was blieb, ist das völlig mißbräuchliche Inhalieren von Reizgiften. Kein Wunder, daß wir als dominante Folgen dieses merkantilen *Mißverständnisses* lediglich *Lustersatz, Abhängigkeit* und *Sucht* vom einstigen Ritual übrig behielten.

Betrachten wir einmal die beiden Kategorien heutiger Raucher:

Den größten Teil stellen mit über 90 Prozent die Zigarettenraucher. Sie inhalieren den teer- und nikotinhaltigen Rauch meist nervös-angespannt in die feinen Lungengänge und führen so dem Blutkreislauf die neben sauerstoffbindendem Kohlenoxydgas vorwiegend sauren Bestandteile direkt vor und nach dem Essen zu. Als Minderheit verbleiben die Zigarren- und Pfeifenraucher; es sind meist ausgeglichenere und gemütlichere Charaktere. Sie paffen fast immer nur nach dem Essen den vorwiegend basische Bestandteile enthaltenden, aber sonst freilich nicht minder giftigen Nikotinrauch über die Mundhöhle. Im Speichel gelangen die anregenden Giftstoffe in den Magen.

Zweifellos ein großer Unterschied, der keiner detaillierten Erläuterung bedarf. Bemerkenswert erscheint aber noch die von

Statistikern festgestellte stetige Abnahme der Zigarren- und Pfeifenraucher gegenüber dem stark angestiegenen Zigarettenkonsum. Sicher ein Zeichen zunehmender Hektik in unserer Zeit.

Bleibt die Frage, wie hier Grenzen gezogen werden können, um uns vor Süchtigkeit, also persönlicher Abhängigkeit mit der zwangsläufigen Folge gefährlicher Überdosierung zu schützen.

Erinnern wir uns hierfür noch einmal an die Ureinwohner des amerikanischen Kontinents. Ganz sicher rauchten die Indios nicht regelmäßig täglich. Jeder Tag hatte sein eigenes Ritual und bei schlechtem Wetter und in Kriegszeiten gab es mit Sicherheit oft wochenlang überhaupt keinen Tabak. Um so erholsamer und festlicher dürfte dafür das *Raucherkollegium* am Lagerfeuer gewesen sein, nach der Beseitigung aller Lasten und Gefahren.

Wer sich das Rauchen trotz aller Aufklärungs- und Antiprestige-Aktionen nicht abgewöhnen will oder kann, sollte wenigstens Unabhängigkeit davon anstreben, indem er allwöchentlich regelmäßige Pausen von ein bis zwei Tagen einlegt oder noch besser lediglich einmal in der Woche in netter Freundesrunde raucht. Wer Zigarettenraucher ist, muß sich ernstlich überlegen, wie er es durch eine Änderung seines gesamten Lebensrythmus' und durch Selbstbeeinflussung fertig bringt, zu Ruhe und Ausgeglichenheit zurückzufinden. Vielleicht über den Umweg, statt Zigaretten zeitweilig Zigarren zu rauchen. Die erzwungene Änderung negativer Äußerlichkeiten bewirkt, vielfach praktiziert, auch ein inneres Angleichen.

Rauchen mit zeitlicher Unterbrechung, also ohne Abhängigkeit, ermöglicht mitunter ein wöchentlicher Diskussionskreis bei alten Tonpfeifen, orientalischen Wasser- oder historischen Bodenpfeifen, wenn während der übrigen Wochentage diesem gemütlichen und anregenden Treffen zuliebe darauf verzichtet werden kann. Immerhin ein erster Kompromiß, sich das Rauchen wenigstens teilweise abzugewöhnen. Wer diese Bemühungen schließlich durch gezielte Ausweitung der bisherigen geistigen

Interessen, Hobbys oder Sportaktivitäten unterstützt, wird merken, daß man gar nicht drogensüchtig sein muß, sondern die teuflische Gewohnheit beherrscht genießen kann.

Drei Punkte sollen noch einmal zusammengefaßt dazu beitragen, wieder uneingeschränkt Mensch zu sein:

1. Allwöchentlich periodische Pausen mit zwei bis sechs Tagen Enthaltsamkeit;
2. statt hastigem Rauchen zu jeder Tageszeit nur noch eine Zigarre oder Pfeife nach dem Essen oder zu besonderen gemütlichen Gelegenheiten;
3. Ausgleich durch neue geistige Interessen, Hobbys und Sport.

An dieser Stelle muß der Verfasser vielleicht klarstellen, daß die hier gewählte Darstellung der geschichtlichen und kultischen Werte des Rauchtabaks allein zum wertobjektiven Verständnis führen soll. Die Vermutung, er hielte unter bestimmten Voraussetzungen den Genuß von Tabak für empfehlenswert, wäre irrig. Deshalb sei noch einmal unmißverständlich gesagt: *Tabak* kann, *im Gegensatz zu Alkohol und Koffein,* selbst in geringen Dosen physiologisch *nur nachteilig* sein.

Vielleicht vermißt nun der eine oder andere Leser zum guten Schluß der Betrachtungen über Genüsse und Süchte exakte Mengenangaben. Dieser Forderung zu entsprechen, wäre indes sehr problematisch. Für den einen können beispielsweise 60 Gramm reiner Alkohol pro Tag noch relativ ungefährlich, für den anderen höchst gesundheitsschädigend sein. Oder einem schaden bereits 30 Gramm, dem anderen sind sie als *Medizin* gerade recht. Mit allen übrigen Umweltbelastungen bedeutet für den einen schon eine geringe Dosis Tabak den Beginn eines Herzschadens oder von Krebs, während andere mit höherem Verbrauch mit ihrem hundertsten Geburtstag dafür werben. Energieumsatz, Konstitution der Kreislauforgane, Körperbautyp und vieles andere müßten Berücksichtigung finden. Und es entspricht auf keinen Fall der Absicht des Verfassers, nach so viel befreienden Empfehlungen, sich nun in systemwidrige Gebote oder Verbote zu verlieren. Mit dem physiologischen Grundverständnis und dem Wiedergewinn des naturgemäßen, gesunden Gefühls und Empfindens für unseren Organismus dürfte ohnedies niemand mehr mit Entscheidungen schiefliegen, die seine eigene zukünftige Gesundheit bestimmen.

FREMD- UND SCHADSTOFFE

Leider sind die unsere Gesundheit mitbestimmenden und -bedrohenden Begriffe *Fremd-* und *Schadstoffe* untrennbar mit den Fortschritten der Zivilisation, Industrialisierung und modernen Küchentechnik verbunden.

Von über tausend zugelassenen chemischen Stoffen enthalten unsere käuflichen tierischen und pflanzlichen Nahrungsmittel wenigstens die Hälfte in irgendeiner Form. Zum Beispiel als Konservierungs-, Verschönerungs-, Aromatisierungs-, Quell-, Neutralisationsmittel oder als Emulgatoren und Stabilisatoren. Fast unübersehbar bleiben die vielseitigen Anwendungsbereiche.

Hinzu kommen noch Chemikalien für den Vorratsschutz von Kartoffeln, Gemüse, Salat und Obst, Rückstände von Pflanzenschutzmitteln allgemein sowie einseitig überhöhte Anteile an synthetisch hergestellten Mineral-Düngern. Allein 15 000 Tonnen Pflanzenschutzmittel werden in der Bundesrepublik Deutschland pro Jahr verkauft und die Tendenz ist ansteigend.

Der Ruf *Zurück zur Natur* ist angesichts dieser *Unnatur* begreiflich und zum wesentlichen Teil voll begründet. Leider erweist es sich offenbar als unmöglich, auf diese eingespielten Techniken zu verzichten. Ein generelles Verbot würde nicht nur ganze Industriezweige lahmlegen, sondern ließe einen Großteil heute angebotener Waren für den Handel zum Risiko werden. Der Verbraucher müßte auf manchen Genuß und viel Bequemlichkeit verzichten. Schließlich gäbe es häufig unvermeidbare Lebensmittelvergiftungen.

Begrüßenswert sind die erneut enger gefaßten lebensmittelrechtlichen Einschränkungen willkürlicher Verwendung von Zusatzstoffen und die verbesserte Überwachung und das Verbot besonders gefährlicher Insektizide.

Ganz können wir uns aber leider noch lange nicht auf die völlige Unbedenklichkeit der erlaubt angewandten Chemie verlassen. Mangelhaft blieb vor allem die gesetzliche Überwachung bei der Verwendung von *Kunstdünger,* des rechtzeitigen Austauschs alter, beziehungsweise überhitzter, also verdorbener *Friteusenfette* in Gaststätten und der irreführenden, *gesundheitsbezogenen Werbung.* Ferner muß die Anwendung von *Quellmitteln,* soweit sie aus rein wirtschaftlichen Gründen einen höheren Wassergehalt etwa in der Wurst oder im Brot ermöglichen, drastischer eingeschränkt werden. Blieben derartige Zusätze für alle verboten, wäre das Gleichgewicht des Wettbewerbs schließlich wieder unbelastet.

Bedenklich ist überdies die enorm gesteigerte wahllose Verwendung von *künstlichen Aromen*; unbedacht angewandt, stumpfen sie unseren Geschmack ab, steuern unseren Hunger fehl; dies ist insbesondere bei Kindern mit noch nicht voll ausgebildeter Geschmacksorientierung schädlich. Allein die Beschränkung auf absolute Mindestmengen zur leichten Unterstreichung des natürlichen Geschmacks, wäre allenfalls noch akzeptabel.

Konsequenter Ablehnung bedürfen derzeit übliche *Pökelsalze* und die Art ihrer Verwendung. Nicht allein zum Haltbarmachen, sondern zur optischen Verschönerung mengen geschäftstüchtige Hersteller *Kaliumnitrat – Salpeter –* und *nitrithaltige* Komponenten in unsere Fleischwaren. Nitrithaltige Wurst bleibt auch nach dem Anschnitt schön rot. Nitrate wären zwar an sich ungiftig; aus ihnen entstehen aber vielfach stark giftige Nitrite, die unser Körper nur in enger Begrenzung der Menge unschädlich machen kann. Bei dem meist viel zu hohen Anteil sind vermehrt schleichend entstehende Schädigungen durch Zersetzung des Blutes und Störung der Sauerstoffversorgung mit Krebsgefahr die Folgen. Sparsame Verwendung aller gepökelten Fleisch- und Wurstwaren auf unseren Tischen ist deshalb dringend geboten. Im wesentlichen sind das alle tief rosa farbigen Waren wie Rauchfleisch, Schinken, Kasseler, Schinkenwurst und ähnliches.

Das Argument, auch natürliche Nahrungsmittel wie Gemüse enthielten Nitrate, die ebenfalls bakteriell-fermentativ zu Nitriten reduziert werden können, ist richtig. Diese Anteile erfahren durch einseitige Stickstoffdüngung mitunter eine derartige Erhöhung, daß sie etwa beim Spinat vom Gesichtspunkt des Diätetikers aus oft schon nicht mehr vertretbar sind. Allein gesehen, bleiben sie gerade noch unter der Risikoschwelle, mit reichlich nitrithaltigen Beilagen addiert, sieht es indes anders aus: dann müssen wir diese noch relativ geringen Mengen durchaus berücksichtigen. Dabei spielt die Be- und Verarbeitung in der Küche ebenfalls eine Rolle. Darüber mehr bei den *Küchentips für die gesundheitsbewußte Hausfrau.*

Der Einwand, die Hausfrau ziehe rote Wurst und roten Schinken vor, ist unhaltbar. Woher soll sie wissen, warum der Schinken mit überaus appetitlich roter Farbe vor ihr liegt? Sie kauft ihn aus Gewohnheit. Sobald in den Läden der Schlächter an allen rot aussehenden Waren einige Wochen lang Hinweisschilder auf die Verwendung von ungesundem und Eiweiß-wertminderndem Nitrit steckten, und an allen braun gewordenen Würsten der Vermerk *frei von Nitrit,* verlangten sie ganz gewiß nach kurzer Zeit nur noch braune Wurst. Das gesetzliche Verbot des Butterfarbstoffs *Buttergelb* bewirkte schließlich auch keinen Umsatzrückgang. Vielmehr gewöhnte sich die Hausfrau so rasch an die weiße Butter, daß ein Gutteil sehr bald sogar weiße der gelben Weidebutter vorzog.

Der Genuß größerer Mengen geräucherter Wurstwaren birgt über die Nitritanteile hinaus noch wegen der in den Räucherrückständen enthaltenen krebsbegünstigenden Stoffe einige Gefahren.

Schließlich verunsichern uns als gesundheitsschädliche Zusatzstoffe die vielen *chemischen Konservierungsmittel.*

Das Haltbarmachen unserer Lebensmittel geschieht im wesentlichen durch ein Hemmen der Aktivität von Mikroorganismen. Sei es durch Erhitzen, Tiefkühlen, Säuerung, Filtration oder

Wasserentzug – Trocknen, Salzen oder Zuckern –. Diese mehr oder weniger unschädlichen Konservierungsmethoden wurden in unserm Jahrhundert durch *chemische* ergänzt, erweitert oder gar verdrängt. Chemische Konservierung soll auf Lebensmittel beschränkt bleiben, für die alle anderen aus technischen Gründen untauglich sind. So zum Beispiel für die falsche oder einfache Salatmayonnaise mit niedrigerem Ölgehalt und mit ihr hergestellte Salate oder Fischmarinaden: Der gegenüber echter Mayonnaise höhere Wassergehalt führt zu raschem Verderb; und Erhitzen und Tiefkühlen zerstören die Emulsion. Bei Kaviar oder echtem Lachs höherer Qualität käme es zu Geschmacks- und Struktureinbußen.

Nach derzeitiger Lebensmittelgesetzgebung besteht für unvermeidbare chemische Konservierungszusätze, von Ausnahmen abgesehen, Deklarierungspflicht. Bei angemessener Aufmerksamkeit können wir also wenigstens die meisten dieser Produkte aus dem Speisezettel fernhalten oder auf ein unbedenkliches Minimum beschränken.

Die Einführung der Deklarierungspflicht führte inzwischen zu verbesserten industriellen Techniken, weil sich immer mehr Verbraucher von dem Aufdruck »chemisch konserviert« abschrekken lassen. Deshalb bietet der Handel jetzt auch schon Salatmayonnaise und Bismarckheringe ohne Konservierungsmittel an.

Diese Stoffe sind in für uns zweifacher Weise schädlich. Zum einen zerstören oder hemmen sie nicht nur die unerwünschten Bakterien in den Lebensmitteln, sondern auch die wünschenswert aktiven Mikroben unserer so wichtigen Darmflora. Zum anderen sind sie großteils giftig. Unser Organismus kann sie zwar – soweit er gesund ist – innerhalb von Höchstmengen noch unschädlich machen, indes ist die Belastung für Leber und Nieren aber vielfach durch ein Zusammentreffen mit anderen kaum abwehrbaren Schadstoffen zu viel. Schließlich beeinträchtigen chemische Konservierungsmittel die Zellatmung und erhöhen damit das Krebsrisiko ähnlich dem Pökelsalz-Zusatz *Nitrit*.

Wir könnten die Liste der chemischen Zusatzstoffe beliebig fortsetzen; die meisten brauchen auf dem Etikett gar nicht deklariert zu werden. Zum Beispiel Brot, soweit es der Handel in Frischschnitten anbietet, also Toast- und Landbrotschnitten, enthält unter anderem fast immer chemische Schimmelverhütungsmittel. Dem Wein, vor allem süß gehaltenen, verhelfen die Winzer mit schwefliger Säure zur Haltbarkeit. Marmelade wird oberflächlich mit Schimmelverhütungsmitteln behandelt. Nüsse sind geschwefelt. Gemüse, Kartoffel und Obst werden durch Begasen oder Besprühen mit fäulnis- beziehungsweise keimhemmenden chemischen Substanzen langzeit-lagerfähig.

Auch der künstliche Süßstoff *Saccharin* darf hier nicht unerwähnt bleiben. Zumindest ist dessen Verwendung über einen längern Zeitraum oder in großen Mengen bedenklich.

Vieles mag harmlos sein, zum Teil mögen sogar die Vorteile überwiegen. Allgemeine Aufmerksamkeit beim Einkauf, das Bevorzugen *saisonaler* Obst- und Gemüsesorten, sorgsame Auswahl, mengenmäßige Beschränkung, nach Möglichkeit Ersatz durch selbst eingekochte Marmeladen, hausgebackenes Brot oder eigenangebaute Gartenfrüchte aus biologisch gedüngtem Humus, sind gewiß keine von unnötiger Angst diktierten, übertriebenen Vorsichtsmaßregeln.

Warnungen, denen zufolge allzu eifrige *Kalidüngung* der Kartoffeln das Krebsrisiko erhöht oder als Folge zu hoher *Stickstoffdüngung* Einseitigkeit an Mineralstoffen bis zur Unverträglichkeit entsteht, kamen nicht von ungefähr. Technische Fehler erhöhen überdies die Schädlichkeit chemischer Düngung; so etwa das Streuen auf bereits im Wachstum befindliche Pflanzen, anstatt die Düngemittel recht frühzeitig in die Oberfläche einzuarbeiten, damit sie sich während des fermentativen Umsetzungsprozesses wenigstens zum Teil einigermaßen in die natürliche Ordnung des Bodens einfügen.

Der Anteil chemischer Zusatzstoffe, meist *Antibiotika* und *Hormone* sind im Tierfutter des In- und Auslands so sprunghaft angestiegen, daß ein gesetzliches Zurückdämmen im Hinblick auf Einbußen in der Wirtschaft und Außenhandelsbilanz kaum mehr zufriedenstellend möglich waren. Glücklicherweise ist das Einspritzen von sogenannten *Zartmachern* und Konservierungsstoffen in das Fleisch lebender Schlachttiere gerade noch rechtzeitig gestoppt worden.

Eine erhebliche Gesundheitsbelastung stellen zweifellos auch Rückstände von Pflanzenschutzmitteln gegen Insekten – *Insektizide* – und gegen Pilzbefall – *Fungizide* –, dar, auch wenn die gefährlichsten, die sich biologisch nicht abbauen lassen, im menschlichen Fettgewebe ablagern und Langzeitschäden bewirken, inzwischen verboten sind.

Extrem einseitige *Züchtungen* allein nach wirtschaftlichen Erfolgsmaßstäben erfordern den erhöhten Einsatz chemischer Spritzmittel. Diese wiederum zerstören außer den Schädlingen teilweise auch deren natürliche Feinde und somit einen Teil des ineinander greifenden Gefüges des biologischen Gleichgewichts der Natur. Einige solchermaßen verfolgte Schädlinge entwickeln sich im Kampf ums Überleben zu immer widerstandsfähigeren Stämmen. Die Folge ist, daß man neue, stärkere Gifte versprüht oder streut.

Die darin liegenden Gefahren wurden neuerdings von den kraft ihres Amtes Verantwortlichen weltweit erkannt; deshalb stehen jetzt mehr Gelder für die Erforschung biologischer und spezieller genetischer Methoden zur Verfügung.

Leicht ist die diesbezügliche Arbeit der Gesundheitsministerien unserer Erzeugerländer zwischen den Wirtschafts- und Finanzinteressen des Staates einerseits, der Industrie und des Handels andererseits, keineswegs. Die in den letzten zehn bis fünfzehn Jahren unter mannigfachen Schwierigkeiten geleistete Arbeit aller dafür positiv tätigen Stellen verdient zweifellos Anerkennung. Wir können nur hoffen, daß sich naturgemäße zukunftsorientierte Einsichten auch bei den für die Fehlentwicklungen verantwortlichen *Wirtschaftsmanagern* durchsetzen.

HYGIENE

Den wissenschaftlich etwas weiter umspannten Hygiene-Begriff wollen wir hier in populär enger verstandenem Sinn als Krankheitsvorbeugung durch allgemeine Abwehr von Schadstoffen und Krankheitserregern behandeln.

Zum Schutze des Verbrauchers überwachen die staatlichen Lebensmittel-Untersuchungsstellen mit einem Stab von Spezialisten die Hersteller, Verarbeiter und Händler unserer Nahrungs- und Genußmittel auch in hygienischer Hinsicht. Ihr Einsatz bleibt jedoch auf Stichproben begrenzt. Die Aus- und Fortbildung, Einweisung und Überwachung des im Frischartikel-Bereich von Industrie und Handel eingesetzten Personals erfolgt gegenwärtig noch völlig unzureichend, manchmal sogar leichtfertig. Deshalb ergeben sich bereits beim Einkauf die ersten Verbraucherprobleme.

Branchenüblich ist es beispielsweise, daß man uns Brot in den Bäckereien mit bloßen Händen überreicht. Sogar die Feingebäck-Zange bleibt meist ungebraucht an ihrem Platz. Die daraus wachsenden Gefahren bleiben allerdings noch einschätzbar, weil auf der trockenen Rinde des Brotes eine Bakterienvermehrung kaum möglich ist, und einige Arten in trockenem Milieu alsbald absterben.

Bedenklicher muß uns aber bereits stimmen, wenn die gleichen Hände von vielen Personen berührtes Geld wechseln, obwohl Banknoten und Münzen lediglich Überträger einzelner Keime sein können, weil sie selbst ebenfalls keinen Nährboden für Vermehrung bieten.

Geradezu sträflich leichtsinnig ist hingegen in Metzgereien das Berühren einzelner Wurstscheiben beim Bereiten von Aufschnitt. An Händen, die zum Beispiel nach dem letzten Stuhlgang nicht ausgiebig mit Bürste und Seife, und zwar gezielt unter den Nägeln, gereinigt und an einem frischen oder einem Einweghandtuch abgetrocknet sind, haften mit Sicherheit Millionen von Darmbakterien. Durch Berühren verschiedener Metzgereigeräte, Türklinken, Kleidungsstücke oder eben Wechselgeld kleben nach wenigen Minuten, sogar an zuvor gut gereinigten Händen, schon wieder Tausende von Mikroorganismen. Auf solche Weise gelangen eitererregende, hochgiftige Bazillen über Nase, Taschentuch, Hände oder direkt von kleinen, kaum auffallenden Hautentzündungen auf Nahrungsmittel. Wer also derart bereiteten Aufschnitt ablehnt, ist im Recht, selbst wenn dieser hygienischen Vorsorge vom Verkaufspersonal mit mokantem Lächeln oder totalem Unverständnis begegnet wird.

In manchen Gaststätten werden mangels ausreichender Pflichtausbildung von oft unkundigem Personal auch heute noch häufig Salate mit den Händen angerichtet, Wurst, Brot und anderes mit bloßen Händen zubereitet und, wer weiß, vielleicht auch da und dort die Speisen mit abgelecktem Löffel nachgekostet. Alles wenig gefährlich, solange das Personal an vorschriftsmäßige Hygiene gewohnt und garantiert gesund ist. Oft aber sind wir alle, ohne es zu wissen, Ausscheider krankheitserregender Bakterienkeime oder verschleppen Keime von Infektionsherden anderer Personen.

Gelegentliche deutliche Rügen für einen nachlässigen Verteiler, notfalls auch mal eine Anzeige beim nächsten kommunalen Lebensmittelüberwachungsamt sind keinesfalls unfair. Solange die Verbraucher alle Nachlässigkeiten widerspruchslos hinnehmen, gilt die verantwortungsbewußte Arbeit der für Lebensmittel-Hygiene zuständigen Ämter als zusätzlich erschwert.

Von dem Augenblick an, in dem ein Verbraucher die einwandfreie Ware kauft oder im Selbstbedienungsladen in seinen Einkaufskorb legt, endet die Verantwortung des Herstellers, des Händlers und der Überwachungsorgane. Danach ist es allein Sache des Erwerbers, was er mit der Ware macht.

Schätzungsweise entstehen 95 Prozent aller Lebensmittelvergiftungen ohnedies durch unsachgemäße Aufbewahrung, Behandlung oder Verunreinigung im Verbraucherhaushalt. Freilich, meist verlaufen sie glimpflich. Aber in vielen Fällen bleibt eine nicht immer gleich erkennbare Leberschädigung oder Beeinträchtigung des reibungslosen Verdauungsablaufes zurück.

Häufige Erkrankungen im Magen-Darmbereich führen nicht etwa zu einer Abhärtung oder gar Immunität, vielmehr kann eine allergieähnliche Unverträglichkeit oder erhöhte Empfindlichkeit die Folge sein. Das gilt vor allem für die häufigen Sommer- oder Säuglingsdurchfälle, einigen Salmonellosen oder die in südlichen Ländern häufige Amöbenruhr.

Wir wollen uns wenigstens hygienisches Grundwissen aneignen, das, richtig verstanden und befolgt, eine hohe Wahrscheinlichkeitsquote zur Vermeidung gefährlicher Lebensmittelvergiftungen und -verunreinigungen und von Übertragungen einiger Krankheitserreger bietet. Weil Lebensmittelvergiftungen häufig durch Infektionen von außen oder in engem Zusammenhang mit mangelnder Hygiene entstehen, müssen wir etwas ausführlicher berichten.

Allgemeine Hygiene im Haus

Über Straßenschuhe und Haustiere eingeschleppte Krankheitserreger können vor allem bei Kleinkindern, die mit Vorliebe auf dem Fußboden spielen, alles berühren und, einem Urinstinkt gehorchend, gerne ihre Finger in den Mund nehmen, verschiedene Erkrankungen des Darms und die Ansiedlung von Parasiten, das heißt Wurmbefall, Durchfall, Brechdurchfall und sogar Tuberkulose auslösen. Das Wechseln der Schuhe beim Eintritt ins Haus oder wenigstens in solche Zimmer, in denen Kinder spielen, das Fernhalten aller Haustiere von den Kleinkindern oder eine größtmögliche hygienische Haltung der Hunde und Katzen, also die Verhinderung von Kontakten mit streunenden Artgenossen sowie regelmäßige Überwachungen durch den Tierarzt müssen für uns alle selbstverständlich sein.

Beim Übertragen der Erreger von Krankheitsherden, also erkrankten Personen und Haustieren, auf andere innerhalb der Wohngemeinschaft, unterscheiden wir *direktes* von den befallenen auf ihre Kontaktperson und *indirektes* über berührte Gegenstände. Bei direktem Anhusten oder Händegeben wechseln bereits Tausende oder gar Millionen Bakterien über. Damit muß allerdings noch keine Übertragung einer Krankheit erfolgt sein. Falls die Kontaktperson aber für einen Infekt disponiert ist und die Hände ohne ausreichende Reinigung mit dem Mund in Berührung bringt oder nach Infizierung nicht mehr erhitzte Speisen wie Salate, Wurst oder Brot damit anrichtet, ist die Gefahr einer eigenen Infektion oder der Befall eines anfälligen Familienmitglieds groß.

Die Bakteriologen unterscheiden zwischen Erregern, die eine Erkrankung der infizierten Personen auch dann nach sich ziehen können, wenn nur relativ wenige davon übertragen werden – *Cholera, Typhus, Paratyphus, Bandwürmer* – und solchen, die gewöhnlich nur in großer Anzahl in der Lage sind, bei einem Anfälligen einen Infekt auszulösen – *Viren,* einfache *Colibakterien* und *Enteritis-Salmonellen.*

Das Erkranken nach der Übertragung von Erregern hängt also neben der Disposition von der Art der Keime und dem Ausmaß der Erregerinvasion ab. Deshalb können wir einer drohenden Infektion auf zweifache Weise entgegenwirken: nämlich durch Aktivierung der natürlichen Abwehrkräfte unseres Körpers und durch optimale Hygiene.

Weit häufiger als die direkte, erfolgt eine indirekte Übertragung von Krankheitserregern über einen Gegenstand mithin, der gewissermaßen eine Trägerfunktion für die Mikroorganismen übernimmt. Dabei spielt die Entstehung selbständiger Herde die Hauptrolle. Trifft nämlich eine Reihe von Mikroben auf geeigneten Nährboden, können sich die einzelnen Stämme schon nach Stunden milliardenfach vermehren. Existieren derlei Herde an zentralen Kontaktstellen des Haushalts, in Großküchen, Verkehrsmitteln oder Hotels, bilden sie eine Infektionsgefahr auf Dauer, an der sich entweder dieselben Personen immer wieder oder eine Vielzahl seuchenartig infizieren können. Manche vermeintliche Krankheitsanfälligkeit, etwa für Durchfall, ist so erklärbar.

Zur Bannung derartiger Gefahren muß die Übertragungskette, Hände-Geschirr-Bestecke-Speisenreste durch absolute Reinlichkeit unterbrochen werden. Ferner gilt es, solche Infektionsherde zu ermitteln und radikal zu beseitigen. Das geschieht ganz einfach, indem wir diesen kleinen, gefährlichen Feinden den Lebensraum entziehen. Feuchtstellen in der Küche, an sanitären Einrichtungen, feuchte Handtücher, Lappen und Bürsten sind stets Gefahrenquellen. Enthalten sie zusätzlich noch Relikte organischer Stoffe, Speisenreste, Ausscheidungsrückstände, Insekten, Schimmelpilze oder Algen, bilden sie Nährböden mit geradezu idealen Lebensbedingungen für Mikroorganismen vielseitigster Art. Das tägliche Aufbrühen von Spülbürsten und Lappen oder deren Aufbewahrung in Lauge, eine großzügige Verwendung biologisch zulässiger Reinigungsmittel, die sorgfältige Säuberung von Eßgeschirr – am besten in Spülmaschinen mit hoher Reinigungstemperatur –, das häufige Wechseln von möglichst glatten, weißen Handtüchern, die beschmutzte Stellen besser erkennen lassen, besonders in WC's und Küche, sind unerläßliche Maßnahmen. Der zum Abwischen des Eßtischs benutzte Feuchtschwamm kann am nächsten Tag bereits von Keimen völlig durchdrungen sein. Ein leicht säuerlicher, beißender Geruch an Schwamm, Lappen oder dem damit abgewischten Tisch verrät uns, daß sich bereits irgendwelche organischen Stoffe zersetzen. Sind es auch vorwiegend ungefährliche milchsäurebildende oder ähnliche Bakterien, Krankheitserreger gibt es mit Sicherheit dabei.

Warum Eßgeschirr und Bestecke von mit Infektionskrankheiten oder Parasiten befallenen Personen getrennt gereinigt und gebrüht werden müssen, falls keine Geschirrspülmaschine mit entsprechender Hocherhitzung zur Verfügung steht, bedarf wohl keiner Erläuterung mehr.

In jede Küche gehört außerdem antiseptisches Verbandsmaterial; es muß stets griffbereit liegen.

Körperhygiene

Wir sprachen davon, daß Mikroorganismen immer dann, wenn sie geeigneten Nährboden finden, sich zu Kolonien – Bakterienherden – entwickeln. Über Berührung oder über schwebende Staubteilchen in der Luft erreichen sie jeden Platz, der ihnen Lebensbedingungen bietet. Je nach Zusammensetzung dieses Nährbodens gedeihen und vermehren sich die verschiedenen Arten. Das geschieht auch auf unserer Haut, an den Stellen, die infolge von Schweißausscheidungen längere Zeit feucht bleiben: unter den Achseln, zwischen den Zehen und im Genital- und Analbereich. Bei ungenügend luftdurchlässiger Kleidung überdies an allen damit bedeckten Körperteilen.

Schweißrückstände bestehen überwiegend aus Fett, Wasser und Salz. Die darauf gedeihenden Bakterien sind dementsprechend fettspaltende Arten und zwischen den Zehen oder unter den Nägeln auch Schimmelpilze. Diese Spaltung setzt Fettsäuren frei, die verflüchtigen und somit den typischen, zumindest sehr lästigen Schweißgeruch verbreiten. Längere Zeit vorhandene Schweißrückstände beeinträchtigen außerdem die natürliche Hautausscheidung und verursachen dadurch vielfach Dauerschäden. Vorbeugend und zur Regenerierung bereits beginnender Schädigungen ist ein regelmäßiges Reinigen der betreffenden Körperteile unerläßlich. Dafür hat sich neben handelsüblicher alkalifreier, besonders eine vom Verfasser vielfach empfohlene Seife auf Milchsäurebasis bewährt. Normale, alkalihaltige Seife, das sind fast alle gängigen Haushalts- und Körperseifen, müssen wir besonders intensiv abwaschen. Ausgedehntes Baden oder zu häufiges Waschen laugt wiederum unsere Schutzhaut, besonders deren Salzbestandteile aus und hemmt dadurch die angestrebte Aktivierung von Abwehrkräften. Kurzes Duschen ist in jedem Fall besser.

Die Achselhöhlen und Füße brauchen möglichst viel Luft; wir erreichen dies durch zeitweiliges Sitzen mit erhobenen Armen, der Bevorzugung von Strümpfen aus Naturfasern, luftdurchlässiger Schuhe und dergleichen. Allbekannt ist ja, wie sehr Wechselbäder mit Massieren und Frottieren durchblutungsfördernd wirken, die Hautfunktionen anregen und unsere allgemeine Widerstandsfähigkeit steigern.

In enger Verbindung zur Hygiene der Körperhaut steht die relative Luftfeuchtigkeit. Je wärmer und trockener die Luft ist, desto mehr Feuchtigkeit kann und möchte sie aufnehmen. Bei Untersättigung trocknet sie deshalb aus, indem sie unserer Haut Wasser entzieht. Je größer im Winter der Unterschied zwischen der Außentemperatur und der in beheizten Räumen ist, desto trockener, also feuchtigkeitsuntersättigter ist die Raumluft, falls wir sie nicht künstlich befeuchten. Luftbefeuchter oder feuchtigkeitsabgebende Heizkörperelemente sorgen für ein ausgeglichenes Raumklima. Blumen und Blattpflanzen helfen dabei mit.

Hoch feuchtigkeitsgesättigte Luft ist nur innerhalb wärmeisolierter Wände erreichbar; in Intensivstationen und Sterbezimmern von modernen Kliniken und in Altenheimen müßten derlei Fortschritte heutzutage eigentlich als Standard gelten.

Weil trockene Luft negativ auf die Abwehrkraft der Schleimhäute im Nasen-Rachenraum wirkt und außerdem den auf Heizkörpern liegenden Staub leichter hochsteigen läßt, häufen sich im Herbst, bei der Umstellung von feuchter Sommer- auf trockene Heizluft, besonders die sogenannten *Erkältungskrankheiten.*

Dieser vereinfachte Begriff ist eigentlich nicht ganz zutreffend, denn meist ist weniger Unterkühlung als der Wechsel des Gehalts der Luftfeuchtigkeit auslösender Anlaß.

Die Sonne mit ihren ultravioletten Strahlen ist der größte Feind aller Raumbakterien. Teils töten ihre Strahlen sie direkt ab, teils indirekt über das vom ultravioletten Licht mit der Luftfeuchtigkeit gebildete *Ozon*.

Körpereigenes Hautfett ist der natürliche Selbstschutz unseres Körpers. Es bleibt problematisch, dieses Fett nach dem Abseifen durch hautverträgliche Cremes zu ersetzen. Nach Angaben der Hersteller sind zwar die heutzutage angebotenen Präparate frei von krebsfördernden Bestandteilen, zumindest bewirkt zu großzügige Verwendung allmähliche Entwöhnung von hauteigener Fettproduktion.

Eine Reihe alter Hausmittel kann durchaus zur Abwehr von Bakterien und Verbesserung unserer Hautfunktion beitragen und dabei die Nachteile alkalischer Seifen mindern. Etwa Kompressen mit wasserverdünntem Essig, Zitronensaft, herb-trockenem Rotwein oder Sauermolke bei akutem Sonnenbrand, Hautgeruch unter den Achseln und an den Füßen und Entzündungen in der Genitalgegend. Diese Säure-Aktivitäten vertragen sich allerdings schlecht mit der Passivmaßnahme von Fettcremes. Wir müssen uns entweder so oder so entscheiden, unsere Haut vielleicht einige Zeit testen und die Verwendung von Creme nach Möglichkeit auf das Gesicht beschränken.

Ungehemmtes Bakterienwachstum in der Mundhöhle hat oft schlechten Mundgeruch, Karies und Zahnfleischentzündung mit Neigung zu Parodontose im Gefolge. Zähneputzen und kräftiges Ausspülen der Mund- und Rachenhöhle, besonders seitlich unter der Zunge, beseitigt weitgehend Speisereste und damit den gefährlichsten Nährboden. Trotzdem ist während der langen Nachtzeit ein gewisses Bakterienwachstum unvermeidbar. Bevor diese Herde neue Nährsubstanzen erhalten, ist deshalb die Reinigung am Morgen mindestens ebenso wichtig.

Eine Bemerkung noch über die bei dem verhältnismäßig hohen Stand der Hygiene in Kulturländern glücklicherweise selten gewordenen, aber immer noch nicht ganz ausgestorbenen Erkrankungen durch die Hautparasiten Milben, Läuse und Flöhe. Vorbeugend gibt es auch heute noch nichts Besseres als regelmäßiges Reinhalten des Körpers, häufiges Wechseln und Lüften unserer Kleidung.

Umwelthygiene

Ziemlich spät, aber vielleicht gerade noch rechtzeitig, sind die in Staat und Gemeinden Verantwortlichen auf die galoppierend wachsende Gefahr einer weltweiten Verschmutzung unserer Umwelt aufmerksam geworden. In den Kulturländern existieren seit jüngster Zeit Ministerien für Umweltschutz und so etwas wie ein vorläufiger Bußgeldkatalog. Die bisherigen Gegenmaßnahmen reichen selbstredend bei weitem nicht aus.

Auf die vom einzelnen nicht beeinflußbaren Gefahren durch Rückstände aus Atomspaltung, Energieumsetzung in Industriebetrieben und Transportmitteln sowie Ableitung von Abwässern in Flüsse und Seen, Abgase an die Atemluft oder auch Lärmbelästigungen, können wir hier nicht näher eingehen. Einige akute Gefahren dürfen aber keinesfalls unerwähnt bleiben.

Wer zu den Glücklichen gehört, die ihren täglichen Spazierweg außerhalb der Stadtgrenzen nutzen, ist weniger davon betroffen. Die Mehrzahl der Stadtbewohner aber ist auf die Gehwege und Fahrbahnen in Ballungszentren angewiesen, sei es nur für die täglichen Einkäufe. Ein Flanieren auf städtischen Bürgersteigen ist heutzutage allerdings weit weniger erbaulich als Spazierengehen in Gottes freier Natur. In unserem früher so sauberen Gemeinwesen liegen Überreste von menschlichem Auswurf auf vielbegangenen Wegen so dicht an dicht, daß jemand, der die daraus resultierende Gefahr kennt, wie ein Storch im Salat von einem sauberen Fleckchen zum anderen stelzen muß. Ferner nähern wir uns mittlerweile bereits alle 50 bis 100 Meter einer Stelle mit zertretenem Hundekot.

Andere Bakterienherde lauern überall dort, wo Speisenreste und andere Abfälle hingeworfen wurden. Ratten, Mäuse, Fliegen und Ameisen können von Misthaufen, Auffüllplätzen und da und dort noch übriggebliebenen Offen-Klosetts Infektionskrankheiten über ungeschützte Nahrungsmittel an die Menschen tragen. Schließlich dürfen wir die Gefährlichkeit einiger Tierkrankheiten, besonders von Hunden, Katzen, Ratten und Wasservögeln, für uns Menschen nicht unterschätzen. Tausend Empfehlungen nützen weniger als baldige Rückkehr zu gut geübtem Reinlichkeitsempfinden.

Hygiene auf der Reise

Überall, wo viele Menschen zusammentreffen, ist die Gefahr der Krankheitsübertragung groß und die Notwendigkeit erhöhter Aufmerksamkeit folglich besonders wichtig. Den Toilettensitz in Hotels, Gaststätten oder öffentlichen Verkehrsmitteln sollten wir vor Gebrauch mit Papier abdecken. Während einer Reise berührt man möglichst nicht mit ungewaschenen Fingern die Mundgegend oder Eßwaren. Unvermeidbares Händeschütteln, Berühren von Türklinken und Wechselgeld erhöhen das Infektionsrisiko. Nach dem Besuch öffentlicher Bäder müssen wir die Füße, besonders zwischen den Zehnen, gut abtrocknen und noch einige Zeit belüften, bevor wir Schuhe anziehen. Flüsse und Seen sind nach Überschwemmungen zuweilen von Ratten besiedelt und dann nicht selten mit Erregern der gefährlichen Weilschen Krankheit infiziert. Über verletzte, ja sogar bereits über spröde und rissige Haut, über Mund und Nase gelangen die Krankheitskeime ins Blut. Niemand sollte deshalb in jedem Tümpel baden wollen. Etwaige offene Wunden schützen wir durch eng anliegende Pflaster, ferner müssen wir das Eindringen von Wasser in Mund und Nase vermeiden. Fettige Haut bietet dann einen besseren Schutz als trockene und spröde.

In Ländern mit sehr warmem Klima, im Hoch- und Spätsommer vorsichtshalber überall, ist Trinkwasser vor dem Genuß abzukochen. In Restaurants von Seuchengebieten verzichten wir besser auf Salate und sonstige kalt zubereitete Speisen. Für rohe Austern oder Muscheln wählt man nur erstklassige Restaurants, in denen hoher Umsatz stets frische Ware garantiert.

Bei Beachtung dieser hygienischen Tips braucht kein Tourist in fernen Urlaubsländern auf ungetrübte Erholung und Urlaubsfreuden zu verzichten.

Hygiene in der Küche

Ziemlich neu für unsere Generation sind sogenannte *chemische Lebensmittelvergiftungen.* Oft ist das Erkennen gar nicht leicht, aber immerhin sind sie mit etwa sechs Prozent Anteil eine ernste Gefahr und ein ziemlich teurer Preis für angebliche Zivilisationsfortschritte.

Die Zeit, in der jeder Mensch im sprichwörtlichen Gottvertrauen die von der paradiesischen Natur geschaffenen Früchte essen durfte, ist seit der Epoche unserer Großväter Vergangenheit. Apfelsorten aus damaligen Gärten hätten heute neben den modernen Neuzüchtungen, die ohne Chemie unmöglich gewesen wären, einfach keine Handelschance mehr. Hier hat der Mensch mittels seines Geistes gemäß seinem Schöpfungsauftrag *durchaus legal* in die Natur eingegriffen, aber eben leider mit verdrehten Wertmaßstäben. Dieser Teil *Schöpfungsgeschichte* stellt überdies erst einen Anfang dar. Der Mensch, in deren Mittelpunkt stehend, wird noch viele Fehler eingestehen und berichtigen müssen.

Der Verfasser fragte kürzlich einen Jäger, warum es in seinem

Revier so wenig Hasen gebe, wo diese früher doch fast einer Landplage glichen. Antwort: die empfindlichen Hasen vertrügen die neuzeitlichen chemischen Dünge- und Spritzmittel nicht mehr und gingen daran zugrunde. Ob dies exakt zutrifft? Nachdenklich macht die Auskunft in jedem Fall.

Wir wissen, wie sehr auch wir Menschen noch anfällig reagieren auf diese durchaus vermeid- und ersetzbaren Schadstoffe. Ob nachlebende Generationen sich an sie gewöhnen in den Stoffwechsel einbeziehen, abbauen oder ob unsere Chemiker neue körperverträglichere Wirkstoffe ersinnen? Gegenwärtig bewegen wir uns noch im Teufelskreis der widerstreitenden Kräfte, denn Schädlinge gewöhnen sich schneller an derlei Gifte und zeugen resistente Nachkommen. Das wiederum hat zur Folge, daß ständig wachsende Dosen zu deren Bekämpfung notwendig werden. Bis zum Ende des letzten Schöpfungstages, also bis zur restlosen Beherrschung unserer Welt, ist der Weg eben noch sehr weit. Bis dahin müssen wir Menschen begreifen lernen, daß, wer Weihnachten frische Erdbeeren oder Kopfsalat essen will, Ostern neue Kartoffeln und zuckersüße, makellos schorffreie Äpfel, keine optimale Naturreinheit mehr erwarten darf. Zum Zeitpunkt der letzten Korrektur dieses Buches existiert noch kein biologisches Spezialreinigungsmittel für die wirksame Beseitigung der vielfachen Giftrückstände auf Lebensmitteln. So bleibt uns nur das bloße Abwaschen zum wenigstens teilweisen Verringern gesundheitlicher Bedrohung. Gegen chemische Stoffe in unseren Speisen *helfen* lediglich Wissen über ihr Vorhandensein, Abstinenz oder wenigstens gezügelter Verzehr, um eine *vertretbare Dosis* nicht zu überschreiten.

Gemüse und Salate zum Frischverzehr befreien wir von daran haftenden Wurmeiern durch kurzes Einlegen in lauwarme einprozentige Kochsalzlösung und anschließendes Abwaschen der Blätter.

Zur Beseitigung etwaiger Krankheitskeime und Pilze von ungekocht zu genießendem Salat und Obst genügt fünfzehnminütiges Eintauchen in sechsprozentige Zitronensäurelösung oder einige Sekunden in kochendes Wasser.

Die gelbe oder rote Paraffinschicht von Edamer-Käse müssen wir restlos entfernen; Paraffin gehört nämlich zu den bisher als krebserregend ermittelten Stoffen. Desgleichen sind vollsynthetische und gewebehaltige künstliche Wursthäute sorgfältig, am besten vor dem Schneiden, abzupellen. Aus natürlicher Gelatine hergestellte Kunsthäute und Naturdärme gelten dagegen als unschädlich.

Einen eventuell übriggebliebenen Speiserest aus Konservendosen dürfen wir auf gar keinen Fall in offenen Büchsen aufbewahren. Auch Kondensmilch, die weniger korrosiv ist, nicht über drei Tage. An der Luft beginnt die Korrosion des Blechs sehr rasch und schafft vor allem bei sauren Lebensmitteln die Voraussetzung für Zinnvergiftungen. Zeigen Konservendosen gleich nach dem Öffnen an den Innenwänden farbliche Veränderungen, lagern sie bereits über die zulässige Frist hinaus oder der Innenlackschutz ist mangelhaft. Den Inhalt dürfen wir dann unter keinen Umständen mehr verwenden. Kunststoffbehältnisse sind ebenfalls bedenklich. Am sichersten, wenn auch vielleicht etwas teurer, bleiben Gläser und Glasflaschen.

Mikrobielle Lebensmittelvergiftung:

Weitaus bessere Erfolge erzielten die Fachleute beim Eindämmen durch Mikroben verursachter Lebensmittelvergiftungen. Industrielles Haltbarmachen steckte vor zwei Generationen noch im Entwicklungsstadium. Im Handel und in den Haushalten gab es kaum Kühlschänke oder -räume. Ein lückenloser Aufbau der Tiefkühlkette vom Erzeuger über den Handel zum Verbraucher steckte erst in der Planung. Staatliche Kontrollstellen, die auf eine hygienisch einwandfreie Erzeugung und Verarbeitung etwa von Milch achten, wurden erst wirksam möglich seit dem Entstehen von industriell ausgerichteten Großmolkereien und des Genossenschaftswesens. Schwer zu zählen sind die Opfer, vor allem unter Kindern, die sich früher über die Milch mit Tuberkulose infizierten. Tuberkulosefreier Viehbestand galt als Seltenheit. Heute dürfen wir die Seuchengefahr Rindertuberkulose praktisch vergessen. Gelangen vereinzelt Tuberkelerreger oder andere Krankheitskeime in die Milch, machen sie moderne Erhitzungsverfahren zuverlässig unschädlich, ohne daß der Naturwert dieses Grundnahrungsmittels nennenswert beeinträchtigt wird. Seuchen wie Pest, Aussatz, Cholera und Typhus verloren nach und nach ihre Schrecknisse. Infekte mit Trichinen oder Bandwurmfinnen nach dem Verzehr von rohem oder ungenügend gekochtem oder gebratenem Schweinefleisch sind sehr selten. Diese positive Entwicklung ist die Folge einer auf diesem Bereich intakten Zusammenarbeit von Lebensmittelüberwachungsämtern, Industrie und Handel.

Einen optimalen Hygienestatus besitzen wir freilich auch heute noch nicht. Neue Gefahren beschwor der sich stark ausweitende Tourismus in Erdteile mit unzureichenden hygienischen Voraussetzungen sowie ein zunehmender Import von Lebensmitteln aus diesen Gebieten.

Wurstvergiftung in ihrer klassischen Art wird durch das Bodenbakterium *Botulinus* ausgelöst. Daneben gibt es einige atypische ähnliche Formen. Durch Fäulniszersetzung von Eiweiß bilden die *anaeroben* – also nur unter Luftabschluß lebensfähigen – Bakteriengruppen das stärkste bekannte Gift überhaupt. Wir können davon ausgehen, daß Bakterien dieser Gruppe überall zwar existieren, aber immer nur dann gefährlich werden, wenn sie den ihnen gemäßen Nährboden, also Eiweiß mit entsprechendem Mindestgehalt an Wasser vorfinden und jegliche Luft- beziehungsweise Sauerstoffzufuhr ausbleibt. Gerade dieses Element, das für die Entwicklung der meisten Mikroorganismen für jedes höhere Lebewesen wichtigste Existenzvoraussetzung überhaupt bedeutet, wirkt tödlich für diese dem Menschen so gefährlichen Bakterien der Wurstvergiftung: *Sauerstoff*. Bakterien also eines ganz anderen biologischen Lebenskreises, die heimtückisch im Untergrund lauern. Die Tücke dieser Arten charakterisiert wohl am besten die Tatsache, daß sich selbst nach der Abtötung mittels Erhitzen einige Zeit später aus ihren Sporen wieder neue aktive Exemplare ausbilden. Aus dieser Fähigkeit leiten wir die Bezeichnung *Wurstvergiftung* her. Die beim Zerkleinern des Fleischs in den Wurstbrei gelangenden Bakterien töten wir beim üblichen Kochen der Frischwürste ab. Ihre Dauerformen überstehen indes dieses Erhitzen unbeschadet, bilden – nach zu langer oder mangelnd kühler Lagerung – neue, lebensfähige Stämme und diese lösen dann nach dem Verzehr der Wurst typische Erkrankungen aus. Bereits leichte Wurstvergiftungen führen zu Übelkeit und Durchfall. Mögen sie auch ohne Dauerschaden ausheilbar sein, lästig und schwächend sind sie allemal; mittlere oder schwere Infekte können bei gewissen Lähmungserscheinungen des Nervensystems akut lebensgefährlich werden und bei überstandener Erkrankung schwere Dauerschäden wichtiger Organe, besonders der Leber, nach sich ziehen.

So schauerlich sich dies liest, bei genauer Kenntnis der Entwicklungsbedingungen und Beachtung der erforderlichen Schutzmaßnahmen bleiben die täglich milliardenfach um uns herumwirbelnden Bakterien absolut machtlos.

An einem sauber abgeschnittenen, luftig aufgehängten Fleischstück, das kein Regal, keine Wand oder andere Fleischstücke berührt, finden diese Mikroorganismen keinen für ihre Existenz notwendigen Nährboden, denn die dem Sauerstoff der Luft ausgesetzten Außenflächen sind unangreifbar und ins Innere können sie nicht gelangen. Von dem Moment an aber, in dem wir einen Einschnitt vornähmen und ihn wieder zuklappten, entstünde mit Sicherheit in dieser von Luftzufuhr ausgeschlossenen Fleischspalte ein verderblicher Herd von Fäulnisbakterien. Je nach Feuchtigkeitsgehalt des Fleisches und je nach Raumtemperatur vermehren sich wenige in sechs bis acht Stunden bereits auf das Milliardenfache und durchsetzen das Fleischstück von innen heraus mit hochgiftigen Stoffwechselprodukten. Schon die Öffnung eines durch ein frisches Stück gestoßenen Fleischerhakens kann Ausgangsbasis solcher Faulstellen – *Nester* – werden. Weniger hingegen eine durch ein möglichst noch wasserarmes Haut- oder Fettstück gezogene luftdurchlässige Schnur. Auf einem Teller, auf Plastikfolie liegendes oder darin eingewickeltes, vielleicht zuvor noch gewaschenes, also im Feuchtigkeitsgehalt angereichertes Fleisch bildet an den auf- oder anliegenden Flächen rasch Nährboden für die Bakterien. Äußerlich an allen Seiten etwas angetrocknet und in trockenes, luftdurchlässiges Leinentuch gewickelt, verträgt ein Fleischstück wiederum unbeschadet längere Aufbewahrung. Hackfleisch, Gulasch oder Schnitzel dürfen deshalb auch erst unmittelbar vor dem Gebrauch gehackt oder geschnitten werden. Den Metzgereien ist das Anbieten von Hackfleisch oder Brät, das vom Vortage stammt, verboten; Gaststätten müssen es unmittelbar vor dem Verzehr selbst herstellen.

Fisch und Pilze verderben infolge ihres höheren Wassergehaltes noch rascher. Desgleichen sind wasserreiche und eiweißhaltige Fleisch- und Fischbrühen, Soßen und damit bereitete Sülzen, Salate und Pasteten nur kurzfristig haltbar.

Auch die Lagertemperaturen spielen eine wesentliche Rolle. Die für das Wachstum der meisten dieser Bakterien günstigste Temperatur liegt bei etwa 18–28 Grad Celsius. Bei dieser *Zimmertemperatur* ist Fleischbrühe nach durchschnittlich sechs bis zehn Stunden, zerschnittener oder luftdicht aufliegender, enthäuteter Fisch nach durchschnittlich zehn bis elf Stunden, sind Pilze sowie zerkleinertes und luftdicht aufliegendes Fleisch nach acht bis zwölf Stunden in die kritische Verderbphase gelangt. Von etwa zehn bis zwölf Stunden bei Weißwürsten schwankt die Zeitdauer bis zu einigen Tagen bei geräuchter Schinkenwurst und Wochen bei fettreicher Mettwurst; dabei ist der Wassergehalt mitbestimmend. Verschiedene Wurstsorten enthalten zudem bakterienhemmende, mit chemischen Konservierungsmitteln vergleichbare Zusätze. Über deren Zusammensetzung und Schädlichkeit kann allein der jeweilige Hersteller erschöpfende Auskunft geben . . .

Wollen wir völligen Wachstumsstillstand dieser Stämme erreichen, ist eine Tiefkühltemperatur von mindestens −18 Grad Celsius oder Heißhalten auf über +60 Grad Celsius erforderlich.

Es gibt noch eine weitere – über Darmausscheidungen und Schmutz in unsere Nahrung gelangende – Bakterienart, die besonders wärmeliebend ist und deren Sporen sich nach dem Erhitzen und damit dem Abtöten der Mutterkeime ungewöhnlich rasch wieder zu neuen aktiven Stämmen entwickeln: *Clostridium-Perfringens.* Ihr Wachstumsoptimum liegt bei Temperaturen von +43 Grad bis 47 Grad Celsius. Bei diesem Wärmeverhältnis beginnt die Verderbphase bereits nach zwei Stunden. Unter Zimmertemperatur bleibt hingegen die Vermehrungsgeschwindigkeit hinter der von Botulinusbakterien zurück. Um auch die Gefahr mit dieser Art auszuschließen, müssen wir die Abkühlungszeit gekochter Speisen zumindest auf Zimmertemperatur beschleunigen. Bei kleinen Mengen ist dies ziemlich leicht möglich, größere sollten wir zwecks schneller Abkühlung in ein *Wasserbad* oder auf kalten *Steinboden* stellen. Weil diese Bakterien besonders säure- und salzempfindlich sind, entstehen derlei Vergiftungen meist nach dem Genuß süßer Milch-Dessertcremes, die morgens tischfertig zubereitet und bis zum Verzehr nach dem Essen in der warmen Küche, vielleicht noch in Herdnähe oder auf der isolierten Kochplatte stehen bleiben. Folgen von Clostridium-Perfringens-Infektionen beschränken sich im Gegensatz zu den gefährlicheren Botulinus-Bakterien bei normal Widerstandsfähigen meist auf Durchfälle und Leibschmerzen mit gutartigem Verlauf.

Bekannt sind uns ferner ausgesprochen *kälteliebende Bakterien und Hefen,* die noch bei Gefriertemperaturen bis −15 Grad

Celsius, wenn auch ziemlich verlangsamt, Zerstörungen anrichten. Das Gefrierfach im Kühlschrank, mit dem wir meist nur etwa −5 Grad Celsius erreichen, kann deshalb keineswegs die Kühltruhe ersetzen.

Zu Beginn der erwähnten Verderbphasen können wir die gefährdeten Lebensmittel noch gefahrlos retten, indem wir die sich bildenden Bakterien durch Erhitzen auf Kochtemperatur abtöten. Auch die in diesem Anfangsstadium bereits entstehenden giftigen Stoffwechselprodukte werden durch Kochen weitgehend zerstört und damit für den Menschen unschädlich. Das Erhitzen muß indes so ausgiebig sein, daß auch bei festen Produkten, wie zum Beispiel Wurst- oder Hacksteak, die Kochtemperatur zum Innersten dringt. Während dies bei Fleischbrühe durch den begünstigten Wärmeaustausch der Strömung verhältnismäßig rasch erfolgt, müssen wir Würste, ihrer Dicke entsprechend, 20, 30 oder mehr Minuten auf Kochtemperatur halten. In einigen Literaturberichten wird zur sicheren Zerstörung der Bakteriengifte zwanzigminütiges Kochen selbst bei flüssigen Lebensmitteln als erforderlich bezeichnet.

Durch wiederholtes Erhitzen in den oben genannten Zeiträumen könnten wir eine Fleischbrühe auch ohne Kühlmöglichkeit, von Vitamin- und Fermentverlusten abgesehen, theoretisch auf nahezu unbegrenzte Zeit verzehrfähig halten. Das sei lediglich für die Aufbewahrung und Aufarbeitung von Resten gesagt.

Falls man die Lebensmittel vom Erreichen der Risikoschwelle und beginnenden Giftbildung an nicht noch einmal erhitzt, schreitet die Fäulniszersetzung zunehmend schneller voran. Beim Verzehr kann dabei jede Minute für das Ausmaß einer möglichen Vergiftung mit entscheidend sein.

Durch Kühlhalten verlängert sich die Entwicklungs- und Risikozeit. Zum Beispiel dürfte ein sofort nach dem Essen auf Kühlschranktemperatur heruntergekühlter und zugedeckter, im Kühlschrank für den nächsten Tag, also 24 Stunden aufbewahrter Soßen- oder Suppenrest nach nochmaligem Erhitzen eßbar sein.

Bei Küchentemperatur müßte dieser Rest hingegen in der Zwischenzeit noch mindestens zweimal erneut aufgekocht werden.

Bei Küchenprodukten, die sich schlecht zum Erhitzen eignen, wie zum Beispiel Kartoffel- oder Wurstsalat, ist deshalb besondere Vorsicht geboten.

Salz in effektivem Verhältnis zum Wassergehalt und vor allem Säuren, wie wir sie im Fruchtsaft, Wein, Essig oder in Sauermilch kennen, verhindern oder verlangsamen – je nach Konzentration – das Bakterienwachstum allgemein. Ein gut gesalzener, mit Essig, Zitrone oder saurer Sahne zubereiteter Kartoffelsalat kann deshalb, angemessen gekühlt, durchaus bis zum nächsten Tag bekömmlich sein. Auch frucht- oder quarkhaltigen Süßspeisen verhilft der Säureanteil bereits zu besserer Haltbarkeit. Wer die damit verbundene Gefahr richtig einzuschätzen weiß, wird im Zweifelsfall allerdings lieber Vorsicht und Verantwortungsbewußtsein vor übertriebene Sparsamkeit setzen.

Milchprodukte sind wegen ihres natürlichen Milchsäuregehalts nahezu ausnahmslos ungefährlich. Käse können wir beispielsweise bis zur ersten Abbaustufe des Milcheiweißes, also bis zur völligen Reife, nicht allein bedenkenlos essen, vielmehr wirken die in diesem Milieu gedeihenden sogenannten Milchsäure- und die Reifungsbakterien etwa der Rotschmiere-Käsesorten mit ihren Stoffwechselprodukten antagonistisch, das heißt feindlich gegenüber den für uns Menschen gefährlichen Fäulnisbakterien. Erst in der zweiten Zersetzungsstufe, wenn die Milchsäure abgebaut ist, könnten durchaus gefährliche Gifte entstehen; aber Milcherzeugnisse sind ja in diesem Stadium ohnedies aus geschmacklichen Gründen bereits ungenießbar geworden.

Schimmelhaltiger Käse, nach Art des Roquefort oder Camembert, dürfen wir auf keinen Fall mehr verwenden, wenn die edelschimmelbeimpften Flächen oder Zwischenräume feucht werden und bräunlich graue oder gar schwarze Stellen aufweisen. Giftig wird dann dabei nicht der Käse, sondern die sich zersetzenden Schimmelpilze sind es, ähnlich einem verdorbenen Pilzgericht. In verschiedenen Gegenden grillt man Camembert und ißt ihn als Spezialität. Abgesehen von dem etwas aufdringlichen Geruch bleibt mäßig überalterter Camembert dadurch noch genießbar.

Die Rotschmiere von Harzer-, Limburger-, Romadur- und Steinbuscherkäse besteht aus teilweise abgebautem Eiweiß, lebenden und abgestorbenen Reifungsbakterien, Schimmelpilzen und Hefen. Bei noch nicht überaltertem oder zu lange luftdicht verpackt gewesenem Käse sind sie keinesfalls gesundheitsbedenklich, ja wegen ihrem im Vergleich zum Käse höheren Anteil an wertvollen Bakterienstoffwechselprodukten sogar bei bestimmten Darminfektionen vorteilhaft. Aus ästhetischen und geschmacklichen Gründen ist es allerdings üblich, sie vor dem Verzehr abzuschaben.

Das Fleisch von Fischen verdirbt wegen seines hohen Wassergehalts rascher als das von auf dem Land lebenden Schlachttieren. Dabei sind fermentative Zersetzungsprozesse mit im Spiel. Räucherfisch ist länger, aber keineswegs so lange wie etwa Rauchfleisch haltbar. Roh zu genießende Muscheln und Austern sind nur in noch lebendem Zustand als frisch anzusehen.

Fleisch von Wildtieren hält sich wegen seines natürlichen Milchsäuregehaltes ungleich länger als das der bekannten Schlachttierarten.

Aufgetautes Gefrierfleisch verdirbt rascher, weil die Zellstruktur durch den Gefrierprozeß teilzerstört wird.

Sofern Hühnereier roh oder weichgekocht gegessen werden, sollen sie nie älter als 14 Tage sein und von einem gesunden Bestand stammen. Einigermaßen Verlaß ist auf die Schwimmprobe in kaltem Wasser: Schwimmende Eier müssen wir als verdorben bewerten. Besondere Vorsicht ist beim Verzehr von angebrüteten Eiern oder von solchen mit angesprungener Schale nötig. Enteneier, die oft salmonelleninfiziert sind, dürfen wir nur nach guter Erhitzung, beispielsweise in Backwaren verwenden.

Neben dem Eiweiß von Fleisch, Fisch und Eiern bildet besonders noch das der Pilze beim Verderb gefährliche Gifte. Man darf nur jüngere, madenfreie, als ungiftig bekannte Pilze genießen; nach dem ersten Frost sollen keine mehr gesammelt werden.

In sogenannten Vollkonserven sind durch Erhitzen auf circa 120 Grad Celsius außer den Bakterien auch ihre Dauerformen, die Sporen, abgetötet und deshalb ist das jeweilige Produkt haltbar. Die Verderbgefahr beginnt nach dem Öffnen etwa einer Dose. Auch Würstchen daraus sind ungleich länger genießbar, weil in ihrem Inneren ja keine lebenden Bakterien mehr existieren und die Haut nur allmählich über die sie umgebende verderbgefährdete Brühe angegriffen werden kann. Nicht jede Konservenbüchse ist indes eine Vollkonserve. Achten wir deshalb auf die Hinweise: »Durch Erhitzen haltbar gemacht«, »Vollkonserve« oder »sterilisiert«.

Vorzugsmilch verzehren wir, soweit sie bei Zimmertemperatur, also schnell in ungeöffneter Originalverpackung, sauer geworden ist und frisch säuerlich riecht, noch bedingt als Dickmilch. Sauer gewordene pasteurisierte Trinkmilch hingegen dürfen wir allenfalls für Backwaren oder gekochte Speisen verwenden. Leicht saure pasteurisierte Trinkmilch können wir nach kurzem Aufkochen wieder normal verwenden. Müßten wir beim Aufkochen ein Gerinnen befürchten, darf sie mit frischer Milch gemischt werden, bis sie das Erhitzen verträgt.

Vor stark verdorbenen Lebensmitteln warnt uns der sich verbreitende stark üble Geruch. Stinkende Eier, stinkiger Fisch, aufgeblähte – *bombierte* – Konservendosen, deren Deckelwölbung nach dem Eindrücken wieder hochkommt, oder schmierig gewordene Pilze wird selbst die nicht besonders vorgebildete Hausfrau wegwerfen. Bereits das Verzehren eines kleinen Häppchens könnte schon tödliche Folgen zeitigen. Die meisten durch Fäulnisbakterien verursachten Lebensmittelvergiftungen entstehen im Frühstadium der beginnenden Zersetzung, weil sie in manchen Gerichten wie Frikadellen oder Würsten oft von starken Gewürzen geschmacklich überlagert werden. Gerade für äußerlich noch einwandfreie, möglicherweise aber schon an die

Grenze zum Verderb gelangte Lebensmittel ist vorsorgliches Durchunddurcherhitzen, also Braten oder Kochen, auf jeden Fall geboten.

Salmonellose: Lebensmittelvergiftungen durch anaerobe Bodenbakterien gehen zwar infolge ständig verbesserter Verbraucheraufklärung weltweit zurück, neue Züchtungs- und Fütterungsmethoden fördern stattdessen jedoch die Zunahme jener bisher seltenen Infekte, an denen nicht nur Menschen erkranken können, wie bei Typhus, Paratyphus oder Ruhr, sondern alle Wirbeltiere. Die häufigsten dieser Krankheitserreger gehören zu den *Enteritis-Salmonellen.* Allein die bekanntgewordenen klinischen Fälle lassen uns ohne Berücksichtigung der Dunkelziffer in Mitteleuropa *Salmonellose* bereits häufiger als Botulismus annehmen.

Enteritis-Salmonellen müssen wir heutzutage im Fleisch der meisten Schlachttiere, besonders in Geflügel, Enteneiern und anderen Eiprodukten, vermuten. Zu Rohfleischspeisen, etwa Tatar, sollten wir unbedingt nur Rindfleisch am Stück kaufen und vor der Verarbeitung alle Außenseiten sorgfältig für eine anderweitige Verwendung abschneiden. Das so, abgesehen von einer verbleibenden geringen Wurmfinnen-Gefahr, absolut reine Innenfleisch läßt sich dann in einem sauberen, zuvor ausgekochten Kutter oder Fleischwolf zu der bekannten Delikatesse verarbeiten.

Zwecks Vermeidung von Schmierinfektionen infolge von Übertragungen auf andere Lebensmittel ist besonders bei Geflügel aus der Tiefkühltruhe zu beachten: beim Auftauen darf das abgelaufene Wasser nicht über den Küchentisch laufen, Einwickelfolie gehört sofort in die Mülltonne, nach Bearbeitung müssen die Hände – bevor ein Handtuch benützt wird – intensiv mit Seife und Bürste gereinigt sein.

Holztische und Hackklötze sind wegen der notwendigen Meidung von meist ebenfalls giftigen, antibakteriellen Reinigungsmitteln ein hygienisches Kümmernis. Wo außerdem Überbrühen unmöglich oder wenig sinnvoll ist, kann Überstreuen und Einreiben mit Kochsalz sofort nach Gebrauch wenigstens die Weitervermehrung stoppen.

Staphylococcus-Aureus-Vergiftung: Die dritte große Gruppe der mikrobiellen Lebensmittelvergiftungen basiert auf Verschleppung von bei Mensch und Tier eitererregenden Krankheitskeimen. Staphylokokken sind besonders häufig in allen entzündeten und eiternden Wunden sowie im Nasen-Rachenschleim enthalten. Direkt, über Taschentücher oder Hände gelangen die Keime auf Lebensmittel und vermehren sich dort rasch. In größerer Anzahl bilden sie ein wegen seiner hohen Hitzeresistenz besonders heimtückisches Gift. Damit infizierte Speisen behalten nach dem kurzen Erhitzen noch fast vollständig ihre Giftigkeit, selbst wenn die Keime restlos abgetötet sind. Nur eineinhalb- bis zweistündiges Braten oder Kochen reduziert das Gift etwa in infiziertem Fleisch auf ein vertretbares Maß.

Mit bloßen Händen angerichtete Torten, Salate und kalte Platten, lediglich kurz erhitzte, aufbewahrte Buletten und Pasteten können schon wenige Stunden nach dem Essen schwere Brechdurchfälle hinterlassen. Im Gegensatz zu vielen anderen Bakterienarten gedeihen Staphylokokken sogar in reichlich gesalzenen oder gezuckerten Speisen.

Schimmelvergiftung

Erst am Anfang der siebziger Jahre klärte die Forschung jene Gefahren, die von den aus tropischen Anbaugebieten eingeführten Lebens- und Futtermitteln mit Schimmelbefall herrühren. Allerdings vermögen nur wenige Schimmelpilze, und diese vorwiegend in feuchtheißem Tropenmilieu, krebs-, vor allem leberkrebsverursachende *Aflatoxine* und andere Pilz-Stoffwechselgifte

– *Mykotoxine* – zu erzeugen. Verordnungen und die Aufklärung der Industriebetriebe im In- und Ausland sorgten inzwischen für unseren Schutz. Wir, die Verbraucher, können ein übriges tun durch kritische Auswahl nur bester Handelsqualitäten und raschen Verbrauch aller Produkte, die leicht schimmeln. Das sind in erster Linie Erd- und Paranüsse, in zweiter Mandeln und andere Importnußarten. Auch bei Kaffee- und Kakaobohnenerzeugnissen sowie Getreide, Mais, Sojabohnen und tropischen Trockenfrüchten ist Achtsamkeit geboten. Durch einfaches Erhitzen wird leider nur ein kleiner Teil der Gifte unschädlich.

Gelegentliche Warnungen vor den in Mitteleuropa heimischen Schimmelarten auf Marmelade und Brot brauchen wir dagegen nur als Vorsorge zu verstehen. Bisher wurden bei diesbezüglichen Untersuchungen noch keine Pilzgifte gefunden. Die Entfernung älterer Schimmelrasen auf Brot und Marmeladen mit mehreren Zentimetern der darunterliegenden Schichten dürfte jedoch angesichts der schwerwiegenden Folgen nach dem Verzehr etwa dazwischengeratener giftiger Arten ratsam sein.

Schwierig ist das Erkennen von Schimmelgiften bei Nüssen. Nach der Präparierung oder Zerkleinerung kann der Schimmel nämlich oberflächlich entfernt, das giftbildende Schimmelmüzel aber unter die Oberfläche der Früchte eingedrungen sein. Die visuelle Prüfung hilft beschränkt. Stickiger oder gar schimmliger Geruch oder Geschmack sowie marmorierte Farbveränderungen bedeuten uns deshalb ein absolutes *Stopp* für ein Verzehren der Packungsinhalte.

Schimmelähnliche runzelige Kahmhaut auf Sauerkonserven, die bereits einige Zeit geöffnet sind, bieten keinen Grund zur Besorgnis für das Produkt. Alte Kahm- und andere Hefezellen können freilich selbst durch Bakterien verderben und dadurch giftig werden, würden wir sie zum Beispiel in rohem Sauerkraut mitessen.

Allgemeine Vorbeugung gegen bakterielle Lebensmittelvergiftungen

Die am Beginn dieses Abschnitts skizzierten allgemeinen Hygienerichtlinien und Grundprinzipien zur Verhütung von bakteriellen Lebensmittelvergiftungen – rechtzeitiges Abkochen, schnelles Abkühlen, Salzen, Säuern oder luftiges Lagern und vor allem Pflege der eigenen natürlichen Darmflora-Abwehrkraft – schützen uns wirksam im eigenen Haushaltsbereich. Durch Umsicht und Verzicht auf gefährdete Speisen, vor allem in hygienisch weniger fortschrittlichen Urlaubsländern sowie erhöhte Aufmerksamkeit in feuchtem, warmem Sommerklima können wir auch Ansteckungen und Vergiftungen über Gaststättenessen abwenden.

Küchenvorräte, vor allem Getreideprodukte, Hülsenfrüchte und Nüsse sollte jede Hausfrau lediglich für den kurzzeitigen Bedarf einkaufen und alsbald aufbrauchen; das erspart Ärger mit lästigen Mehlwürmern, Käfern und Schaben.

Konsequente Hygiene wird heutzutage vielfach als übertriebene Empfindlichkeit oder gar Hysterie abgetan. Bakterien mit bloßem Auge kann niemand sehen und für manche Menschen existiert einfach nicht, was für sie unsichtbar bleibt. Jeder muß ein Gespür dafür entwickeln, wo Ansteckungsherde entstehen und darf sich auf keinen Fall von Unbelehrbaren zu mangelnder Vorsicht verleiten lassen. Freilich kann es hundertmal gutgehen. Eine schwere Erkrankung bedeutet indes oft lebenslange Organschädigung; das sollten wir stets beherzigen.

Auch wenn mit den hier skizzierten häufigsten Ursachen bakterieller Lebensmittelintoxikationen bei weitem nicht alle zum Teil schwer klassifizierbaren Vergiftungsmöglichkeiten erfaßt sind, genügt diese Kenntnis der Ursachen und entsprechender Schutzmaßnahmen normalerweise zur Verhütung von derlei Vergiftungen im Alltag.

Das Erkennen und Erste Hilfe bei Lebensmittelvergiftungen

Typische Symptome für Lebensmittelvergiftungen sind: Unwohlsein, Brechreiz, Leibschmerzen, Durchfall, starke Blähungen, auch Fieber, Kopfschmerzen, Schwindel, Seh- und Atemstörungen, Beschleunigung des Pulses, mitunter mehrere dieser Anzeichen zur gleichen Zeit.

Die Symptome setzen, je nach Art der Infektion, von einer bis zu 24 Stunden und mehr nach dem Verzehr der verdorbenen Nahrung ein. Sofortiger ärztlicher Rat ist bereits beim Verdacht erforderlich. Durch frühzeitige Behandlung lassen sich bleibende Schäden eventuell noch verhindern. Bis zum Eintreffen des Arztes sollten wir für Erbrechen sorgen und möglichst ungesüßten Kamillen- oder anderen Tee trinken. Dem Tee kann eine geringe Menge Salz beigegeben sein. Das bekannte Hausmittel Milch gilt nur noch bedingt bei bereits einige Stunden zurückliegenden reinen Vergiftungen ohne Bakterienursache oder bei Säure- oder Laugenverätzungen; Sauermilch ist bei bakteriellen Durchfällen hilfreich, sofern der Magen sie verträgt.

KÜCHENTIPS FÜR DIE GESUNDHEITSBEWUSSTE HAUSFRAU

Wie wir bereits ermittelten, existiert kein Einzelnahrungsmittel, das alle lebenswichtigen Bestandteile enthält. Befreit von Werturteilsverirrungen, von Kalorien-, Cholesterin- oder Kohlenhydrat-Psychosen, überdies befreit von unbegründeten Ernährungszwängen bieten wir deshalb unserem selbstanfordernden Organismus ein möglichst breit gefächertes Spektrum naturnaher und optimal zubereiteter Speisen in einem unterschiedlichen Zeitraum zur Wahl an. So etwa täglich Vollgetreide- und Milchprodukte, alle zwei bis drei Tage Grüngemüse oder Salate, einmal wöchentlich Seefisch, Dorschleber und zweimal monatlich Milz oder Leber von Schlachttieren.
Beachten wir dabei folgendes:

- Bei Grüngemüse und Salaten sind die äußeren, noch nicht zu alten Blätter vitaminreicher als die von den Sonnenstrahlen unerreichten gelben oder die Blattrippen im Innern.
- Obst, Salate und Gemüse müssen wir, sobald sie abgeerntet sind, vor direkter Sonnenbestrahlung schützen, weil es sonst schneller zu lagerbedingten Vitaminverlusten kommt.
- Mineralstoff- und vitaminhaltiges Aufbewahrungs- und Kochwasser von Gemüsen oder geschälten Kartoffeln sowie das Einweichwasser von Hülsenfrüchten verwendet jede umsichtige Hausfrau für Suppen oder zum Ablöschen von Soßen. Das Kochwasser von angegrünten Kartoffeln enthält allerdings giftige Stoffe und ist dadurch unbrauchbar.
- Vorräte verwahren wir keinesfalls länger als rationell und mit Rücksicht auf Wertverlust vertretbar. Das gilt vor allem für Obst, Salate und Gemüse. Außer raffiniertem Zucker ist kein Nahrungsmittel über Jahre haltbar. Auch Dauergebäck – Knäckebrot, Zwieback – Teigwaren, Reis und Speiseöl soll-

ten wir höchstens auf ein halbes, Gemüse-, Fisch- und Fleischvollkonserven nicht über ein Jahr bevorraten.

- Unvermeidbare Zubereitungs-, Lagerungs- und Warmhaltewertverluste versuchen wir durch Frisch- und Rohkost, also Salate und Obst, auszugleichen.
- Die Keime von austreibenden Kartoffeln dürfen erst kurz vor dem Schälen entfernt werden, weil sich sonst vermehrt Giftstoffe bilden.
- In Lehrbüchern steht, daß die Kochverluste an Vitaminen und Mineralien bei Salzkartoffeln höher sind als bei Pellkartoffeln. Aber auch Pellkartoffeln verlieren wertvolle Inhaltsstoffe und weil das Wasser nicht mehr verwendbar ist, gehen sie verloren, während wir das Kochwasser von Salzkartoffeln für die nächste Suppe oder Soße verwenden. So besehen sind für den Privathaushalt hauchdünn geschälte Salzkartoffeln mitunter vorteilhafter.
- Gemüse, Obst und Fleisch dürfen wir auf keinen Fall in Kupfer-, Messing- oder Bronzetöpfen, Tee nicht in Eisengefäßen kochen. Das Kochen von Essiggurken wegen der Grünerhaltung in Kupferkesseln oder mit einem Kupferpfennig, läßt vitaminzerstörende, giftige Metalloxyde entstehen.
- Edelstahl und vorrangig Quarzglas sind als Materialien für Kochgeräte am besten geeignet, weniger günstig Email und Aluminium. Zinn dürfen wir zum kurzfristigen Aufbewahren kalter Speisen gerade noch akzeptieren. Zink hingegen kann zu schweren Vergiftungen führen. Zinkgefäße dürften ja auch kaum noch im Gebrauch sein. Für das Aufbewahren von Speiseresten eignen sich am besten Steingutbehältnisse. Ferner sollten wir langes Schlagen oder Rühren mit Metall- oder Kunststoffgeräten vermeiden wegen des dabei unvermeidlichen Materialabriebs. Greifen wir zurück auf seit frühen Menschheitsepochen bewährte Löffel aus Holz, ersetzen wir Kunststoff- lieber durch Glas- oder Porzellanschüsseln.
- Fügen wir Milch oder Sahne dem Spinat oder der Tomaten-

suppe zu, wird der giftige und kalkfressende freie Oxalsäureanteil dieser Gemüsearten unwirksam.

- Natürliche Gifte enthalten neben einigen Pilzen und den für Nahrungszwecke ohnedies ungeeigneten Giftpflanzen wie Eibe, Goldregen, Rhabarberblätter und viele andere mehr, insbesondere rohe Hülsenfrüchte, rohe Kartoffeln und Zwergholunderbeeren sowie Waldmeister, Muskatnuß, Bittermandeln und einige Kürbisarten. Ihre Verwendung erfordert Vorsicht und eine sorgsame Begrenzung der Menge.
- Langes Warmhalten von Blattgemüse, besonders von stark zerkleinertem, meist durch Stickstoffüberdüngung nitratreichem Blattspinat, Roten Beeten oder Karotten reduzieren den natürlichen Nitratgehalt bakteriell-fermentativ zu giftigem Nitrit. Aus dem gleichen Grund müssen wir auch vor allem in der Säuglingskost die besonders nitratreichen Blattstiele des Spinats entfernen.
- Das Kochen in Überdrucktöpfen bietet mehr Vor- als Nachteile. Durch den künstlich geschaffenen Dampfüberdruck erhöht sich die Kochtemperatur über die normale Grenze hinaus. Dafür ist jedoch eine kürzere Kochzeit vonnöten, es können keine Geschmackstoffe verlorengehen. An Bedeutung gewinnt möglicherweise wieder die gute alte Kochkiste, zumindest für Getreideerzeugnisse. Bei deren Verwendung müssen wir aber darauf achten, daß wir die Zeit des Garens nicht über das notwendige Maß hinaus ausdehnen. Die Töpfe sollen gut verschlossen und vor dem Anrichten ungeöffnet bleiben.
- Der Tontopf, auch *Römertopf* genannt, ist ebenfalls seit Jahrtausenden wegen der ausgeglichenen Wärme- und Feuchtigkeitsverhältnisse und dem natürlichen Material ein ideales Kochgefäß; Vorbehalte gegenüber den oft gepriesenen Kochbeuteln aus Kunststoff können wir indes noch nicht aufgeben. Erhitzbare Aluminiumbratenfolien und -beutel erachtet der Verfasser hingegen als weniger bedenklich.

– Allgemein ist langsames, schonendes Garen unter der Kochtemperaturgrenze günstiger als Kochen bei Wasserverdampfungs-Temperatur. Das Beschweren des Deckels mit zwei Ziegelsteinen und eine vorsichtige Regulierung der Heiztemperatur leiht einem gewöhnlichen Topf fast schon die Eigenschaften eines Dampfkochtopfs. Nebenbei kann das Mehrgewicht die Wärmeleitung zu einer Elektroplatte verbessern und die Anwärmzeit dadurch verkürzen. – Vorsicht vor Verbrennungen! –
– Fruchtsäfte und naturreiner Wein bilden zweifellos durch die physiologisch wertvollen Frucht-, Wein- und Gerbsäuren den Vitaminen und dem Traubenzucker eine wertvolle Ergänzung unserer Nahrung. Mengenmäßig zu hoher Verzehr von Fruchtsaft führt allerdings zu einseitiger Vitaminüberhäufung und Übersättigung, die das natürliche Verlangen nach Obst abstumpft. Die Säfte enthalten zudem nicht alle Bestandteile des für uns so wichtigen Obsts. Im Trester bleiben basische Mineralstoffe und andere Zellgerüstsubstanzen zurück. Mit dem Verhältnis von Vollkorn- zu Weißmehl sind auch Vollobst zu Saftauszügen vergleichbar. Oft erhalten wir Fruchtsäfte unnötig gezuckert. Ein Ausweichen auf ebenfalls überzuckerte Limonaden mit künstlicher Fruchtsäure und vielleicht sogar synthetisch hergestelltem Süßstoff wäre erst recht verfehlt. Zu den Mahlzeiten Suppe, das passende Getränk, Bier, Wein oder auch naturbelassener Fruchtsaft, *in mäßiger Menge,* dazwischen zur rechten Zeit Milch, Tee oder Wasser dekken unseren wechselnden Flüssigkeitsbedarf ausreichend.
– Mit dem zweifelhaften Wert von Süßstoff zur Überlistung des natürlich begründeten Süßigkeits- beziehungsweise Zuckerbedürfnisses haben wir uns bereits genügend beschäftigt. Wer im besonderen Fall trotzdem danach greift, muß beachten, daß Saccharin das Kochen nicht verträgt, mithin erst in die teilabgekühlte fertige Speise gegeben werden darf. Zucker kann niemand mit gutem Grund ablehnen; freilich sind beim

Raffinieren – wiederum mit Vollkornmehl und Vollobst vergleichbar – die Vitamine und Mineralstoffe, wenn auch weniger relevant, verloren gegangen. Viele gesundheitsbewußte Hausfrauen versuchen, ihn in möglichst vielen Süßspeisen mit braunem Rohzucker und vor allem dem überaus wertvollen Honig oder Malzextrakt zu ersetzen. Das ist Geschmackssache und wir wollen hier nur Anregungen zur Eigenerprobung geben:

- Honig in Tee oder Kaffee verdirbt für manchen das Aroma, in Tee mit Rum oder Zitrone ist er indes durchaus annehmbar. Rohzucker mögen echte Kenner des Tees sogar lieber, wenngleich sein Gesundheitswert kaum nennenswert über den des weißen reicht. Bei vielen Kuchenrezepten sind ein Drittel wenig geschmacksintensiver Blütenhonig und zwei Drittel Zucker gut zu verwenden. Desgleichen für selbstgekochte Marmeladen; dabei mischen wir den flüssigen Honig erst nach dem Erkalten unter. Honigmilch und Honigtee gehören zu uralten Hausrezepten gegen jegliche Krankheiten der Atmungsorgane. Früher allgemein bekannt, heute nur noch wenig beachtet ist ein fermentativ erzielbarer, erhöhter Abwehrfaktor gegenüber krankmachenden Bakterien und Darmparasiten durch Beigabe von etwas Honig in unerhitzte Milch. Honig allein ist stärkend für Herz, Nieren und Leber, er regt die Verdauung an. Wer zu übersäuertem Magen neigt, verträgt ihn schlechter. Honig enthält neben physiologisch wertvollen organischen Säuren, Mineralien und Vitaminen hitzeempfindliche Fermente. Zum Verflüssigen von kandiertem Honig in einem Warmwasserbad sollte deshalb die Temperatur unter 42 Grad Celsius bleiben.
- Der sehr gut verträgliche und vitalstoffreiche Malzextrakt eignet sich zum Süßen von Orangenmarmelade, Kakao und Kuchen.
- Saccharose, also üblicher Küchenzucker, wird beim Kochen mit sauren Lebensmitteln in seine Einfachzucker, Trauben-

und Fruchtzucker mit insgesamt etwas weniger Süßkraft teilweise gespalten. Wenn wir saure Früchte erst nach dem Kochen zuckern, bleibt die Süßkraft besser erhalten. Fruchtzukker hat geringfügig mehr Süßkraft als Küchenzucker; Traubenzucker und Malzextrakt besitzen etwa die Hälfte und Milchzucker nur etwa ein Viertel.

– Im Abschnitt *Eiweiß, Fett, Kohlenhydrate* haben wir bei Errechnung der empfohlenen optimalen Fettzusammenstellung einen bis an 50 % heranreichenden Anteil ungesättigter Fettsäuren angestrebt. Wenn wir beobachten, wieviel Butter-, Fleisch- und unvermeidbare Plattenfettanteile einerseits und die zur Erhöhung von ungesättigten Fettsäuren so wichtigen Öle andererseits im Monat durchschnittlich eingekauft werden, zeigen doch oft zumindest veraltet geführte Haushalte ein krasses Mißverhältnis zu Lasten der Öle. Außerdem verwenden Köche und Hausfrauen alter Schule zum Braten und Backen viel mehr Fett als sinnvoll und notwendig ist. Unser Bemühen gilt mithin dem Einsparen von Fett insgesamt sowie dem geschmacklich vertretbaren Austausch von Plattenfetten, Margarine, Butter oder Schmalz gegen Öle. Das eigentliche Ziel, nämlich den Anteil an ungesättigten Fettsäuren dabei zu erhöhen, wird umso leichter erreicht, je mehr die gewählten Öle davon enthalten. Beschränkt man sich zum Beispiel allein auf Distelöl oder besser auf eine Mischung aus Distel-, Lein-, Soja- und Getreidekeimöl, ist damit ein höherer Plattenfett- oder Schlachttierfettanteil ausgleichbar.

– Es ist ein weit verbreiteter Irrtum, daß zum Beispiel Röstkartoffeln besser mit Butter gebraten, Schnitzel oder Schmalzküchle gar nur in Butter oder Schweineschmalz gebacken werden können. Versuchen wir es einmal mit Öl; es muß keineswegs stets geschmacksneutrales sein. Denn wir betrachten es als eine gewisse Degenerationserscheinung, daß heutige Menschen den natürlichen und oft wunderbar delikaten Eigengeschmack von naturbelassenen Ölen störend oder unangenehm empfinden. Erinnern uns doch beispielsweise das wertvolle und geschmacksintensive Leinöl oder Weizenkeimöl an frisches Korn. Selbst süße Hefekuchen lassen sich gut mit Ölen backen, sobald wir uns an das Aroma gewöhnt haben. Wer freilich als Kind löffelweise Lebertran schlucken mußte, wird den manchmal leicht tranigen Leinöl-Nachgeschmack schwerer verwinden.

- Erhärtete Fettschichten auf kalt gewordenen Soßen oder Suppen lassen sich leicht mit einer Gabel abnehmen, flüssige Fette mit einem Rohr aus einem engen Gefäß abhebern.
- Statt Rahm verwenden wir lieber Milch zu Rahmsoßen oder Suppen. Milch mit Eigelb verrührt und in die bereits etwas abgekühlte Soße oder Suppe gequirlt, ergibt einen nahezu gleichwertigen Ersatz. Statt Butter-Mehlschwitze – Bechamelsoße – kann man Stärkemehl mit Milch kochen und ebenfalls mit Eigelb cremen.
- Kakaobutterhaltige Erzeugnisse wie Schokolade und Pralinen sollten wir durch Marzipan-Rohmasse und unvermischtes Nougat, noch besser durch naturbelassene Nüsse ersetzen. Dessert- und Trockenfrüchte dienen recht gut zur Sättigung des Süßigkeitsbedürfnisses. Fettreiche Torten schließlich können wir mit fettfreien Obstkuchen und Biskuitrouladen ersetzen.
- Gelbliche Sommerbutter und die aus reinen Weidegebieten enthalten einen höheren Anteil bevorzugter Fettsäuren als weiße Winter- und Niederungsbutter.
- Jede erfahrene Hausfrau weiß, daß, zur Vermeidung des Anbrennens, Fett in der Pfanne zuerst heiß sein muß, bevor sie die Kartoffeln oder Spiegeleier hineingibt. Das bedarf indes besonderer Umsicht. Wird das Fett nämlich zu heiß und beginnt es schon zu verdampfen, entstehen vitaminzerstörende und leberschädigende Peroxide. Überhitzte Frittierfette und alte oder ranzige Fette dürfen in der gesundheitsbewußten

Küche keinesfalls mehr Verwendung finden. Wir erkennen den Verderbnisgrad daran, daß solche Fette schon bei niedrigen Temperaturen rauchen und mitunter seifig-bitter schmecken.

– Fette, besonders Butter und Schlagsahne, werden bereits in Minuten oberflächlich ranzig, wenn Sonnenlicht oder künstliche UV-Strahlen darauf fallen. Dabei spalten sich einige Fettmoleküle in freie Fettsäuren und Glyzerin. Durch Erhitzen verflüchtigen die Fettsäuren und es entsteht ein wieder geschmacksneutrales, physiologisch freilich minderwertiges Schmalz.
– Ein Infrarotgrill, Mikrowellenherd oder spezialbeschichtete Crêpes-Pfannen und Gefäße ermöglichen den völligen Verzicht auf Fett als Trennschicht.
– Der Verfasser hat schon fünfzehn Jahre vor Veröffentlichung dieses Buches Behörden und Industriebetrieben den Vorschlag unterbreitet, eine fettreduzierte Teebutter mit etwas höherem Eiweißgehalt, die aber darüber hinaus unverfälscht wie normale Butter – also ohne Konservierungsmittel – bleibt, auf den Markt zu bringen. Die verkürzte Haltbarkeit wäre bei unserer hochentwickelten Molkereitechnik und moderner Frischdienstkette vertretbar. Diese nur als Brotaufstrich geeignete Butter würde frischer und leichter schmekken und wegen des niedrigeren Preises einen größeren Abnehmerkreis erschließen. Der Vorschlag stieß auf Ablehnung und zwar mit der Begründung, damit erhöhe sich der eingelagerte Butterüberschuß nur noch weiter. Inzwischen griff dann die Margarineindustrie diese Anregung auf; in Nachahmung einer fettreduzierten Margarinesorte entstand *Milchhalbfett*, das mit 39 bis 41 % Fett, Binde- und Konservierungsmitteln kein reines Naturprodukt mehr ist und beim besten Wohlwollen keine Empfehlung verdient.
– Ähnlich verhält es sich mit einem unter typisch zeitgemäßer Psychose künstlich hergestellten *Kaffeerahmersatz*. Ein Ver-

kaufsversuch im Milchland Schweiz erschien aussichtslos, weil das Produkt den dortigen strengen Deklarierungsvorschriften entsprechend korrekt bezeichnet werden sollte: *Kaffeeaufheller aus Glukose, Pflanzenfett, Natrium, Caseinat, Dinatriumphosphat, Emulgator, Stabilisator, Aroma, Antiklumpmittel, Antioxydanz, Lebensmittelfarbe und Surrogat.* Erst in einem Rechtsstreit wurde dem Hersteller vom ernährungswissenschaftlich unerfahrenen Richter die Aufzählung aller Bestandteile erlassen. Nun, wer auf derlei Ersatzgemische verfällt, den müssen wir wegen seines mangelhaften Naturempfindens bedauern.

- Zur weiteren Fettmengen-Normalisierung können für kalte Platten statt fettreicher Streich- und Kochwurst mehr fettarme Fleischwaren wie Geflügelbrust, Kalbfleischsülze oder kalter Braten dienen.
- Gepökelte Fleischwaren enthalten Nitrit. Durch Grillen oder Braten, vor allem am offenen Feuer, entsteht zusätzlich das krebserzeugende *Benzpyren.*
- Zum Herstellen einer Fleischbrühe sind die auch für die Sulzbereitung verwendeten Bestandteile, Kalbsknochen und -haxen, Kalbskopf, Schweinsfüße und -ohren sowie Knorpel, Sehnen, Haut und Fleisch junger Tiere, wegen ihres hohen Gehaltes an quellfähigem Eiweiß – *Kollagen* – eine empfehlenswerte Zugabe; die Brühe wird leicht verdaulich und deshalb für schwache und magenempfindliche Menschen geeignet. Im Hinblick auf ausgewogene essentielle Aminosäuren ist Kollagen allerdings den Milch-, Blut- und Muskeleiweißarten unterlegen und bedarf der Ergänzung. Rindfleischbrühen hingegen enthalten wenig verwertbares Eiweiß, dafür allerdings begehrte Geschmacksstoffe, leider aber auch nicht immer erwünschte Purine. Beigegebene Extrakte aus frischem Gartengrün, Petersilie, Schnittlauch und Zwiebeln, gelben Rüben, Tomaten und Sellerie verringern die damit verbundene Verschlackung.

– Es gibt Menschen, die nicht splitternde Knorpelteile etwa von zartem Geflügel mit den Zähnen zermalmen und genießen. Das ist natürlich keinesfalls jedermanns Sache, aber derjenige, der es tut, ergänzt seine Mineralstoffe beträchtlich, denn Knochen und Knorpel sind die mineralstoffreichsten Gewebe überhaupt.
– Durch Einlegen in Essiglake werden zähe Haut- und Sehnenbestandteile, besonders im Fleisch alter Tiere, durch Quellung und Auflockerung der Bindegewebestruktur zarter; ferner begünstigt diese Vorbereitung beim anschließenden Kochen den Verleimungsprozeß.
– Heringe und Sardellen, die zwecks Einsparung von Konservierungsmitteln stark gesäuert oder gesalzen sind, können wir durch ein- bis zweistündiges Wässern verträglicher machen.
– Der Verbrauch von Brot ging in den letzten 150 Jahren um mehr als die Hälfte zurück; in Deutschland sogar um fast zwei Drittel. Zudem verlangen die Verbraucher in allen Industrieländern mehr und mehr weiße und graue Feinbrotsorten. In vielen Haushalten ist Vollkornbrot, das allein den vollen Vitamin-, Mineralstoff- und Rohfaseranteil enthält, so gut wie unbekannt. Vielfach bevorzugt man dort außerdem geschliffenen, polierten Reis und aus Weißmehl hergestellte Teigwaren. Dieses Verhalten ist zweifellos der gravierendste Ernährungsfehler unserer Zeit. Wie soll unter diesen Umständen ein heranwachsender Organismus natürliche Nährstoffanalysen entwickeln und speichern? Die *dynamisch-periodische* Ernährung basiert auf zwei Tages-Mahlzeiten. Unabdingbar ist mindestens eine Brot- beziehungsweise Vollgetreidemahlzeit. Vollkornbrot, Haferflocken oder andere Vollgetreideprodukte gelten neben Gemüse, Salaten und Milch als die wichtigsten sogenannten Schutznahrungsmittel zur Abwehr ernährungsbedingter Zivilisationskrankheiten. Auch Knäkkebrot ist meist ein Vollgetreideerzeugnis. Die wichtigen Inhaltsstoffe dieser Produktgruppe ergänzen wertvolle *Neben-*

leistungen; etwa den dabei unabwendbaren Zwang zum Kauen und Einspeicheln. Daran müssen wir vor allem unsere Kinder gewöhnen. Eigentlich bleibt unverständlich, warum Nachmittagscafés immer nur Kuchen, nie Vollkornbrot mit Butter und Honig oder Marmelade anbieten. Gewiß würde der eine oder andere Gast davon Gebrauch machen und so entstünde allmählich ein zusätzlicher Kundenkreis.

- Die *Gesellschaft für naturgesteuerte Lebensweise* sendet auf Anforderung Bezugsnachweise für Anleitungen hausgebackener Brotsorten, Vollkornteigwaren und anderer über den Handel schwer oder selten in wünschenswerter Reinheit erhältliche ergänzende Waren. Dies soll ein Beitrag dazu sein, ein traditionsreiches Hauswerk als ein unserer Gesundheit dienendes Hobby zu erhalten.
- *Demeter*-Erzeugnisse werden zuverlässig ohne synthetisch hergestellte Mineraldünger gewonnen. Die Begriffe *organisch* und *biologisch* stehen für organische Düngung und biologischen Pflanzenschutz.
- *Steinmetz*-Erzeugnisse sind aus gewaschenem und enthülstem Korn hergestellt. Wichtig ist dabei der Waschvorgang, er beseitigt ein Gutteil Schadstoffe und Ablagerungen von Luftverschmutzung.
- *Schlüter*-Brot enthält durch Rösten leichter verdauliche, besonders fein gemahlene Kleie. Damit entspricht diese Spezialität wertmäßig einem guten Vollkornbrot, ist aber bekömmlicher, mit weniger kräftigen Zähnen gut eßbar und aromatisch. Es ist also das ideale Fein-Vollkornbrot etwa für ältere Menschen.
- Einen höheren Kleieanteil haben auch *Graham*- und spezielle Knäckebrotsorten.
- Altbackenes Brot ist, vor allem bei ungenügendem Kauen, verträglicher. Es wird übrigens, falls dies aus geschmacklichen Gründen erwünscht ist, durch kurzes Aufbacken wieder frisch und knusprig.

- Die Typenbezeichnung bei Mehlen gibt den Mineralstoffgehalt je nach Ausmahlungsgrad an. Weizenweißmehl Type 405 enthält auf 100 Gramm Trockensubstanz nur noch 405 mg Aschebestandteile, Weizenbackschrot den vollen Wert von 1700 mg.
- Neben Brot gehört Milch zu den Grundnahrungsmitteln zivilisierter Länder. Ein halber Liter, süß oder in Form von Sauer-, Schweden- oder Buttermilch sichert uns unter anderem den täglichen Kalkbedarf und eine funktionsfähige Darmflora. Das Eiweiß der Milch ist dem von Fleisch, Fisch oder Ei nahezu ebenbürtig.
- Ein Zusatz kohlensäurehaltigen Wassers oder Alkohols läßt Milcheiweiß im Magen feinflockiger gerinnen und erhöht dadurch die Verträglichkeit. Das nutzten früher Patienten mit zehrenden Krankheiten, Rekonvaleszenten und Magersüchtige. Umgekehrt mindert Milch die nachteilige Wirkung von anregenden oder berauschenden Genußmitteln und Giften.
- *Vorzugsmilch*, naturbelassene Rohmilch also, stammt von sorgsam überwachten Vorzugsmilch-Höfen.
- Einige Tage haltbare Frischmilch, Wochen bis Monate haltbare H-Milch und etwa ein Jahr haltbare sterilisierte Milchprodukte wurden ohne Zusätze, allein durch spezielle Erhitzungsverfahren zu Vorratswaren. Pasteurisierung erhitzt sie auf 85 Grad Celsius, Uperisierung auf 140 Grad und Sterilisierung auf 130 Grad Celsius. Beeinträchtigt werden dadurch lediglich einige weniger wichtige Fermente und in geringem Maße die Kalkverwertbarkeit. Insgesamt verbleibt ein hochwertiges und in der Zusammensetzung ausgeglichenes Grundnahrungsmittel. Wer freilich Vorzugsmilch erwerben kann, sollte sich vom geringen Mehrpreis keinesfalls abschrecken lassen.
- Der bei höher erhitzter Milch feststellbare *Kochgeschmack* entsteht durch Teil-Karamelisierung des Milchzuckers und ist bei Verwendung im Kaffee sogar erwünscht.

– Außer der Vorzugsmilch laufen alle Milchprodukte durch eine Reinigungs-Zentrifuge; sie scheidet schwebende Schmutzteile, abgestorbene Leukozyten und ähnliches aus. Ferner wird auf diese Weise länger haltbare Milch zur Vermeidung des schnellen Aufrahmens, Verbesserung des Geschmacks und der Verdaulichkeit homogenisiert, das heißt, man zerkleinert die Fettkügelchen mechanisch und verteilt sie besser. Homogenisierte Milch mit nur dreieinhalb Prozent Fettgehalt schmeckt ähnlich rahmig wie Vorzugsmilch mit über vier Prozent.
– Im Hinblick auf eine mögliche Gesundheitsgefährdung durch homogenisierte Milch standen jüngst in einigen Zeitungen erschreckende Berichte. Vermutlich sind alle die Folge der Fehl-Interpretation des Forschungsergebnisses eines angesehenen amerikanischen Herzspezialisten. Er stellte fest, das wegen der Homogenisierung leichter resorbierfähige Fett wirke zusammen mit dem in Rohmilch vorkommenden Schardingerschen Enzym gefäßschädigend. Ohne untersucht zu haben, ob unsinnigerweise irgendwo in der Welt Rohmilch homogenisiert wird, dürfen wir klarstellen, daß man zumindest in Mitteleuropa nur durch Erhitzen länger haltbar gemachte Milch entsprechend behandelt. Erhitzen inaktiviert aber das schädliche Enzym. Im übrigen erfolgt auch bei der Verdauung eine ähnliche Fettzerkleinerung.
– Kondensiert – *evaporiert* – nennt man eine sterilisierte Milch, die überdies durch Verdampfung eines Wasseranteils konzentrierter ist. Gezuckerte Kondensmilch ist lediglich pasteurisiert, weil der hohe Zuckeranteil jegliches Bakterienwachstum unterbindet.
– Älteren Menschen fällt oft auf, daß heutzutage pasteurisierte Frischmilch wesentlich länger haltbar bleibt als früher und dann im Kühlschrank oft nicht sauer, sondern bitter-käsig wird. Das ist überwiegend die Folge der stark verbesserten Verpackungstechnik und nicht etwa der Homogenisierung

oder gar, wie oft vermutet wird, irgendwelcher Zusätze und leider nicht völlig auszuschließender, aus der Fütterung stammender Antibiotika-Rückstände. In der Molkerei werden Spuren derartiger Hemmstoffe indes so stark verdünnt, daß sie schließlich kaum noch wirken. Außer Milch-Mischgetränken, Fruchtjoghurt, Milchhalbfett und Schmelzkäse enthält kein Milchprodukt Fremdzusätze.

– Die Fettstufenangabe bei Käse legte eine Generation fest, die dem Fett und vor allem Milchfett noch einen höheren Stellenwert zuerkannte. Aus diesem Grund hat sie nicht die absolute Fettangabe eingeführt, sondern den Fettanteil in der wasserfreien Trockenmasse. 45 % i. T. heißt bei Käse: 45 Prozent in der Trockenmasse. Die unterschiedliche Trockenmasse ist also mitbestimmend für den absoluten Fettgehalt. So ist beispielsweise das Gesamtfett von:

Naturemmentaler =	30 % im ∅
45 % Edamer =	25 % im ∅
45 % Camembert =	22 % im ∅
45 % Weichschmelzkäse =	18 % im ∅
45 % Frischkäse =	16 % im ∅

Vergleichen wir Käse mit Wurstsorten, die teilweise über 50 % absolutes Fett enthalten, so sind daneben selbst Vollfett- (45 % Fett i. T.) mit 16 bis 25 % oder Rahmkäse (50 % i. T.) mit 18 bis 28 % absolutem Fettgehalt bei weitem nicht so fettreich, wie Laien oft annehmen.

Die Reifung von Käse ist ein bakteriologischer und teilweise fermentativer Abbauprozeß. Das Eiweiß wird in einfachere und leichter verdauliche Moleküle gespalten. Am weitesten und schnellsten geschieht der Abbau von Eiweiß in rotschmierehaltigen Weichkäsesorten, die dadurch erst ihren charakteristischen Geschmack erhalten. Bei Hartkäse, etwa Emmentaler, findet außerdem eine geringfügige Fettspaltung statt, die ebenfalls geschmacksbildend wirkt. Wenn aus dem in solcher Weise lebenden, infolge von zu langer, zu kühler oder zu verpackungsbedingt sauerstoffarmer Reifezeit ein teilweise toter Käse wird, entsteht ein stickiger, muffiger Geruch und Geschmack.

– Schmelzkäse verändert sich durch das Pasteurisieren nur noch langsam auf fermentativem Wege und bedarf keiner besonderen Lagerbedingungen.
– Hart- und Schnittkäse gehören in den Kühlschrank, aber nicht zu nahe ans Gefrierfach. Emmentaler schwitzt in der Wärme Fetttröpfchen aus. Schnell reifende Weichkäse – *Limburger, Romadur, Camembert* – brauchen mäßige Wärme etwa bis zur unteren Zimmertemperatur, freilich bleibt die Haltbarkeit dann nur gering.
– Halbfeste Schimmelkäse vom Typ Roquefort verwahren wir im Kühlschrank; Weichschimmelkäse vom Typ Gorgonzola und dem bereits erwähnten Camembert besser in Wärme, es sei denn, der Reifungsprozeß ist schon zu weit fortgeschritten und wir können ihn trotzdem nicht kurzfristig verzehren. Überalterter Schimmelkäse entwickelt durch die Pilzzersetzung Gifte. Leicht überaltert bleibt er nach erfolgter Erhitzung noch genußfähig.
– Leberempfindliche Menschen vertragen echten Kräuter-Naturkäse schlecht.
– Beim Fabrizieren von Schmelzkäse*zubereitung* – wir müssen sie vom einfachen Schmelzkäse unterscheiden – gibt man die bei der Naturkäseherstellung abfließende physiologisch wertvolle Molke in pulverisierter Form wieder zu. Dadurch wird die *Zubereitung* gegenüber *Naturkäse* und einfachem *Schmelzkäse* zu einem Vollwert-Milchprodukt.
– In vielen Ländern beschließen Käse und Brot traditionsgemäß jedes gute warme Essen. In Deutschland beginnt sich diese sättigende und ausgleichende Ergänzung nur allmählich durchzusetzen.

- Rohes Eiklar enthält einen Überschuß von – *Biotin*-zerstörendem Gegenvitamin – *Avidin.* Das zum Vitamin-B-Komplex zählende Biotin – auch als Vitamin H bezeichnet – können wir deshalb in einem roh genossenen Ei nicht auswerten. Leichtes Kochen macht jedoch bereits das Avidin unwirksam. Frische Hühnereier sollen wir deshalb möglichst nicht roh verzehren. Hart gekocht sind sie freilich schwer verdaulich. Für unseren Körper am besten verwertbar sind sie deshalb in der Weise weichgekocht, wenn das Eigelb noch fast roh und das Eiweiß schon leicht ausgeflockt in gallertartigem *weißen* Zustand sind. Eine relativ einfache Methode ist, die Eier nur in kochend heißes, bereits vom Feuer genommenes Wasser zu legen. Es soll die Eier etwa einen Zentimeter überdecken. Sinnvollerweise darf der Topf dann nicht auf kalten Stein- oder Metallunterlagen stehen. Eine Eieruhr ist überflüssig, denn das Eiweiß gerinnt nur bei Temperaturen über 73 Grad Celsius fest und zwischen etwa 60 und 73 Grad nur leicht ausflockend. Die Wassertemperatur sinkt wegen der noch kalten Eier ziemlich rasch in den gewünschten mittleren Wärmebereich. Das Ei kann deshalb noch länger im Wasser liegen bleiben. Fünf bis acht Minuten dauert es mindestens, bis das Eigelb durchwärmt ist. Sollte das Eiklar noch glasig sein, muß das nächste Mal etwas mehr Wasser genommen oder der Topf zugedeckt werden, dann bleibt die höhere Temperatur länger erhalten. Es bleibt Gefühls- oder besser Erfahrungssache, welche Wassermenge für die Anzahl und Größe der Eier gerade richtig ist.
- Keineswegs allein aus Sparsamkeit verwendeten unsere Urgroßmütter beim Bereiten von Rühreiern und Omeletten bis zu einem Drittel Milch. Solchermaßen untergeschlagene Milch lockert die Eiweißstruktur auf und erleichert die Verdauung.
- Von der Art des Zubereitens hängen auch Bekömmlichkeit und Genußwert des *Kaffees* ab. Wegen dem niedrigeren Ge-

halt von Röstreizstoffen geben wir aufgebrühtem Filterkaffee den Vorzug vor ungefiltertem und gedämpftem Kaffee vor aufgebrühtem.

- Tee, das weltweit – außer unter anderem in Mittel- und Süddeutschland – am meisten genossene Warmgetränk, enthält in den fermentierten Blättern mehr Koffein – oder richtig gesagt: chemisch mit Koffein identisches *Theïn* – als Kaffee. Bei angemessener Zubereitung und entsprechend geringer verwendeter Menge weist fertiger Tee, beim Vergleich mit Kaffee jedoch nur etwa ein Viertel so viel Koffein auf. Dessen teilweise Bindung an Gerbsäure verteilt außerdem die anregende Wirkung über längere Zeit. Gerbstoffe im Tee wirken beruhigend auf Nerven, Magen- und Darmschleimhäute. So ist sorgsam zubereiteter Tee anregend, aber keineswegs aufregend. Unsere einheimischen Tees sind frei von Koffein; Mate stellt diesbezüglich eine Zwischenstufe dar.
- Nachteilig ist reichlicher Genuß von Tee lediglich bei gleichzeitigem Verzehr eisenhaltiger Nahrungsmittel wegen der geminderten Resorption von Eisen. Ein Zusatz von frischem Zitronensaft kann dies indes ausgleichen. Nur deshalb Zitrone in den Tee zu träufeln, erscheint aber wenig sinnvoll, weil wir ohnedies die eisenhaltigen Nahrungsmittel kaum zur Teezeit essen.
- Der fermentierte *schwarze* Tee wirkt anregender als zum Beispiel der in Japan bevorzugte unfermentierte *grüne.*
- In fernöstlichen Ländern ist das Teebereiten eine rituelle Handlung mit mystisch meditativem Charakter; speziell dafür ausgebildete Teemeister besorgen sie in feierlicher Zusammenkunft.Für unseren Hausgebrauch sollten wir folgende Regeln beachten:

  Zunächst müssen wir die überholte Empfehlung, einen gehäuften Teelöffel pro Tasse nur zwei bis drei Minuten ziehen zu lassen, vergessen. Theïn wird zwar bereits in den ersten zwei bis drei Minuten nahezu vollständig herausgelöst und ein solcher Tee regt kaffeeähnlich stark an; das entspricht aber bestimmt nicht der Art des feineren Teegetränks. Die beruhigenden, geschmackgebenden Gerbstoffe und Spurenelemente lösen sich über eine Zeitdauer von etwa 10 Minuten, noch besser 20 bis sogar 30 Minuten bei gleichbleibender Wassertemperatur um 65 Grad Celsius. Nehmen wir also weniger und lassen wir den Aufguß bei niedriger Temperatur länger ziehen, dann besitzen wir ein Getränk, das weniger aufputschend, dafür jedoch bekömmlicher und geschmacksintensiver ist. Der leicht herb-bittere Aroma-Anteil ist durchaus wünschenswert. Allerdings gibt es Teesorten, die nach längerem Ziehenlassen widerlich-bitter schmecken und leider sind die meisten Mischungen mit derlei Sorten verschnitten. Wer einen blumig-lieblichen, nicht bitteren Spitzentee nach der bekömmlichen Zubereitungsempfehlung möchte, verlange ihn in führenden Feinkost- oder Orientgeschäften *unvermischt* als Darjeeling, Ceylon oder Assam bester Qualität. Achten müssen wir auf die Qualitätsangabe *Orange-Pekoe* – Blattspitzen und Blütenknospen – oder die gleichfalls noch gute Qualität *Pekoe.* Verzichten wir nach Möglichkeit auf die bequemen Portionsbeutel.Für Tee ohne Zusätze eignen sich vor allem *Darjeeling* oder *Ceylon.* Für Rum-, Zitronen- oder Milchergänzung die etwas herberen Sorten *Assam* oder gute *ostfriesische* und *englische Mischungen.* Für die Zubereitung ist auch die Qualität des Wassers wichtig. Wer mehr darüber wissen will, erfährt es von auf diesem Fachgebiet meist noch kundigen Händlern oder über die bereits erwähnte Fördergesellschaft.

– Graubrauner Oberflächenfilm, Ablagerungen an Töpfen oder Thermosflaschen und eine dunkle Färbung des Tees – aus mineralischen Verbindungen – entsteht nur bei hartem und von den Leitungen verunreinigtem Wasser. Die Verwertung der Spurenelemente wird dadurch vermindert, der Geschmack allerdings kaum beeinflußt. Aber auch bei hartem

Wasser bleiben derlei Erscheinungen fast ganz aus, wenn wir die zuvor empfohlene Langzeit-Temperatur von 65 Grad Celsius einhalten. Empfehlenswert sind thermostat-geregelte Gefäße möglichst aus Quarzglas oder Edelstahl.

– An Ernährungsphysiologen wird hin und wieder die Frage gerichtet, was man zur Vorbeugung gegen einen Kater nach feucht-fröhlichen Parties tun könne. Ganz gewiß ungeeignet ist Kaffee. Er wirkt zwar momentan aufmunternd, über Stunden aber säurebildend und läßt infolge seiner gefäßerweiternden Wirkung erst recht negative Stoffwechselreaktionen erwarten. Ein Kater oder Katzenjammer beginnt gewöhnlich acht bis zehn Stunden nach einer Alkoholvergiftung. Alkohol in Überdosis bindet den überwiegenden Teil des Blutsauerstoffes und stört die Vitamin- und Hormonversorgung. Die Folge ist ein Umschwenken auf sauerstofffreien Energie-Stoffwechsel mit einer daraus resultierenden Gewebeübersäuerung. Dabei sind Herz, Leber und Milz in Mitleidenschaft gezogen und das teilgelähmte Nervensystem bringt physisch und psychisch alles derart durcheinander, daß ein totaler Stoffwechselzusammenbruch unausbleiblich ist. Wer trotz dieser Warnungen auf mißbräuchlich hohe Dosen Alkohol nicht verzichten will, kann vorbeugend nur wenig dagegen tun. Empfohlen seien leicht verdauliche, basenüberschüssige Kohlenhydrat-Nahrungsmittel. Ferner sollten die Betroffenen für reichliche Kochsalzreserven sorgen und an Vitamine C und B_1 denken: Kartoffelsuppe also, Edelkastanien, einheimische Tees mit Milch und einer Prise Salz, Orangen, Mandarinen, frische Luft und vorsorglich eine Schüssel nebens Bett. Das Erwachen dürfte dennoch oft überaus unangenehm sein. Wer das Schlimmste überstanden hat und beginnt, den mit kaltem Trinkwasser oder Mineralsprudel geschonten Magen langsam wieder arbeiten zu lassen, dem beschert eine Haferflockensuppe mit dem notwendigen Vitamin B_1-, Wasser- und Salzgehalt spürbare Erleichterung. Wenn der Magen nicht mehr revoltiert, stellt eine Portion Bircher-Müsli als nächste Stufe die körperliche Leistungsfähigkeit am schnellsten wieder her. Später folgen leicht verdauliche Eiweißnahrungsmittel wie Weich- oder Schmelzkäse, die dem vernachlässigten Muskelgewebe neues Aufbaumaterial zur Verfügung stellen. Auch wenn der Betroffene sich möglicherweise schon bald wieder wohl fühlt, muß er berücksichtigen, daß die Magenschleimhäute mindestens drei Tage Erholung brauchen, bis sie erneut voll funktionsfähig sind. Jede Alkoholvergiftung beeinträchtigt außerdem zumindest für einige Zeit die Funktion der Leber und des Zentralnervensystems.

– In den leeren Magen dürfen unter keinen Umständen konzentrierte Süßigkeiten, süße oder saure Getränke oder sogenannte *harte* Drinks – Schnaps – sowie extrem kalte oder heiße Speisen und Getränke.
– Als letzten Küchentip noch eine immer gültige, sogenannte Bauernregel: »Man soll keinen Schnellzug hinter einem Güterzug herfahren lassen«. Auf die Speisenfolge angewandt heißt dies: Niemand soll schwer verdauliche Speisen voraus und leicht verdauliche danach verzehren; Suppe zum Beispiel löffeln wir vorab, das wegen seines Gehalts an unverdaulichem Pektin schwer verdauliche Obst genießen wir stets zum Abschluß. Im dritten Teil dieses Buches greifen wir das Thema im Abschnitt Rohkost noch einmal auf.

Zum vernünftigen Verzehren unserer Speisen gehört schon ein bißchen Verständnis und Einfühlungsvermögen für unsere ziemlich komplizierten Organe, die ja alles was wir essen für die Erhaltung unserer Leistungsfähigkeit und Gesundheit verwerten müssen. Entspannung nach etwaigem Ärger oder Streß, innere Einstellung und Vorbereitung auf das Essen, Gewöhnung an ausgiebiges Kauen, die Einstimmung zum Erkennen, wann der Körper genug hat, sind weitere wichtige Gründe dafür, unsere Hauptmahlzeit nach der täglichen Arbeit einzunehmen. Beginnen wir gemütlich mit einer Tasse Tee in einem möglichst bequemen Sessel und netter Umgebung.

Der Sessel soll zwar zur besseren Entspannung verhelfen, jedoch nicht zum Liegen verleiten. Auch von der Körperhaltung ist die Bekömmlichkeit abhängig. Im Magen erfolgt eine Schichtung etwa in der Weise, daß stets die neu zugeführte Nahrung in die Mitte gelangt. Flüssigkeiten leitet unser Magen an der Seite rascher durch als feste Nahrung. Schließlich ist das Speisen wegen der im Magen sich bildenden und ansammelnden Gase in aufrechter Körperhaltung bekömmlicher. Wir müssen besonders bei Kranken darauf achten, daß sie, soweit es ihr Zustand erlaubt, zum Essen nicht liegen, sondern aufrecht sitzen oder wenigstens nur leicht nach hinten gelehnt.

III

Sondererernährung

SPEZIELLE GRUNDKOSTFORMEN UND DIÄTTHERAPIE

Vorbeugen ist besser als Heilen, Fitneßtraining besser als spätere Heilgymnastik und Gesunderhaltung durch optimale Dauerkost besser als begangene Ernährungssünden in Heilkuren abbüßen müssen. Denn Heilkuren sind immer einseitig. Dies ist das typische Unterscheidungsmerkmal zwischen einer vorbeugenden vielseitigen Gesundheitsvollkost und einer auf spezifische Organschäden ausgerichtete Heil-, Schon- oder Ausgleichsdiät.

Daran erkennen wir auch die klare berufliche Trennungslinie zwischen allgemeiner Ernährungsberatung *Prophylaxe* und Diätetikern bzw. allgemeinen Heilberufen *Therapie.* Ein sinnvolles Zusammenspiel ist von der gegenseitigen Respektierung dieser Spezialisten um unser körperliches Wohlbefinden abhängig. So wie der Zahnarzt an den Kieferchirurgen und der Internist an den Orthopäden überweist oder der Chirurg den Anästhesisten zuzieht, so müßte zur sinnvollen Ernährungsprophylaxe und -therapie in Klinik und Praxis ein ständiger Wissens- und Erfahrungsaustausch zwischen Arzt und Ernährungsberater stattfinden. Dazu gilt es jedoch erst einen großen Nachholbedarf bezüglich des Wissens in der praktischen Ernährungs-Erziehung, -Beratung und -Betreuung aufzuholen. Die Ernährungswissenschaft ist hinsichtlich systematischer Grundlagenforschung noch relativ jung und deshalb steckt unsere in engem Kontakt zu ihr stehende Ernährungsberatung erst in der Entwicklungsphase. Eigentlich sollten wir annehmen, daß mindestens ebenso viele freie Ernährungsberater in einem Ort parktizieren wie etwa Masseure und daß sie zur Erleichterung des Bürgers in Telefonbüchern ähnlich übersichtlich aufgeführt seien wie Ärzte.

Derweil gibt es in vielen kleineren und mittleren Städten überhaupt noch keine qualifizierten Ernährungsberater und notgedrungen muß der Arzt als Nothelfer für allgemeine Ernährungsempfehlungen einspringen, vorausgesetzt, daß ihn jemand darum bittet. Meist nämlich suchen wir den Arzt nur bei offenbaren Erkrankungen auf. Den Ernährungsberater oder die Ernährungsberaterin sollte in erster Linie der noch oder wieder Gesunde konsultieren. Auch in diesem Buch können wir nur Kostformen näher betrachten, die für organisch Gesunde passend oder im Hausgebrauch parktikabel sind, als Ersatz gewissermaßen für fehlende individuelle Beratungsmöglichkeiten.

Lediglich zur anschaulichen Abgrenzung und weil dabei im Hausgebrauch so viel ohne sachkundige Anleitung probiert wird, darf hier ein kurzer Überblick der Krankendiät folgen. Wir wollen jedoch klar feststellen, daß bei jeder erst beginnenden spezifischen Erkrankung und für deren Früherkennung bis zur vielleicht noch erforderlichen Nachsorge allein der Arzt zuständig ist. Er wiederum kann je nach Diagnose delegieren oder Diätpläne vom Fachberater anfordern.

Bestimmt ließen sich von unseren Ärzten manche Krankheiten ernährungstherapeutisch natürlicher, besser und nachhaltiger behandeln als *nur* pharmakologisch, wenn vor allem frei praktizierende Mediziner das Wissen qualifizierter Ernährungs- oder Diät-Fachassistenten für ihre Therapiepläne nutzen würden.

Warum in der Bundesrepublik Deutschland bis jetzt keine exakte Trennung zwischen der *Ernährungsphysiologie* und der *Medizin* zustandekam, liegt an der herkömmlichen Struktur. Fast die gesamte mit Problemen unserer Gesundheit zusammenhängende Forschung wird bei uns finanziell vorwiegend von der Industrie ermöglicht. Folglich kann sie ihre Interessen leichter über die Medizin realisieren, zumal die Forschungsmöglichkeiten im Labor begrenzt sind und fast alle speziell für die Erforschung des Stoffwechsels erforderlichen Versuchsreihen in Kliniken durchgeführt werden müssen.

Die Darstellung einseitiger, populärer Grundkostformen und Krankendiäten erfolgt hier absichtlich neutral mit nur wenigen

Anmerkungen. Jede bewährte Kurform läßt sich indes auch *dynamisch-periodisch* durchführen. In dem Ergänzungsband zu diesem Basisbuch *»Dynamisch-periodischer Küchenfahrplan«* bringen wir ausführlicher praktische Hinweise für populäre, praktikable Kuren mit Speiseplänen und Rezepten. Dies dürfte dazu verhelfen, Natursteuerung nicht isoliert, etwa als eine in sich geschlossene Kurart zu sehen, sondern als Grundauffassung für unseren gesamten Stoffwechsel. Wenn wir uns einmal dafür entschieden haben, steht uns frei, positive Erfahrungen bewährter Praktiken ergänzend zu nützen.

Die zuvor ausgesprochene Warnung vor Einseitigkeit bezieht sich auf falsche Anwendung, auf Zwangsbeschränkungen oder -bevorzugungen ohne therapeutische Notwendigkeit.

Eine Bitte noch an alle individuellen Diätberater: Lassen wir die Natur sprechen! – Forschen wir bei den Patienten, was ihr Körper braucht, indem wir ihnen gedanklich verschiedene Speisengruppen des Diätplans vor Augen führen. – Fragen wir zum Beispiel, wie es mit frischem Apfelbrei oder geschabten Äpfeln wäre, mit Birnenkompott oder Orangen. Dann nach einigen Gemüsesuppen oder Gemüsegerichten. – Beobachten wir die Reaktion und gehen wir nach Möglichkeit darauf ein.

Spezielle Grundkostformen

Die Mehrzahl der Menschen entwickelt eine starke Neigung zu allem, was außergewöhnlich ist. So fällt es keineswegs schwer, für irgendeine Theorie Anhänger zu gewinnen. Und je extremer sie ist, desto fanatischer wird sie vertreten. Primär aus diesem Grund wurde manche zufällig bekanntgewordene Diätform grundlos zur Dauerernährung empfohlen.

Einseitige Nahrung setzt das Vorhandensein gewisser Vitamin- und Mineralstoffreserven voraus. Solche besitzt jeder gesunde

Mensch. Einige sind vor allem bei Erwachsenen oft schon nach wenigen Wochen erschöpft. Durch Einnahme wichtiger Ergänzungsstoffe läßt sich die Reserve strecken, aber man kann auf keinen Fall auf dieser Basis eine ideale Dauer-Ernährung schaffen. Bei gezielter Krankendiät nehmen wir bewußt die Nachteile unumgänglicher Einseitigkeit in Kauf.

Wer sich für eine einseitige Kostform entschließt, muß zuvor gut abwägen, ob er keine verbesserte Vollkost zumindest zur Grundlage seiner Dauerernährung machen sollte. Dabei kann er lediglich die eine Nahrungsmittelgruppe – etwa Milch – schwerpunktmäßig bevorzugen und die andere, zum Beispiel den Verzehr von Fleisch – wohlüberlegt einschränken; ferner einzelne Gruppen *dynamisch-periodisch* kurzzeitig betonen und danach zeitlich begrenzt aussetzen. Solche Mangelphasen sind neben den Tagesperioden des Zweimahlzeiten-Prinzips ausreichend impulskräftig und auch noch für manchen Organgeschädigten verträglich. Auf diese Weise ist Einseitigkeit noch umgehbar.

Vegetabile Kost

Für die Beschaffenheit unseres Verdauungsapparates sind entwicklungsgeschichtlich drei Ernährungsphasen erkannt worden. Der rein pflanzlichen folgten vorwiegend tierische Nahrung aus Jagd und Fischfang und schließlich seit der Entwicklung des Ackerbaus Gemischtkost mit einem höheren Anteil pflanzlicher Bestandteile. In jüngster Zeit ist bei zunehmendem Wohlstand und überwiegend sitzender Ausübung der Berufe wieder ein Ansteigen des Verzehrs tierischer Produkte erkennbar.

Unsere Organe stellten sich im Wandel der Anforderungen auf eine gleichrangige Mischkost ein. Im Abschnitt »Darmflora« erörterten wir einen sehr wesentlichen Nachteil überwiegender Fleischnahrung. Im Abschnitt *»Eiweiß-Fett-Kohlenhydrate-Nährstoffträgersubstanz«* wurde sowohl der Nachteil überhöhter Eiweißkost, wie auch die Notwendigkeit eines essentiellen Minimums an tierischer Nahrung begründet. Milcheiweiß oder besser Ei und Milch können infolge ihrer wesensmäßigen Bestandteile das Fleischeiweiß durchaus ersetzen. Eine Speisenfolge ohne jeglichen tierischen Nahrungsanteil ist dagegen einseitig und führt wegen kaum ausreichender Versorgung an essentiellen Eiweißbausteinen unausweichlich zu äußerlich mehr oder weniger deutlich erkennbaren Entwicklungsstörungen. Auch im Hinblick auf die Versorung mit Vitamin B-12 und Eisen entstehen oft Probleme. Dementsprechend unterscheiden wir:

1. »Streng vegetabile Kost«.
   Rein pflanzliche Speisen ohne Fleisch, Fisch, Ei und Milch, sind in unserem sonnenarmen Mitteleuropa als Dauerernährungsform ungeeignet und nur verantwortbar bei spezifischen Organschäden als Krankendiät für begrenzte Zeit.
2. »Rein laktovegetabile Kost«.
   In der Speisenfolge sind im Gegensatz zur streng vegetabilen alle Milchprodukte zugelassen. Diese Ernährung ist zwar keineswegs optimal, aber als Dauerform möglich.
3. »Ovo-laktovegetabile Kost«.
   Dies ist mit über 95 % Anteil die am stärksten verbreitete Form vegetabiler Ernährung. Erlaubt sind alle Milchprodukte und Eier. Gestrichen vom Speisenzettel wurden Fleisch von Schlachttieren, Wild und Fisch, also Lebensmittel, die man durch das Töten von Tieren beschafft. Ablehnung des Verzehrs getöteter Tiere aus ethischen oder religiösen Gründen war für die meisten Vegetarier denn auch das entscheidende Motiv für die Wahl dieser Kostformen.

Zur Eiweißergänzung dienen Hülsenfrüchte, Getreideerzeugnisse und Nüsse.

Rohkost

Es gibt keinen logischen Grund, unseren Verdauungsapparat durch eine Rückkehr zu urzeitlichen Ernährungsgewohnheiten unverhältnismäßig zu überfordern. Jedoch müssen wir andererseits der degenerativen Verlagerung auf stetig verfeinerte, leichter verdauliche und mitunter unsinnig verkochte, in »moderner« Weise denaturierte Zivilisationskost rechtzeitig Einhalt gebieten. Sonst könnten wir nämlich unsere Fähigkeit, die in naturbelassener Kost eingeschlossenen Nährwertbestandteile ausreichend herauszufiltern, unversehens einbüßen. Unser mechanischer Verdauungsaufwand im Darmtrakt benötigt – mehr noch als die Drüsen – ständige Trainingsbelastung.

Die Koppelung roher und vegetabiler Speisen ist eine verhältnismäßig häufig bevorzugte Kostform, bei der dieses Training bis an die Grenze der Belastbarkeit gesteigert wird.

Klammern wir auch hier wieder spezifisch diätetische Erfordernisse aus und beschränken uns auf summarisches Aufzählen der Vor- und Nachteile des Rohkost-Nahrungsanteils. Hauptvorteil ist zweifellos das schon erwähnte Anforderungstraining der Verdauungsorgane, vor allem unserer Darmmuskulatur und der Schleimhäute. Stuhlverstopfung als Folge chronischer Darmträgheit kann so bestmöglich verhindert, bestehender sogar günstig entgegengewirkt werden. Beim Kochen teilweise zerstörte Vitamine – *C, B 1, Riboflavin, Niacin* – und für unseren Stoffwechsel freilich weniger wichtige Fremd-Fermente bleiben erhalten. Ferner kommt es beim Kochen zu Wertigkeitsverlusten bei einigen Eiweißbausteinen. Schließlich verleitet uns Rohkost weniger als eine leichter verdauliche gekochte Speise dazu, über den natürlichen Hunger zu essen.

Diesen Vorteilen stehen einige Nachteile gegenüber. Erschwert ist die Verwertung der im Rohzustand kaum erschließbaren zellinneren Nahrungsbestandteile. Wenn wir bedenken, daß unser Organismus aus gekochten Speisen bis zum Fünffachen mehr Stärke energiemäßig verwertet, wissen wir, warum der Körper eines aktiven Sportlers aus Rohkost allein unmöglich seinen vollen Energiebedarf decken kann. Schonendes Dämpfen oder Kochen erleichtert für uns die Aufschließbarkeit der Zellwände, das Lösen der für uns Menschen unverdaulichen zellverbindenden Pektine. Neben der bereits erwähnten Stärke erhöht Kochen oder Dämpfen die Verdaulichkeit weiterer Nahrungsstoffe: Stärke mittels Quellung und Eiweiß durch teilweises Aufschließen und Lockern der Gewebestruktur; neben Vitaminverlusten steigt sogar das Resorptionsvermögen für einige andere Vitamine und Mineralien.

Schließlich enthalten verschiedene pflanzliche Nahrungsmittel natürliche Gifte, die wir während des Kochens zerstören oder unwirksam machen: In gekeimten, unreifen oder grünen, rohen Kartoffeln *Solanin,* ein Gift der Nachtschattengewächse. Unterschiedlich giftig sind – je nach Sorte – ungekochte Bohnen, Kichererbsen und Zwergholunderbeeren. Vitaminschädigende Enzyme nannten wir am Beispiel des rohen Hühnereiklar in den *Küchentips für die gesundheitsbewußte Hausfrau.*

Wer über Rohkost spricht, meint vor allem die vegetabile. Lediglich der Vollständigkeit halber wollen wir hier aber auch Fisch, Fleisch à la Tatar und rohe Milch – Vorzugsmilch – erwähnen. Ernährungsphysiologisch gesehen, ist ihr Verzehr wegen der voll erhalten gebliebenen Fermente und anderer Wirkstoffe mäßig vorteilhaft. Die im vorigen Buchteil behandelten hygienischen Aspekte, insbesondere bei rohem Fleisch, blieben hier allerdings außer acht.

Diese Kriterien ließen Rohkost, besonders die vegetabile, zeitweise zu der meistdiskutierten Sonderernährungsform werden. Durchaus kompetente Ernährungswissenschaftler aus allen Weltteilen priesen pflanzliche Rohkost als die dem Menschen allein gemäße Nahrung. Dafür nannten sie unter anderem folgende überzeugende, schwer widerlegbare Gründe:

- Wir Menschen besitzen noch immer die gleichen Verdauungsorgane wie menschenähnliche Affen, die sich ja wie die Urmenschen von rohen Früchten und Pflanzen ernähren.
- Der berühmte Arzt Rudolf Virchow erforschte, daß unmittelbar nach dem Verzehr gekochter Speisen sich die weißen Blutkörperchen – Leukozyten – im Blut weit stärker ver-

mehren als nach dem Essen von Rohkost. Weil eine Vermehrung auch dann stattfindet, wenn Krankheitskeime oder sonstige Fremdkörper in den menschlichen Organismus eindringen, gegen die sich der Körper wehren muß, folgerte man, Kochkost wirke im Gegensatz zu der rohen in gleicher Weise körperfremd wie zum Beispiel jedwede Krankheitserreger.

Bei intensiverem Überdenken dieser Argumente gelangen wir vor allem für die zweite Folgerung zu einer anderen Erklärung:

Die Reaktion unseres Körpers ist nämlich als ein Zeichen sofort einsetzender Verdauungstätigkeit durchaus normal. Warum sie nach dem Verspeisen gekochter Kost schneller und stärker als bei roher beginnt, beruht wahrscheinlich allein auf folgendem Faktum: Kochen schließt die Nahrungsbestandteile derart weit auf, daß die Erzeugung von Verdauungssäften sofort nach dem Essen einsetzen kann, wogegen es bei Rohkost mitunter Stunden dauert, bis die in den unverdaulichen Zellwänden eingeschlossenen Nahrungsbestandteile herausgelöst sind. Auch bei Schwerarbeit oder Sporttraining erhöht sich ja der Leukozytengehalt unseres Blutes signifikant.

Die Diskussionen dürften noch lange währen, zumal gut begründete geisteswissenschaftliche Aspekte etwa bei der Anthroposophie oder bei Mazdaznan, weiter wirken und in Richtung vegetabile Rohkost zielende Empfehlungen mit heutzutage so populären Namen wie Are Waerland, Maximilian Oskar Bircher-Benner und Werner Kollath verbunden sind.

Trennkost

Zu den auf Dauer geeigneten Ernährungsformen zählt die *Haysche Trennkost.* Sie hat den entscheidenden Vorteil, daß sie keine Verbote natürlich erzeugter und belassener Nahrungsmittel kennt. Abwechslungsweise werden nach Inhaltstabelle lediglich mal kohlenhydrat-, mal eiweißhaltige Speisen ausgesetzt.

Ihre unbestreitbaren Erfolge sind allerdings ganz sicher keineswegs eine Folge der von einem amerikanischen Arzt vor etwa

60 Jahren vermuteten Unverträglichkeit von Kohlenhydraten und Eiweiß *innerhalb* einer Mahlzeit. Diese Theorie konnte denn auch noch niemand wissenschaftlich begründen. Vielmehr führt die Trennung unversehens zu den gleichen Wirkungen wie die *dynamisch-periodische* Ernährung, lediglich in versetzter Folge. Durch wechselweisen Verzicht auf einen Hauptnahrungsstoff entsteht ein ähnlicher Mangelreiz wie bei der *dynamisch-periodischen* Ernährung, freilich begrenzt auf Grundnahrungssubstanzen.

Diese wirksamen Impulse lassen sich durch Kombination beider Systeme, des Hayschen und des *dynamisch-periodischen,* beträchtlich verstärken. Etwas schwieriger bleibt dabei allerdings, der unverzichtbaren Forderung auf naturgesteuerte Befriedigung des Mangels zu entsprechen; deshalb eignet sich die kombinierte Anwendung mehr für Kurhotels.

Diättherapie

Viel differenzierter als die soeben betrachteten Formen von Dauerernährung sind die ausschließlich therapeutisch angewandten von *Sonderkost.* Ihre Bezeichnungen sind jeweils von dem zu behandelnden Organ abgeleitet: *Magen-, Darm-, Leber-, Bauchspeicheldrüsen-* und *Nierendiät,* oder von einer spezifischen Krankheit, etwa bei *Diabetes* – mit konstantem Kohlenhydratanteil, *Zöliakie* – glutenfrei –, *Basedow* – joulesreich –, *AEK-Diät* nach Möller – basenreich –, verschiedene auf *Allergien* eingestellte – etwa milcheiweißfrei – oder aufgrund unspezifischer, also nicht einheitlich bestimmbarer Funktionsfehler, kochsalzfreie beziehungsweise natriumarme Kost bei *Bluthochdruck, Wassersucht,* purinfreie bei *Gicht,* cholesterinarme, aktivfettsäurereiche bei *Gefäßablagerungen* oder ballaststoffreiche bei *chronischer Verdauungsschwäche.*

Auch die *Milch-Obst-Fasten-, Durst-* oder *Mastkuren* lassen sich hier einordnen. Nahezu unbegrenzt sind überdies klinische Differenzierungsmöglichkeiten für diagnostische Zwecke bei Allergien und anderen Organstörungen.

Je nach Art der zu behandelnden Erkrankung handelt es sich um *Schon-, Reduktions-, Ergänzungs-* oder *Ausgleichskost* in Kurz- oder Langzeittherapie.

Großen Raum der vorwiegend im Hausgebrauch durchgeführten kurzzeitigen nehmen die *Milch-, Obst-* oder *Gemüse-Obst-Saftkuren* ein: teils in Monoform als *Trauben-, Apfel-, Bananenkur* – teils in Multiform oder kombiniert als *Obst-* oder *Milch-Obsttage.*

Bei über drei Tage hinausreichender Anwendungszeit ergänzt man die Diät außerdem mit Edelkastanien, Nüssen, Kartoffeln, Getreideflocken und – wenn keine strenge Kochsalzbeschränkung verordnet ist – auch mit Knäckebrot. Bei der Verarbeitung wird die unterschiedliche Verträglichkeit vor allem von Obst und dessen Auszügen berücksichtigt.

Viele unter festen Begriffen bekannt gewordene Diätformen leiten wir von dieser Gruppe ab. Ärzte verordnen vielfach reine Obstkuren unterstützend zur Kochsalzverminderung beziehungsweise Entwässerung, zur Basenregulierung und Entschlackung bei Gicht, Allergien, Diabetes sowie Leber-, Nieren- und Kreislauferkrankungen; Milch- oder damit kombinierte Kuren dienen vor allem zur Erneuerung der Darmflora. Ein Teil der Milch wird gesäuert und eventuell unter Bevorzugung von fettarmen Zubereitungen gegeben. Leider kamen Molkekuren mit den Restmilchbestandteilen Milchzucker, Mineralien und Wasser, wohl aus geschmacklichen Gründen, außer Mode.

Eine wohltuende Beigabe zu allen Milchkuren sind Rotschmiere-Weichkäse, also Limburger, Romadur oder Harzer, sowie Schmelzkäsezubereitungen. Das gegenüber weißer Milch teilabgebaute und leichter verdauliche Milcheiweiß fügt sich besonders gut ein.

Derartige Kuren bewirken eine ausgeprägte Reinigung unseres Darms und eine Ansiedlung von Milchsäurebakterien fast in Reinzucht.

Besondere Erwähnung gebührt an dieser Stelle der populär gewordenen *Mayr-Kur.* Einige Wochen nur Milch und abgelagerte weiße Brötchen, besonders gut gekaut, haben einen stark organschonenden Effekt. Die Reinigung des Darms wird durch tägliche Unterleibsmassage zusätzlich gefördert.

Während der Kur fühlt sich jeder durch Schonkost und Entschlackung entlastet und wohl. Umso wichtiger ist die anschließende Nachkur mit langsamer Wiedergewöhnung an normale Belastung.

Bedingt empfehlenswert sind diese Kurzzeitkuren zur Umstellung auf eine mit Milch, Obst, Honig, Vollgetreide und Nüssen verbesserte *Dauer-Mischkost,* zum Beispiel gegen chronische Darmträgheit.

Innerhalb der *dynamisch-periodischen* Ernährungsweise ist etwa einmal monatlich ein Milch-Haferflocken-, Milch-Obst- oder Obst-Knäckebrottag zur Verstärkung des täglichen Mangelimpulses durchaus vertretbar, wenngleich nicht unbedingt vonnöten.

Nährstoffträgersubstanz-angereicherte Kost:

Trägersubstanz – Ballaststoffe – unverdauliche Nahrungsanteile also, sind für die Auswertung verdaulicher Substanzen von so gravierender Bedeutung, daß spezielle Kuren damit durchgeführt werden. Eine Ernährung mit gänzlich unverdaulichen Bestandteilen wäre freilich schädlich. Wir können stets nur eine Anreicherung im Sinne konsequenter Korrekturen der meist ballaststoffarmen Zivilisationskost vornehmen. Derartige Kuren zielen auf ein Training der Schleimhäute und Muskeln unserer Verdauungskanäle, reinigen und massieren sie innerlich und wirken so gegen chronische Verdauungsschwächen. Zur Anreicherung solcher Trägersubstanzen eignen sich Obst, Kleie oder kleiehaltige Vollgetreideerzeugnisse, Hülsenfrüchte, Gemüse und Salate.

Vor dem Betrachten des zweiten großen Komplexes der populär gewordenen sogenannten *Schlankheitskuren* müssen wir uns darüber im klaren sein, daß sowohl für die oben erörterten Milch-Obst-Kuren wie für die im folgenden beschriebenen Reduktionsdiäten als erfolgsentscheidende Komponente tägliches rhythmisches und richtig dosiertes Ganzkörper-Muskeltraining mittleren Anstrengungsgrades von wenigstens einer halben bis einer Stunde unabdingbare Voraussetzung ist. Unser Organismus darf keinesfalls die Möglichkeit bekommen, bei stark joulesreduzierter oder kohlenhydratarmer Kost Muskeleiweiß zur Sicherstellung der Energie abzubauen.

Das klingt vielleicht paradox, wird doch die Energie dadurch noch knapper. Dieses Muskeltraining soll ja auch lediglich vermehrt den Abbau anderer schwerer zugänglicher Energiedepots, nämlich des Fetts, bewirken und die Muskeln ihren Anforderungen entsprechend bevorzugt stärken. Bei solch erhöhter Kuranforderung durch einseitige Ernährung muß unser Körper allerdings von zusätzlichen Stoffwechselbelastungen wie Alkohol und Nikotin verschont bleiben.

Joulesreduzierte Kost bis zur Null-Diät

Vor dem totalen Angriff gegen die *Joules – Kalorien* – müssen wir an dieser Stelle noch einmal nachdrücklich an das im ersten Teil dieses Buches erklärte *dynamisch-periodische* System natürlicher Ernährung mit Körpertraining erinnern. Wer gesund veranlagt ist, dieses System versteht und richtig anzuwenden bereit ist, darf künftig jede erzwungene Kostverachtung und lebensvermiesende Kasteiung vergessen. Dies versprach und verspricht der Verfasser mit gutem Grund.

Sollte für den einen oder anderen Leser der sichtbare Erfolg etwas länger auf sich warten lassen, so kann er durchaus die Mittagsmahlzeit durch weitere Reduzierung von Fett und Speisenmenge joulesmäßig verkleinern. Unser tägliches Fasten wird konsequenter und wirkungsstärker von etwa abends 18 Uhr – nach der Hauptmahlzeit – bis zum nächsten Tag 17 Uhr – vor der nächsten großen Tagesmahlzeit Ungeduldige dürfen als kleine Inkonsequenz sogar bei der täglichen Hauptmahlzeit den Fettanteil bewußt weiter reduzieren. Damit ist aber alles gesundheitlich noch Vertretbare getan. Diese eine Hauptmahlzeit etwa auch mengenmäßig noch so weit einzuschränken, daß man hungrig vom Tisch aufsteht, würde weder unserem System noch den Leistungserfordernissen des Kurwilligen gerecht. Wer sich für das *dynamisch-periodische* System entschließt, muß sich konsequent unter Beachtung aller genannten Regeln – gutes Kauen, mehrfache Pausen – unter Ausnützung der natürlichen Steuermechanismen täglich einmal satt essen und zwar mit dem, was der Körper deutlich spürbar verlangt.

Eine Reduzierung von Fett gleichen wir durch mehr Kohlenhydrate und Eiweiß aus. Ausreichender Ballaststoffanteil ist gewährleistet, weil unser auf diese Weise geleiteter Körper von selber etwa nach kernigem Vollkornbrot verlangt. Ein Fettanteil unter dem empfohlenen Minimum wäre falsch. Unabdingbar ist aber der Verzicht auf naturwidrige sogenannte Appetitzügler.

So kann die Beschreibung von *Schlankheitskuren nur unter den genannten prinzipiellen Vorbehalten* erfolgen. Die etwas ausführliche Darstellung ergibt sich notgedrungen aus der hohen Aktualität.

Vorausgeschickt werden muß eine allgemeine Warnung vor Diätkuren, die für andere spezifische Behandlungserfordernisse erdacht wurden: Niemand darf sie wegen gleichzeitiger Auszehrungseigenschaften zweckentfremdet als Schlankheitskost interpretieren. Eine Schroth- oder Mayr-Kur sind keine Schlankheitsdiät, sondern die Schrothsche ist für bestimmte Herz- und Leberkrankheiten sinnvoll, die Mayrsche als Magen-Darm-Schonkost vorteilhaft und schließlich die Haysche Trennkost je nach Zusammenstellung zur Behandlung bestimmter Risikozustände von

Nieren, Blut und Zwischenzellsubstanz förderlich. Gewichtsabnahmen während der Kuren sind ein Nebeneffekt.

Ferner braucht niemand der Psychose langer Verbotslisten zu erliegen. Wollten wir alles meiden, was in gegenwärtig praktizierten schönheits- und gesundheitsversprechenden Kostformen gestrichen ist, dürften wir bald nur noch Kleie und Wasser verzehren. In den U.S.A. mußte ein gesetzlicher Eingriff gegen eine aus gänzlich anderem Kulturkreis stammende extreme Reduktionsdiät erwogen werden, nachdem im Zusammenhang damit Todesfälle vermutet wurden. Seitdem wird eine modifizierte Form mit nicht nur noch einer Bodenfrucht, sondern mit einigen mehr propagiert.

Erinnern wir uns wenigstens insoweit an das *dynamisch-periodische* System, denn der Organismus ist ja auf Leistung ausgerichtet und irgendwoher muß er den Brennstoff dafür schließlich bekommen.

Auch als Zeiterscheinung müssen wir werten, daß die heutzutage propagierten Schlankheitskuren meist gegen die Wirkung des zu hohen Körpergewichts und nicht gegen die eigentliche Ursache dieser Körperabnormität gerichtet sind. Was nützt es uns, ein tabellarisches Normalgewicht auf die Waage zu bringen, wenn es gegen unsere Natur erzwungen ist, die Fehlsteuerung im Innern weiter besteht und verborgene Mangelzustände heimtükkisch an anderen Stellen unserer Gesundheit nagen? Oft wird verkannt, wie schnell der Körper nach organwidrigen Schlankheitskuren wieder an Gewicht zunimmt. Das ist eine natürliche Reaktion.

Die klassische Fastenkur

Wozu denn eigentlich? – möchte mancher Leser jetzt vielleicht fragen. Aber es gibt neben der rein physiologischen Betrachtungsweise noch so etwas wie eine psychologisch-mystische. Und darauf basiert wohl der wesentliche Teil unbestreitbarer Erfolge dieser ältesten Kurform überhaupt. Die echten Jünger der

Fastenheilslehre sind keine Überernährten mit oberflächlicher Genußsucht, sondern vom Geiste getragene und beherrschte Menschen, die sich in jeder Phase des Lebens frei und unabhängig zu verhalten wissen. Auf höhere körperliche Leistung verzichten sie freilich. Mitunter vermeiden sie diese sogar bewußt.

Auch in Mitteleuropa unterziehen sich Vereinzelte derartigen Fastenkuren mit ähnlichem Ziel: Erlangung geistiger Freiheit und seelischer Ausgeglichenheit durch Überwindung und Beherrschung der materiell-körperlichen Abhängigkeit. Wenn die individuellen Voraussetzungen für eine solche ernsthafte Fastenkur, das ist vor allem ausreichende Willenskraft, vorhanden sind und sie unter der Überwachung eines *Meisters* stattfindet, können damit zweifellos Depressionen, Ängste und andere im Unterbewußtsein quälende komplexe Vorstellungen und Überlagerungen leichter gelöst und ausgeglichen werden.

Die ein solches Fasten leitende Persönlichkeit, der Kurarzt, ist gerade für diese Form erfolgsentscheidend. Recht oft sind derlei Kuren mit seelischen Beeinflussungen bis zum völligen Neuaufbau geistiger Persönlichkeiten verbunden, wodurch ein Hauch von Zauber über diesem Heilfasten schwebt.

Physisch ist es die bewundernswerte Austauschfähigkeit des menschlichen Chemielabors, aus körperlichem Fett und vor allem aus Eiweiß Zucker zu bilden. Zucker bleibt zur Erhaltung unserer Lebensfunktionen stets bevorrechtigter Nahrungsstoff. Sobald die Reserven aufgebraucht sind, opfern wir Muskel- und andere Organsubstanzen dafür.

Klinische Fastenkuren dauern gegenwärtig acht, höchstens 14 Tage. Der Patient erhält ausreichende Flüssigkeitsmengen, meist Tee – Teefasten –, Frucht- oder Gemüsesäfte – Saftfasten –, als strengste Form nur Wasser, meist ein ausgesuchtes Mineral-Heilwasser oder ungesüßten Tee – Null-Diät. Abführmittel sind unumgänglich. Regelmäßige leichte Bewegung ist zur Erhaltung eines störungsfreien Kreislaufes erforderlich. Hohe Körperbelastungen erträgt allerdings niemand. Wenn erforderlich, reicht die

Klinik individuell dienliche Medikamente oder Vitaminpräparate. Nach Möglichkeit soll der Fastende aber darauf verzichten.

Neben der strengen kennen wir die leichtere Hunger- oder populär ausgedrückt: *Auswahl-* beziehungsweise *Reduktionsdiät.* Dazu gehören die vorn erläuterten Obst- und Milchkuren. Man spricht auch von Bananen-, Zwieback-Tee-, Haferflocken- und Malzbier-Fasten. Neuerdings gibt es vielseitige, auf konstante Joulesmengen berechnete sogenannte *Formel-, Computer-* oder *Basisdiäten.* Genau festgelegte Speisenpläne oder *vollbilanzierte* Nährstoffkonzentrate, wie sie die Industrie aus Gründen einer Erleichterung klinischer Berechnungen anbietet, zielen auf gänzliche Ausschaltung körpereigener Impulskräfte. Damit bedeuten sie eine totale Abkehr von einer selbst für viele Diätfälle anwendbaren Natursteuerung. Dabei ist meist die Trägersubstanz übernormal erhöht oder es sind magenblockierende *Appetitzügler* eingebaut. Nicht zu kurz kommt lediglich der problemlos etwa als Magermilchpulver zu beschaffende Eiweißanteil.

Der Name *Hungerkur* verrät, daß dabei unser natürliches Hungersignal mindestens teilweise unbefriedigt bleibt. Der Körper erhält weniger als er verlangt.

Eventuell dürfen wir vom angepeilten, klar fixierten Kurziel her noch den Begriff *Abmagerungskur* zur Bezeichnung einer auf Beseitigung krankhafter Fettsucht ausgerichteten Hunger- oder Fastenkur anwenden. Bei länger andauernden Hungerperioden jedenfalls muß man ein Minimum an bestimmten essentiellen, also für den Körper unentbehrlichen Nähr- und Vitalstoffen sicherstellen.

Mastkur

Ziel einer Mastkur ist die Erhöhung des Körpergewichts und der allgemeinen körperlichen Leistungsfähigkeit. Sie wird ausschließlich bei ernährungs- oder organbedingter Magersucht, körperlicher Schwäche und bei zehrenden Krankheiten wie Tuberkulose oder bösartigen Geschwüren angewandt.

Bei körperbaubedingter Magerkeit wäre die Mastkur eine unnötige, unzweckmäßige Belastung für den Körper und könnte sogar innerhalb der Gewichtsnormgrenze zum Risikofaktor für verschiedene Erkrankungen werden. Aufnahmebereitschaft der Verdauungsorgane für die erhöhte Nahrungszufuhr und fehlerfreie Organfunktionen sind zwingende Voraussetzungen. Teilweise kann dies der Arzt medikamentös und mittels natürlicher Appetitanreger – Bitterstoffen aus der gelben Enzianwurzel, Hopfen und andere – beeinflussen.

Das Prinzip der Mastkur besteht in einer möglichst hohen Kalorienzufuhr von körperverträglicher und leicht umsetzbarer Speisen. Die Therapeuten bevorzugen fett- und kohlenhydratreiche Nahrungsmittel, etwa mit Sahne aufgefettete Milch und leicht verdauliche Breie, mit Malz-, Milch- oder Traubenzucker angereichert, von denen man wegen geringerer Süßkraft wesentlich mehr verwenden kann. Dabei wird die Zahl der täglichen Mahlzeiten kurzfristig auf fünf bis sechs erhöht und der größere Vitaminbedarf durch frische Fruchtsäfte, Hefe und Vollgetreideflocken oder Brot ergänzt.

So viele unnatürliche Maßnahmen gegenüber den naturgemäßen Regularien sind nicht weniger schauerlich wie die heute als selbstverständlich gepriesenen Methoden zur Reduzierung unseres Körpergewichts. Daß Mastkuren nur zur Behandlung spezifischer Krankheitszustände unter der Leitung und Verantwortung eines Arztes durchführbar sind, leuchtet wohl ein. Warum die während strenger Mastkuren notgedrungen beschränkten körperlichen Leistungen bei Kurenden mit gesunden Organen möglichst gesteigert werden sollen, dürfte nach den vorn ausführlich beschriebenen Gefahren einer Degeneration zum *Vorratstyp* und dem zwangsläufigen Erlahmen wichtiger Selbststeuerungsmechanismen – Hunger – ebenfalls klar sein.

Bei organbedingter Magersucht, etwa infolge gestörter Hormonproduktion der Schilddrüse und des Hypophysen-Vorderlappens bringen Mastkuren ohnedies keinen Dauererfolg.

ERNÄHRUNG VON REKONVALESZENTEN

Neben den vorrangigen Stoffwechselaufgaben

Substanz-Aufbau – *Aufbaustoffwechsel* –

und

Arbeits-Leistung – *Energiestoffwechsel* –

müssen wir die

Erhaltung und Erneuerung der Substanz

– *Regenerationsstoffwechsel* –

beachten.

In gewissem Umfang ist eine ständige Regeneration überalteter, abgestorbener oder bei den Fortpflanzungsfunktionen geopferter Körperzellen und der Blutsubstanz erforderlich. Erhöhte Regenerationsanforderungen entstehen durch Krankheiten, Operationen, Gewebeschäden, Blutverluste und unvernünftige Abmagerungskuren oder Übertreibungen beim Sport.

Grundlage der reinen Rekonvaleszenten-Diät bildet eine Auswahl leicht verdaulicher Speisen in ausreichend vollwertiger Zusammenstellung mit essentiellen Eiweiß-, Fett- und Vitaminträgern und reichlichem Kohlenhydratangebot:

- Gekochtes Fleisch mit einem Anteil wasserlöslichen Eiweiß – etwa in Suppen oder Sülzen aus Kalbsfüßen, Kalbskopf, Ochsenschwanz, Sehnen und Schwarten –. Teilabgebauter reifer Weich- oder Schmelzkäse.
- Durch Vermischen mit Sprudelwasser oder gequollenem Stärkemehl zur Feinausflockung gebrachte gesäuerte Milch.
- Malzextrakt mit hohem Malzzucker- und Fermentanteil, Nährbier oder andere Malzprodukte.
- Vollkornerzeugnisse in leicht verträglicher Form – Mehl- oder Flockensuppen aus Reis, Weizen oder Gerste, Hefebrot, Knäckebrot –.

– Geschabtes Obst, Kompott.
– Gedämpftes Gemüse.
– Frische Salate.

Bewährte Hausmittel sind:
Eigelb mit Süd- oder Rotwein und Zucker.
Hafer- oder Gerstenschleimsuppe mit rohem Eigelb.
Gerste- oder Dinkelgrünkernsuppe mit Kalbsfüßen und Ei.
Mandel- oder Walnußmilch mit Eigelb.
Reifer Limburger Käse mit Brot und Rotwein.
Und vieles mehr.

Zur Beschleunigung der Renegeration zum Beispiel bei Leistungssportlern, denen erneuter Wettkampf bevorsteht, können wir das Angebot *vorübergehend* um zwei leicht verdauliche Vorausmahlzeiten, jeweils zwei Stunden vor den beiden Hauptspeisen, erweitern.

In jedem Fall müssen wir auf die gerade überstandene Krankheit oder noch bestehende organische Konstitutionsschwäche Rücksicht nehmen. Alle posttherapeutischen Entscheidungen sind Aufgabe des verantwortlich behandelnden Arztes oder eines eventuell delegierten Diät-Fachberaters.

ERNÄHRUNG FÜR LEISTUNGSSPORTLER

Was in diesem Buch bisher über Sport, Muskeltraining oder Energieumsatzsteigerung zu lesen war, handelte vom Mindestausgleich für verlorengegangene körperliche Leistungsanforderungen, sei es durch Arbeit oder gleichmäßig betriebenen Familiensport.

Der auf der Basis *dynamisch-periodischer* Selbststeuerung naturgemäß ernährte Hobbysportler kann dank einem der Ausbildung oder dem Beruf angepaßtem Freizeittraining gut und gern beachtliche regionale Meisterehren erkämpfen. Verzichten wir bei dieser Gelegenheit lieber auf eine Beleuchtung der vielen Hintergründe, die unsere begabten Sportler alle unvermeidbaren Belastungen eines Hochleistungstrainings auf sich nehmen lassen, nur weil sie internationale Spitzenerfolge begehren.

Sobald Hobbysport mit der Tradition eines gesunden Ehrgeizes zum Sich-Messen-Wollen zu einem Sieg-um-jeden-Preis-Zwang gesteigert wird, erfordert das auch hochgezüchtete Trainingsmethoden. Wir nützen dabei die natürliche Ausgleichsreaktion des Organismus auf Beseitigung eines *wirksamen Mangels.* Es können ein Mangel an Muskelleistungsfähigkeit gegenüber den höheren Anforderungen oder ein Versorgungsmangel für die Muskeln entstehen, also vorrangig an Sauerstoff und Traubenzucker.

Regelmäßige, langsame Steigerung bei entsprechendem Nahrungsangebot veranlaßt also den Organismus, sich darauf einzustellen. Je nach Schwerpunktverschiebung werden die Muskeln größer und gestraffter, der Kreislauf und die Stoßkraft des Herzens kräftiger, die Verdauungsorgane und Stoffwechselfunktionen aktiver und leistungsfähiger und schließlich die Reservedepots größer.

Für jeden Sport gültige Empfehlungen kann bei den vielseitigen Leistungssportarten niemand nennen. Individuelle Beratung ist unerläßlich. Im folgenden wollen wir lediglich einen *Überblick* über Zusammenhänge zwischen sportlichen Anforderungen und Ernährung geben.

Grundlage muß auch für den Hochleistungssportler eine Ernährung auf Selbststeuerungsbasis sein, weil er damit seinem individuellen Bedarf immer noch am besten entspricht. Kein Computer kann jemals exakt alle Fakten der Natur angemessen berücksichtigen.

Einige auf Geschicklichkeit ausgerichtete Sportarten bleiben über eine allmähliche Verbesserung der Allgemeinkondition hinaus fast stoffwechselneutral. Bei ihnen muß man oft mehr die Verteilung der Mahlzeiten und die entsprechende allgemeine Vorbereitung zum Wettkampf beachten. Gezielte Nahrungsangebote sind erst bei Anforderungen vertretbar, die über den natürlichen Leistungsgrenzen liegen. Je nach Sportart bezieht man dabei meist mehrere Organe in die Zielrichtung des Trainingsplanes ein.

Betrachten wir zunächst die wesentlichen Elemente solcher Trainingspläne. Die Priorität ergibt sich aus der Sportart:

Geschicklichkeitstraining = Routine von Bewegungsabläufen.

Herzkapazitäts-Training = Vergrößerung.

Muskelkraft-Training = Vergrößerung.

Lungenkapazitäts-Training = untergeordnet, gleicht sich mit an.

Stoffwechselkapazitäts-Training = Ertüchtigung des Verdauungsapparats, verbesserte Versorgung der Muskelzellen und Energiedepot-Vergrößerung.

Gefäßnerven-Training = Aktivierung der Reaktionsfähigkeit des Kreislaufsystems.

Motorisches Nerven-Training = Willens-Verbesserung.

Seelisches Training = Ausgleich und Angleichung physischer Mehrbelastung und Wettkampfstreß.

Und nun die heute üblichen Methoden:

Isometrisches Krafttraining:

Statische Langzeitbelastung einzelner Muskeln gegen unüberwindbaren Widerstand, also Höchstbeanspruchung ohne Verkürzung der Muskelfasern. Die dabei erreichbare Vergrößerung der Muskeln – *body building* – oder Vermehrung der Kraft geschieht kreislauf- und stoffwechselneutral.

Isotonisches Krafttraining:

Wie beim isometrischen Training werden bestimmte Muskelpartien aufs Höchste beansprucht, jedoch gegen gerade noch überwindbaren Widerstand. So wird aus der *statischen* Belastung eine *dynamische.* Der Trainingserfolg aufgrund des wirksamen Mangelreizes ist nicht ganz so groß wie bei isometrischer Belastung, aber wesentlich schonender für die Nerven.

Schnellkraft-Training:

Kurzzeit-Höchstleistungs-Training bestimmter Bewegungsabläufe unter teilweiser Einbeziehung von Kreislauf- und Stoffwechselfunktionen.

Intervall-Training:

Vorwiegend auf Kreislaufkapazitäts-Ausweitung gerichtetes Training mit regelmäßig wechselnden Kurzzeit-Hochleistungs-Anforderungen meist unspezifischer Bewegungsabläufe von 30 bis 60 Sekunden und anschließenden Erholungsphasen von etwa der doppelten Zeit. Das angestrebte Leistungsziel ist zwar bei dieser Trainingsart am schnellsten erreichbar, aber nicht jeder Organismus verträgt eine derart schnelle Aufmöbelung. Die Gefahr des Übertrainings und deren Auswirkung auf die hinter der höheren Kreislaufkapazität her hinkenden Stoffwechselfunktionen ist groß, die Kontrollmöglichkeit bei sachkundiger Überwachung allerdings erleichtert.

Hochleistungs-Ausdauer-Training:

Nicht Intensität, sondern Quantität der Belastung gilt als vorrangig. Deshalb wird das gleichförmig auf Kreislauf- und Stoffwechselfunktionen ausgerichtete Training täglich über mehrere Stunden ausgedehnt und ist in verschiedenen Sportarten möglich. Der zeitliche Aufwand liegt im Vergleich zu den bisher beschriebenen Trainingsarten erheblich höher. Dafür ist der Erfolg nachhaltig und, soweit die Steigerungsrate konstitutionell angemessen bleibt, ohne absolute Leistungsgrenze. Er ist sogar so lange organfreundlich, wie keine unnatürlichen Eingriffe über die Ernährung oder gar mit Medikamenten erfolgen und der Trainierende ein bestimmtes Leistungsminimum auch nach dem Ende der aktiven Laufbahn beibehält.

Fitneß-Ausdauer-Training:

Hierbei handelt es sich lediglich um eine Untergliederung des Ausdauertrainings in gemäßigter Form, das nicht auf Hochleistung, sondern auf optimale und dauerhafte Organzuträglichkeit ausgerichtet ist.

Geschicklichkeits-Training:

Häufig wiederkehrende Übung bestimmter Bewegungsabläufe und Techniken bis zur Routine. Je nach Sportart sind meist nur mäßig erhöhte Herzmuskel- und Stoffwechselfunktionen mitbeteiligt. Der geforderten Trainingsintensität entsprechend kann es zu einer *Stärkung oder Schädigung* der Nervenstabilität kommen.

Sondertraining:

Meist als Ergänzungs- oder Ausgleichstraining zur besseren Wettkampfvorbereitung praktiziert, beispielsweise mit Schulung und Training von Reaktion, Konzentration, Wettkampftaktik oder Sieg-Motivation. Vorwiegend psychologische Übungen und Tests ohne direkte Einwirkung auf den Stoffwechsel.

Die Auswirkungen in den gewünschten Zielelementen zeigt die folgende grafische Übersicht mit angenäherten Mittelwerten.

Trainingsart	Trainingsauswirkung hinsichtlich:						
	Herzvergrösserung	Muskelvergrösserung	Stoffwechsel-Kapazität in % aerob	Stoffwechsel-Kapazität in % anaerob	Nervenbelastung	Zeitliche Erfolgsaussicht	Gesundheitswert gesamt
Isometrisches Krafttraining — ohne Muskelverkürzung —	keine	sehr stark	0	100	sehr hoch	sehr schnell	ungesund
Isotonisches Krafttraining — mit Muskelkontraktion —	sehr gering	stark	5	95	hoch	schnell	zweifelhaft
Schnellkrafttraining — Sprint —	mittelmäßig	mittelmäßig	25	75	hoch	mittelmäßig	mäßig gesund
Intervalltraining	sehr stark	mittelmäßig	40	60	mittelmäßig	sehr schnell	mäßig gesund
Hochleistungs-Ausdauertraining	stark	stark	80	20	mittelmäßig	langsam	mäßig gesund
Fitneß-Ausdauertraining	gering	gering	95	5	erleichternd	langsam	sehr gesund
Geschicklichkeitstraining — je nach Sportart —	gering	gering	wenig Einfluß		hoch	sehr langsam	mäßig gesund

Vom physiologischen Gesichtspunkt aus können wir vorbehaltlos lediglich das mäßig betriebene Fitneßtraining empfehlen. Über alle Einzelheiten hinsichtlich der Auswirkungen auf Stoffwechsel, Gelenke, Kreislauf und Nerven informieren die Kurbroschüre und eingehender die Kurseminare und Vorträge der *Gesellschaft für naturgesteuerte Lebensweise e. V.* Darin enthaltene Anleitungen zur Selbstkontrolle erleichtern die Durchführung im eigenen Hause.

Sind höhere Sporterfolge erwünscht, wird der Ernährungsphysiologe, Sportarzt oder Trainer zunächst die aus nebenstehender Übersicht sich ergebenden leistungsbegrenzenden Faktoren feststellen und diese gezielt verbessern. Je nach Trainingsart oder Kombination legt er sodann folgende Schwerpunkte in den Nahrungsmitteln für die angestrebten Leistungssteigerungen anteilig fest.

Herz-Kreislauf:

Normale Zusammensetzung der Speisen, Fettanteil jedoch an der unteren Grenze. Bevorzugte Vitamine und Mineralien: B-Gruppe und E, Kalium, Magnesium. Auf gute Darmflora ist zu achten.

Muskeln:

Eiweißanreicherung durch überwiegenden Verzehr von Muskelfleisch, Fisch, Ei und Milchprodukten. Reichliche basische Nahrungsmittel wie Obst, Kartoffeln und Gemüse. Bevorzugte Vitamine und Mineralien: B_6, p-Aminobenzoesäure, E, Kalium, Kalzium, Magnesium. Am besten alles während der Erholungsphase nach dem Training.

Stoffwechsel insgesamt:

Starke Kohlenhydratanreicherung. Bevorzugte Vitamine und Mineralien: B_1, B_2, Niacin, B_{12}, C, Phosphor, Kalium, Magnesium, Eisen, Kupfer, Kobalt, Molybdän, Jod.

Nerven:

Normale Zusammenstellung der Nahrungsmittel. Bevorzugte Vitamine und Mineralstoffe: D, Kalzium, Kalium, Magnesium, Selen.

Demnach benötigen vor allem Kraftsportler erhöhte, zeitweise bis zu dreifache Mengen an Eiweiß und Ausdauersportler bis zu fünffachem und mehr an Kohlenhydraten, außer den allgemein bekannten vitaminreichen Lebensmittelgruppen nach persönlichem Verlangen. Vor allem bei Ausdauersportlern ist alles in möglichst leichtverdaulicher Form zu geben. Unverdauliche Trägersubstanzen – Ballaststoffe – brauchen mengenmäßig den Anteil einer Normalkost keinesfalls zu überschreiten, dürfen also prozentual reduziert sein und überwiegend aus weniger quellfähigen Rohfaserstoffen bestehen, wie wir sie aus Vollgetreide, Gemüse und Hülsenfrüchten kennen. Von Fetten ist lediglich ein Minimum ratsam: Butter, Kern-, Keim- und Seetieröle zur Dekkung des Bedarfs an essentiellen Fettsäuren. Überschüssiges Fett würde beim Freisetzen von Energie beträchtlich mehr Sauerstoff erfordern als Kohlenhydrate.

Der erhöhten physischen und psychischen Belastung entsprechend muß man Rauschgifte und Reizmittel, vor allem Nikotin und Kaffee, meiden, den Genuß von Alkohol und schwarzem Tee in Grenzen halten.

Bei sechs- bis achtstündigem Tagestraining, wie es Spitzensportler leisten, ist eine Verteilung der vermehrten Nahrungsmenge auf drei große und ein bis zwei kleine Zwischenmahlzeiten sinnvoll, ähnlich wie bei den einleitend erwähnten kanadischen Holzfällern. Das bedeutet keine Inkonsequenz zur *dynamisch-periodischen* Ernährungsweise. Der natürlichen, auf höhere Leistung eingestellten Anforderung von Nahrung entspricht auch die Hunger-Sättigungsregulation. Demzufolge wird sich auch im Training niemand morgens gleich nach dem Aufstehen schon den Magen füllen, auch wenn bei derart hohen Anforderungen keine Gefahr besteht, daß Energiedepots einfrieren.

Für die Vorbereitung eines Wettkampfes empfehlen wir etwa folgende nach Muskelleistung, Konzentration und Wasserverlust abgestufte Ernährung:

1. bei hoher und über einige Stunden dauernden Anforderung an die Stoffwechselkapazität:

Sechs bis drei Tage vor Wettkampfbeginn ist das Haupttraining bis auf etwa halbe Leistung zu verringern. Dabei geben wir *dynamisch-periodische* Normalkost nach Wahl. Wichtig ist gerade in dieser Vorbereitungszeit das tägliche Füllen und Entleeren der sofort verfügbaren Kohlenhydratreserven – *Glykogenspeicher* – durch Hunger-Sättigungsperioden, wodurch gewährleistet ist, daß bis zum Wettkampfbeginn kaum ältere, sogenannte eingefrorene Reserven existieren. Je frischer und jünger die für eine sportliche Leistung zur Verfügung stehenden Reserven sind, desto leichter sind sie abbaubar. Das Gewebe soll von Stoffwechselschlacken möglichst frei sein.

24 Stunden vor dem Wettkampf, nach letztem sehr leichten Vorbereitungstraining, schränken wir den Fettkonsum noch weiter ein und erhöhen den Kohlenhydratanteil. Damit füllen wir die Glykogenspeicher völlig auf. Mit einer Elektrobatterie verglichen, spricht man auch von *Aufladen.* Sobald dieses Training beendet ist, schonen wir unseren Organismus bis zum Wettkampf und achten auf geistige Entspannung.

12 Stunden vor dem Wettkampf gibt es keine extrem schwer verdaulichen Speisen mehr, also keine Hülsenfrüchte und Blattkohlgemüse, statt dessen jedoch Eiweiß- und Kohlenhydratkost mit leichtverdaulichen Vollgetreideerzeugnissen – Reis, Brot, Haferflocken – und Obst.

Sechs Stunden vor der großen Anstrengung ist ein Gang zur Sauna mit halber Intensität und ergänzt durch Lockerungsmassage und anschließender Ruhe empfehlenswert.

Drei bis vier Stunden vor dem Wettkampf reichen wir die letzte mittelgroße, kohlenhydratreiche, aber fett- und jetzt auch eiweißarme Mahlzeit mit leicht verdaulichem Vitamin-C-haltigem

Obst und Getreide-Milch-Zubereitungen: gekochter Haferflokkenbrei, Zwieback, Frucht-Milch, auf Wunsch gesüßt.

Eine halbe Stunde vor bis unmittelbar zum Wettkampfbeginn geben wir mäßige Mengen Malzextrakt, zuckergesüßten einheimischen Tee oder bei notwendiger hoher Reaktionsbereitschaft, etwa für Golf und Tennis, leichten und lange gebrühten schwarzen Tee.

Einer letzten Entspannungsübung, Lockerungsmassage und dem Warmtreten folgt dann in optimaler psychischer Konstitution das Kräftemessen mit der Konkurrenz.

Während der Wettkampfphase, nach ersten Erschöpfungserscheinungen, kann ein Glas traubenzuckergesüßter leichter Tee und unmittelbar nach dem Wettkampf, besonders bei Körpererhitzung, auch mit etwas Rum oder ein Rotwein-Orangensaftgemisch eine Wohltat für den stark geforderten Kreislauf sein. In Sportarten, die geistige Konzentration erfordern, erlauben wir vor Ende des Wettkampfes aber keinerlei Genuß von Alkohol. Bei Anstrengungen in Höhen über 3000 Metern ist Alkohol wegen der geringeren Luftdichte und der damit verbundenen erniedrigten Sauerstoffkonzentration nur mit größter Vorsicht zu ergänzen.

Die Erlaubnis kleiner Gaben alkoholischer Getränke unmittelbar nach dem Wettkampf, eventuell sogar noch in der Endphase, zur raschen Erholung von Erschöpfungszuständen, mag manchen Sporttrainer oder Mediziner schockieren. Mancher sieht darin vielleicht auch einen Widerspruch des Verfassers, weil er kurz vorher die vitamin- und sauerstoffbindenden Eigenschaften des Alkohols hervorhob. Obwohl selbst ein geübter Bergwanderer und Skitourist, hat er diese Empfehlung keineswegs selbst ersonnen, sondern erfahrenen Freunden abgeguckt, wenn sie nach der anstrengenden Besteigung eines Berggipfels aus ihrer Taschenflasche einen Schluck *Enzian,* nach strapaziöser Tagestour auf der Hütte ein Glas *Rotwein* oder *Tee mit Rum* für die erste Erholungsphase tranken.

Bei *totaler* Erschöpfung freilich fördert Alkohol mitunter einen Stoffwechselzusammenbruch. Der Zeitpunkt und die richtige Dosierung scheinen entscheidend zu sein.

Nur zur Abkühlung von Körperüberhitze sollten wir kalte Getränke unbedingt meiden. Statt dessen ist luftige Kleidung oder das Waschen von Nacken, Gesicht und Armen mit klarem Wasser zur Vermeidung eines Hitzschlages besser.

Hohe Flüssigkeitsverluste durch starke Schweißentwicklung oder starkes Atmen werden bei nicht über mehrere Stunden dauerndem Wettkampf besser erst 30 bis 60 Minuten nach der Anstrengung in kleineren Mengen ergänzt. Das darf im Training geübt werden. Der Körper stellt sich auch auf Wasserbevorratung ein. Die aerobe Kohlenhydrat-Oxydation in den Muskelzellen setzt zudem Wasser frei. Die Neuauffüllung der Reservedepots während der anschließenden Erholungsphase bindet dann wieder reichlich Wasser. So erklärt sich der oft zwei Tage und länger anhaltende Nachdurst.

Bei schweißbedingtem Flüssigkeitsverlust bedürfen wir einer zusätzlichen Kochsalzergänzung. Von der Pharmazeutischen Industrie angebotene *Elektrolyt-Konzentrate* enthalten deshalb als wirksamste Komponente Natrium. Darüber hinaus meist Kalium und Magnesium und speziell für Langzeithöchsttraining im Hochgebirge eventuell auch noch Kalzium und Eisen. Vitamin B_1, C und andere besitzt der *dynamisch-periodisch* ernährte Sportler ausreichend als natürliche Körperreserve. Zumindest sollte natürliche Ergänzung mit normal gesalzener Fleisch-Kalbsknochen-Gemüse-Brühe, pur oder mit Eigelb, Brot oder Haferflocken ausreichen. Die angebotenen Präparate sind allenfalls für sehr harte Fahrrad-Sechstage-Rennen oder mehrtägige Hochgebirgstouren aus Gründen der Transporterleichterung annehmbar.

Nach einer solchen Langzeithöchstanforderung kann durchaus eine oft mehrwöchige langsame Regeneration der unvermeidlichen Substanzverluste des Körpers nach den Empfehlungen des Abschnitts *Ernährung von Rekonvaleszenten* erforderlich sein.

2. bei hoher Anforderung an die *geistige Konzentration:* Die soeben empfohlenen Nahrungskriterien übertragen wir mit folgenden Einschränkungen: Der Tee darf stärker sein, aber Alkohol müssen wir absolut meiden. Als Konzentrationsübung ist bis 24 Stunden vor dem Wettkampf ein tägliches Schachspiel mit gleichrangigen Gegnern geeignet. Der letzte Gang zur Sauna mit geringer Intensität und anschließender, unbedingter Ruhe kann bis drei Stunden vor dem Wettkampf stattfinden. Unmittelbar vor Beginn sind Entspannungsübungen und geistige Sammlung besonders wichtig.

Die Schlafzeiten blieben bei allen Angaben rechnerisch unberücksichtigt.

Die Angleichung der Wettkampf-Speisen-Planung an den Tagesrhythmus ist sinnvoll.

Der Autor weiß, daß mit den bis jetzt gegebenen, immer noch allgemein gültigen Nahrungsempfehlungen der eine oder andere Leistungssport-Trainer unzufrieden bleibt. Manche Sportarten, wie Fahrrad-Etappen-Rennen, verlangen heute Leistungen, die durch keine noch so gut trainierten Speicherkapazitäten bewältigt werden können. In der Tat wird vereinzelt der anfangs erwähnte maximale Tagesenergieverbrauch von 7000 Kalorien oder 30 000 Joules von kanadischen Holzfällern weiter bis auf 9000 Kalorien = fast 38 000 Joules und mehr, also über die noch natürliche Stoffwechselleistungsgrenze hinaus, gesteigert. Abgesehen von den an die Grenze unerlaubten Dopings reichenden Anregungsmitteln verlangt man in der heutigen Praxis von den Sportprofis während der Wettkampfphase eine totale Abkehr von natürlicher Selbststeuerung. Mit einseitigen mineralischen Düngemitteln im neuzeitlichen Ertragslandbau oder Futterkonzentraten bei der Schlachttierzucht vergleichbar, kreierte man synthetische Nährstoffkonzentrate, die zwar kurzfristig einen optimalen Energiestoffwechsel ermöglichen, aber zwangsweise andere Organfunktionen vernachlässigen, wenn nicht gar unterbinden. Dabei richten sich die Bemühungen vorrangig auf verdauungsentlastende – also am schnellsten resorbierbare – Kohlenhydratzufuhr als Mischung in Wasser gelöster raffinierter Einfach-, Zweifach-, Dreifach- beziehungsweise Mehrfachzucker mit noch niedriger Gliederzahl. Eine Zuckerart allein, etwa Traubenzucker, wäre kaum so gleichförmig resorbierfähig. Den Darm befreit man zuvor von nahezu allem *Ballast.* Überhöhte Zuckergaben vor dem ersten beginnenden Mangelimpuls oder in zu konzentrierter Form bewirken Übelkeit. Je nach Schweißverlust werden der Nährstofflösung außerdem die erwähnten Elektrolyte zugesetzt, bei lange anhaltenden Hochleistungsanforderungen auch Eiweißbausteine.

Derart übernatürlich hohe Anforderungen an die Kondition zwingen zu sorgsam abgestufter Verlängerung des Vorbereitungstrainings auf zwei bis vier Wochen vor Wettkampfbeginn, je nach Intensität. Während dieser Zeit muß man die durch hohe Trainingsverluste dezimierten, längerfristig verfügbaren Eiweiß- und Fett-Speicher wieder auffüllen, auch als Voraussetzung für optimale Speicherfähigkeit der sofort verfügbaren Energie Glykogen. Etwa vier Wochen vor dem Wettkampf reduzieren wir auf halbe Leistung, nach Möglichkeit bei entsprechend modifizierter *dynamisch-periodischer* Normalkost. Ab dem sechsten Tag vor Wettkampfbeginn nochmals auf die Hälfte = ein Viertel der Normal-Trainings-Intensität.

Vom zweiten Tage vor dem Kräftemessen an verläuft alles wie vorn empfohlen.

An dieser Stelle muß uns kritisch eine beim Kongreß der Sportärzte im Dezember 1975 in Varna von einem Belgrader Sportmediziner aufgezeigte Möglichkeit einer Maximierung der erwähnten Glykogen-Aufladung beschäftigen:

Das auf drei Tage begrenzte, reduzierte Training vor dem Wettkampf ist exakt so zu dosieren, daß die mittels Muskelgewebeproben gemessenen Glykogenreserven täglich fast erschöpft werden, ohne daß ein nachhaltiger Verlust an Eiweiß- und Fettreserven erfolgen kann. Zwei Tage wird dabei einseitige kohlenhydratarme, das heißt eiweiß-fett-reiche Kost verabreicht und am letzten Tag vor dem Wettkampf eine extrem kohlenhydratreiche, eiweiß-fett-arme. Wie Messungen ergaben, überlädt der Organismus durch den starken Kohlenhydrat-Mangelimpuls bei einer durchschnittlichen Gesamtspeicherkapazität von beispielsweise 120 Gramm Glykogen seine Depots auf bis zu 200 Gramm. Für den Wettkampf stehen also höhere Reserven zur Verfügung. Bei wieder ausgeglichener Kost normalisiert sich der kurzfristige Energievorrat rasch.

Die von Erich Deuser, dem Autor des Buches *»Die Gesundheit des Sportlers«* angesichts derart fragwürdiger Leistungshilfen ausgesprochenen Bedenken sind vor allem im Hinblick auf die mögliche Schädigung der Leber voll begründet.

Die Ernährung nach Beendigung der aktiven Sportlerlaufbahn oder bei plötzlichem Trainingsstop, etwa infolge Verletzung, stellt nicht das Hauptproblem zur Vermeidung von sogenannten negativen Sportentziehungserscheinungen dar. Sofortige Einhaltung *dynamisch-periodischer* Ernährung ist der sicherste Weg, nichts falsch zu machen. Die organischen Mindestauslastungs- und Rückbildungsprobleme – vor allem der Herzmuskeln – rücken dabei eindeutig in den Vordergrund.

SENIORENKOST

Kontinuierlich, wie ein junger Organismus aufbaut, findet bei älteren Menschen ein natürlicher Abbau statt. In einigen Phasen enstpricht dieser Altersabbau sogar dem Aufbau in Kindheit und Jugend, freilich in umgekehrter Richtung. So verfügen ältere Menschen über einen niedrigeren Körperwassergehalt und brauchen weniger Flüssigkeit und Salz. Der Kohlenhydratstoffwechsel ist in der Dynamik etwas begrenzt, was der sich mindernden körperlichen Leistungsfähigkeit und körpereigenen Verdauungs-Fermentbildung entspricht. Als Folge sind auch die Reservedepots kleiner und die Neigung zu höheren Blutzuckerwerten – *latentem Altersdiabetes* – erhöht. Die Kapazität der Verdauungsorgane geht zurück und die Neigung zu Stuhlverstopfung wegen Bewegungsmangels und Darmmuskelerschlaffung in hohem Alter nimmt zu. Die Elastizität der Blutgefäße reduziert sich wegen Ablagerungen von Stoffwechselschlacken in den Adern. Der Grundumsatz ist erniedrigt und schließlich oft das natürliche Gebiß morbid.

Optimale Alterskost bei organisch gesunder Veranlagung gesteht dem Körper auf *dynamisch-periodischer* Grundlage weitgehend alles von ihm verlangte zu. Einen Teil der Nahrung von der Hauptmahlzeit auf mehrere kleinere Zwischenmähler zu verteilen, kann bei zunehmender Altersschwäche notwendig werden. Joulesbedarf und Appetit lassen insgesamt nach und deshalb genügt eine geringere Speisenmenge.

Leicht verdauliche und leicht kaubare, aber die Verdauung fördernde Kohlenhydrat- und Eiweißnahrung gehören unabdingbar auf jeden Speisenzettel:

Süßmilch- und Sauermilchgetränke, Käse, Honig-Malzprodukte, Knäckebrot, Bircher-Benner-Müsli, Haferflocken- und andere Vollgetreidesuppen und -breie. Obst ist als Kompott oder, soweit verträglich, roh zu verzehren. Ein Gläschen Rotwein oder Bier sind zur rechten Zeit erlaubt. Und über all dies hinaus von der bisher gewohnten Kost das, was der Körper noch gut verträgt.

Bei der Versorgung von pflegebedürftigen Senioren ist lediglich auf möglichst geringen Fettkonsum zu achten; zur Deckung des Bedarfs bevorzugen wir hochwertige Öle. Eine ausreichende Versorgung mit Kalk und Phosphor ist bei älteren Menschen ebenso wichtig wie bei jungen. Bettlägerigen fehlt meist auch die für die Vitamin D-Aktivierung notwendige Sonnenbestrahlung.

Tägliche Körperbewegung und Massagen sollten bis ins hohe Alter das Funktionieren des Kreislaufs sicherstellen. Darauf ist vor allem bei Geh- und Bewegungsbehinderten zu achten. Mit unseren heutigen Errungenschaften kann jeder bis ins hohe Alter Freude an einem menschenwürdigen Leben behalten.

SCHWANGERSCHAFTSKOST

Die werdende Mutter ißt und trinkt für zwei. Sinnvolle Ergänzung der Nahrung ist dabei in erster Linie für die Gesundheit der Mutter vonnöten, denn die Natur hat alles so eingerichtet, daß entstehendem Leben stets Vorrang gebührt. Fehlen in den Speisen und Getränken wichtige Substanzen, entzieht der Embryo sie dem Skelett, Gewebe oder Blut der Mutter.

Vielen Frauen bekommt eine nicht zu ausgedehnte Mangelphase allgemein sehr gut und sie entwickeln oder erholen sich danach um so besser.

Der *wirksame Mangel* bringt oft das vielleicht zuvor verkümmerte Hunger-Sättigungs-Regular wieder zu besserer Funktion und ermöglicht eine intensivere Auswertung der Nahrung. Langanhaltende Mängel ohne Erholungsphasen können aber auch Dauerschäden hinterlassen. Aus diesem Grunde ist für die werdende Mutter ratsam, darauf zu achten, daß die dem Organismus angebotene Nahrung ihren Mehrbedarf berücksichtigt, andererseits aber die neu entwickelten Mangelimpulse kein unnatürliches Übergewicht provozieren. Achten wir auf folgende Einzelheiten:

1. Der Energiebedarf und der Grundumsatz sind höher. Eine Schlankheitskur während der Schwangerschaft gefährdet Kind und Mutter.
2. Den Nahrungsfettanteil dürfen wir nicht wesentlich vermehren. Die Gaben der Kohlenhydrate können der Körperbewegung entsprechend normal bleiben. Hochwertiges Eiweiß – Milcherzeugnisse, Fleisch, Eier – dürfen wir angemessen erhöhen.
3. An Vitaminen benötigt die werdende Mutter vor allem B_1, A, C und D, und zwar B_1 vorrangig. Deshalb soll sie Vollgetrei-

deerzeugnisse bevorzugen. Hefe enthält Vitamin B_1 so konzentriert, daß eine Messerspitze voll davon den täglichen Zusatzbedarf meist allein schon deckt.

4. Von den Mineralstoffen müssen wir vor allem den für den Knochenaufbau wichtigen Kalk ergänzen; das ist durch reichlichen Verzehr von Milch und Käse problemlos möglich. Der für den Aufbau des Skeletts ebenfalls notwendige Phosphor ist bei einem normalen Nahrungsanteil von Milch, Käse, Fleisch Nüssen, Vollgetreideprodukten, Obst, Gemüse und Pilzen ausreichend gedeckt. Besonders phosphorreich sind Hefe und Weizenkeime. Unverzichtbar und am ehesten aufzufüllen ist Eisen; Fleisch, Milz, Leber und Nieren aller Schlachttiere enthalten es reichlich.
5. Die Verdauung muß besonders gut funktionieren, weil sonst vom Dickdarm aus Stoffwechselgifte in die Blutbahn gelangen, gegen die der Embryo stets empfindlich ist. Obst, Gemüse und Vollgetreideerzeugnisse dürfen deshalb keinesfalls im täglichen Speiseplan fehlen. Malzextrakt oder Malzbier – Nährbier – wirken ebenfalls hilfreich. Auf abführende Medikamente muß die werdende Mutter verzichten. Nie darf sie solche ohne Rücksprache mit dem Arzt einnehmen.

Das Kind im Mutterleib ißt und trinkt indes nicht nur mit heutzutage müssen wir leider ergänzen: »das Kind raucht auch mit«. Dies muß jede Frau bedenken, bevor sie zur Zigarette greift, starke Reizgewürze, Alkohol oder gar stärkere Rauschgifte nimmt. Sich daran zu erinnern, gilt es auch vor dem Verzehr schadstoffhaltiger Gartenfrüchte wie außersaisonalen Obst- und Gemüsesorten, die oft mit Schädlingsbekämpfungsmitteln gespritzt und einseitig gedüngt sind, sowie natürliche Gifte enthaltender Bittermandeln, Mohn, Waldmeister oder Muskatnuß.

Jede Mutter, die ihr Kind liebt, wird sich neun Monate einschränken können. Das Kind dankt es ihr später mit problemloser Entwicklung, besserer Gesundheit und mehr Lebensfreude.

Schließlich sind Anforderungen bezüglich hoher Qualität der Speisen zu stellen. Grüne, schwarze oder angefaulte Kartoffeln gelten während der ersten Schwangerschaftsmonate als besonders gefährlich. Sofern die Möglichkeit besteht, sollten die Frauen wenigstens während dieser neun Monate *biologisch gedüngte* Gartenerzeugnisse, vor allem Kartoffeln, den üblichen Handelsqualitäten vorziehen.

Alles, was wir für die Ernährung während der Schwangerschaft empfohlen haben, bleibt auch für die Stillzeit gültig. Den Mehrbedarf an Flüssigkeit füllt die Mutter mit Milch und einheimischen Teesorten auf.

Tägliche Gymnastik zur jeweils gleichen Zeit ist für das Aufrechterhalten der mütterlichen Körperfunktionen nicht minder wichtig.

ERNÄHRUNG VON KLEINKINDERN

Im ersten Teil dieses Buches begründeten wir ausführlich, wie wichtig es ist, Kinder bereits im Säuglingsalter durch ein Training der Selbststeuerung in der Auswahl ihrer Nahrung an die *dynamisch-periodische* Ernährungsweise heranzuführen. Die Anlagen dazu besitzen sie erbbedingt von den Eltern. So zum Beispiel beobachten wir schon beim Säugling ein ausgeprägtes Geschmacks-Empfinden für Süßes. Es basiert entwicklungsgeschichtlich auf der Geschmackserinnerung an das leichtest verwertbare aller Kohlenhydate, den Zucker.

Werden derlei Bedürfnissignale unter Verwendung von Süßstoff oder durch das Zuckern von naturgemäß keineswegs süß schmeckenden Gemüsen oder Fleischzubereitungen zweckentfremdend mißbraucht, setzt eine Rückentwicklung dieser natürlichen Veranlagungen ein.

Weil aber ein Kleinkind nie sagen kann, auf was es Appetit hat, müssen wir um so mehr verantwortungsbewußt *periodisch-wechselnd* ihm das anbieten, was nach unseren Kenntnissen ein Kind braucht. Und das weicht kaum von einer gut ausgewogenen und in der Zusammensetzung wechselnden Nahrung der Erwachsenen ab. Wichtig ist nur, die Speisen so zu belassen, wie sie natürlich zusammengesetzt sind und schmecken, und sie in Abständen wiederkehrend zu geben:

Keine Obst- oder Karottenmilch, sondern wasserverdünnten Obstsaft, Karottensaft und Milch jeweils getrennt. Nicht immer die gleichen Obst- und Gemüsezubereitungen und auch mit Getreidebreien müssen wir schwerpunktartig wechseln und zuweilen mal einen an Milch und Obst armen Tag mit Haferflockensuppe und Nuß- beziehungsweise Mandelmilch oder ähnlichem einlegen.

Hohen Bedarf haben Kleinkinder lediglich für:

- *tierisches Eiweiß* als Fleischzubereitungen oder Milch. Ein überhöhter Nahrungsanteil an Eiweiß aber führt oft zu Stoffwechselstörungen.
- *Wasser* in Getreideflockensuppen, Milch, verdünnten Fruchtsäften und Tee,
- *basenreiche Kost* als Gemüse und Obst.

Kalk, Eisen und wichtige Vitamine enthalten Milch, Vollgetreidebreie, Obst, Gemüse und Fleischzubereitungen insgesamt ausreichend. Ein Teil der Milch sollte gesäuert sein. Wir dürfen der süßen Milch auch etwas Buttermilch oder Bioghurt zugeben. Besteht keine besondere Neigung zu Durchfällen, sollten wir bei der Halbmilch-Bereitung einen möglichst großen Teil des Zukkers etwa alle zwei bis drei Tage durch Malzextrakt ersetzen, und soweit er vertragen wird, auch durch Honig. Im frühen Säuglingsalter ist nur Milchzucker zu verwenden. Fette ergänzen wir mit einem halben Prozent Distel-, Keim- oder Kernöl und zwei Prozent Rahm.

Gelegentlich wird vor zu hohem Salzgehalt der Säuglingskost gewarnt. Dies gründet auf der häufig zu hohen Kochsalzgewohnheit Erwachsener. Milch- und Fleischerzeugnisse bedürfen auch keiner Salzergänzung, wohl aber Gemüsezubereitungen. Gegenüber einem Zuviel oder Zuwenig reagieren Kleinkinder besonders empfindlich.

Neben einem vielseitigen Angebot bedarf die Ernährung des Säuglings all unserer Umsicht und Achtsamkeit. Wir müssen seine Äußerungen betreffs Verlangen oder Ablehnung der dargereichten Speisen sorgsam beobachten und *periodisch* wechselnd darauf eingehen; das bedeutet keineswegs etwa, eine gewünschte Speise so lange zu füttern, bis das Kind sie ablehnt, sondern immer wieder mit anderen auszutauschen.

Nach Möglichkeit sollten wir das Kleinkind bereits früh an zwei Haupt- und zwei kleine Zwischenmahlzeiten gewöhnen, um so der *dynamisch-periodischen* Ernährung des Erwachsenen näherzukommen. Vom dritten Lebensjahr an dürfen wir versuchen, langsam auf das Zweimahlzeiten-System überzuleiten, indem wir die Zwischenmahlzeiten verkleinern und zeitlich näher an die Hauptmahlzeiten heranrücken. Kommt in den Zwischenzeiten Unruhe auf, bieten wir Kräutertee an.

Wir kontrollieren regelmäßig das Gewicht des Kindes und bemühen uns, es an der untersten Grenze der empfohlenen Normen zu halten. Wir trainieren den Säugling durch tägliche Gymnastik und fördern sein geistiges Wachstum, indem wir häufig mit ihm sprechen. So lenken wir seine körperliche Entwicklung und seinen Grundumsatz in Richtung *Umsatztyp,* er wird geistig rege und geübt, seine Sinne voll einzusetzen. Jede Mutter, die ein Kind großzieht, das noch natürliche Steuerungsfunktionen entfaltet und damit größtmögliche Chancen zum Gesundbleiben für sein Leben, hat täglich Grund zu Freude und Dankbarkeit. Und wenn um sie herum die Entwicklung zu immer weiter naturzerstörerischer steriler Überzivilisation entartet, findet sie ihr Kind als Teil einer noch – oder wieder – intakten Welt.

Eine ausführliche Darstellung der *dynamisch-periodischen Säuglingsernährung* entsteht derzeit in Zusammenarbeit mit Experten als gesonderte Broschüre.

IV

Synthese zur naturgesteuerten Lebensführung

UNSER NATÜRLICHES ABWEHRSYSTEM GEGENÜBER INFEKTIONSKRANKHEITEN

Täglich greifen Milliarden Mikroben, Bakterien und Viren uns Menschen über Haut, Mund, Nase, Augen, Lunge und Darmwände an.

Wir sind diesen Eindringlingen gegenüber jedoch keineswegs machtlos. Unsere unverletzte, gesunde Körperhaut läßt trotz porenreicher Oberfläche keine Bakterien durch und unsere empfindlicheren Schleimhäute bieten Schutz gegen das Eindringen mit naturgegebenen Abwehrstoffen in den Absonderungen, im Speichel und in unseren Verdauungssäften.

Am besten geschützt hat die Natur unsere Augen durch die desinfizierende Wirkung der Tränenflüssigkeit.

Wir wissen, daß in den Schleimhäuten, vor allem des Mundes, der Nase, des Kehlkopfs und der Bronchien, ständig Viren oder andere Kleinlebewesen schmarotzen. Ähnlich der Fäulnisbakteriengruppe im Darm sind auch sie ungefährlich, solange sie in der Minderheit bleiben, unser körpereigenes Abwehrsystem also ein Überhandnehmen und Entarten verhindert. Von wenigen Arten abgesehen, sind sie nämlich lediglich in der Überzahl gefährlich für uns. Die günstigen Lebensbedingungen für eine rasche Vermehrung solcher Bakterien müssen sozusagen zuerst von Artgefährten geschaffen werden.

Das Gleichgewicht zwischen den Mikroorganismen einerseits und der ständigen Abwehrreaktion, zum Beispiel der Schleimhäute des Nasen-Rachenraumes andererseits, kann zuweilen gestört sein; dann erleben wir eine starke Mikroben-Invasion von außen – Ansteckung – und als Folge eine mangelhafte Schleimabsonderung, allgemeine Körperschwäche, Unterkühlung und die damit verbundenen Durchblutungsstörungen. Erhöhte Gefahr für einen derartigen Beginn einer Erkrankung entsteht unter anderem beim fortwährenden Einatmen von trockener und verstaubter Luft. Die Abwehrschwäche kommt durch Eintrocknen und Verkrusten der Schleimhäute zustande.

Die körperfremden Mikroorganismen vermehren sich, sobald die natürliche, körpereigene Abwehrkraft reduziert ist meist sehr rasch und dringen in großen Mengen über inaktive Schleimhäute und verletzte Stellen ungehindert in unser Körpergewebe ein. Ähnlich entstehen auch örtlich begrenzte Infektionsherde unter der äußerlichen Körperhaut, wenn diese ihre Schutzfunktion beispielsweise nach Verletzungen eingebüßt hat.

Bei einem noch natürlich reagierenden Organismus beginnt bereits während des Eindringens der Abwehrkampf. Von der Invasionsstelle ausgesandte Reizstoffe alarmieren die Abwehrregularien. Sie alle wirken zusammen gegen die drohende örtliche Gefahr. Schmarotzen die Eindringlinge in unseren Nasengängen, versucht der Körper sich ihrer etwa mit Niesen- und Hustenreflexen zu entledigen. Gleichzeitig leitet er einen Reiz an die Tränendrüsen, die nun sofort desinfizierende Flüssigkeit erzeugen und über die Nasengänge ableiten, dadurch werden die oberflächlichen Mikroben der unteren Nasengänge größtenteils unwirksam.

Die über Schleimhäute oder Verletzungsritzen der Haut bereits in tieferliegende Körpergewebe eingedrungenen Bakterien oder Viren erwartet dort die Abwehr.

Zunächst wird durch Erweiterung der Gefäße die Infektionsstelle stärker durchblutet. Weiße Blutkörperchen – *Leukozyten* – strömen aus den Blutbahnen heraus und kreisen die Eindringlinge ein. Sie besitzen die Fähigkeit, diese in ihren eigenen Zell-Leib einzuschließen und somit zu neutralisieren; dabei gehen sie freilich selbst mit zugrunde. Unser Organismus muß sie dann durch neu produzierte Leukozyten ersetzen.

Blutplasma, das bakterienhemmende Stoffe enthält, umspült die entzündeten Gewebe. Ein dabei entstehendes, Abwehr- und Erneuerungsstoffe enthaltendes Granulationsgewebe schließt die gesamte Infektionsstelle ein und isoliert sie.

Auf solche Weise abgestorbene Gewebeteile und die toten weißen Blutkörperchen mit den unschädlich gemachten Eindringlingen muß unser Organismus, soweit wir sie nicht als eitrigen Schleim aussondern, auflösen, über die Blut- und Lymphbahnen abtransportieren und über die Nieren ausscheiden.

Weit schwieriger ist der Abwehrkampf, wenn die Eindringlinge noch lebend bis in die Blut- und Lymphbahn gelangen und sich somit über den ganzen Körper verteilen. Unser Organismus muß dann zuerst speziell gegen die betreffende Mikrobenart sogenannte Antikörper erzeugen, die sie erst angreifbar machen.

Gegen etwaige von den Krankheitserregern bereits gebildete Gifte erzeugt unser intakter Körper Gegengifte. Je schneller er zu deren Einsatz in der Lage ist, desto geringer bleibt der inzwischen angerichtete Schaden.

Sind indes Erkrankungen einmal überwunden, verfügt unser Körper über ein Depot geeigneter Gegengifte oder für die Bekämpfung der Erreger erforderlicher Antikörper; je nach Art der Krankheit können diese natürlichen Abwehrstoffe kurze oder lange Zeit nachwirken oder unser Organismus ist in der raschen Erzeugung solcher Gegenmittel ausreichend geübt und dadurch unangreifbar, also immun.

Bei Schutzimpfungen werden uns entweder Seren aus Gegengiften ins Blut gespritzt oder tote, beziehungsweise geschwächte Krankheitserreger eingeimpft, damit der Organismus an diesen ungefährlichen Bakterien die Erzeugung von Antikörpern übt.

Gefahrvoll ist, wenn sich in unserem Körper Infektionsherde und chronische Krankheiten festsetzen, gegen die er sein Abwehrsystem nicht mehr von selbst mobilisiert: Rheuma, Gicht, chronische Mandelentzündung, Bronchitis, Eiterzähne.

Bei solchen Leiden ist oft ein zusätzlicher, meist ungefährlicher, akuter Infekt wie Nasenkatarrh die Rettung. Wenn wir diese Erkrankung nicht gleich mit bekämpfen, sondern den Körper durch Entlastung von Arbeit und gezielte Ernährung im natürlichen Erzeugen eigener Gegengifte unterstützen, kann das dabei in Aktion gebrachte Abwehrsystem automatisch zum Teil auch gegen die chronischen Herde mitattackieren. Oft geraten verborgene Infekte bei Benutzung einer Sauna, bei Kneipp-Kuren oder Sportanstrengungen in ein akutes und damit heilungsfähiges Stadium.

Es gibt eine Erkrankung, gegen die unser Körper nahezu wehrlos ist, weil sich unser Abwehrsystem gegen sie nur bedingt mobilisieren läßt. Es ist die gefürchtete Geisel jedes Lebewesens: *Krebs*. Genau genommen ist ja jede Krankheit, auch Krebs, die Folge einer Störung des Kräftegleichgewichts zwischen den natürlichen Schutzmechanismen unserer *dynamischen* Lebenskraft und den ständigen Angriffen von außen durch Mikroben und Gifte oder sogar seelischen Defekten. Welcher Art das Abwehrversagen bei Krebs ist, kann noch niemand schlüssig beantworten. Um so mehr müssen wir für den wunderbaren natürlichen Schutz dankbar sein, der uns vor Bakterien und Viren bewahrt.

Durch das Aktivieren unseres Organismus, also das Erzielen einer ständigen Abwehrbereitschaft unseres Körpers, der zielstrebigen Unterstützung aller naturgesetzlichen Funktionen, erreichen wir ein Höchstmaß dieses natürlichen Schutzes. Sei es, daß die Bakterien über die Nasenschleimhäute, durch die Lunge und Hautrisse oder mit der Nahrung in den Körper gelangen, sei es, daß unsere Nahrung bereits etwaige Gifte enthielt, Darmbakterien sie erst bildeten, vielleicht infolge eines mangelhaften Blutkreislaufs aus früheren Zeiten Verunreinigungen und Verschlackungen bestehen –, immer versucht ein aktivierter Organismus den Schaden zu beheben. Je stärker er dabei selbst zur Heilung beiträgt, desto nachhaltiger ist die Gesundung und anschließende Immunität.

Was können wir nun tun, um eine optimale Abwehrbereitschaft – oder Immunisierungs-Aktivität – unseres Organismus zu erreichen oder sie zu erhalten?

Zunächst dürfen wir neben den bereits im vorigen Teil dieses Buches beschriebenen Empfehlungen zur Kräftigung des Kreislaufsystems, Anregung von Haut- und Gewebedurchblutung, Optimierung des Energiestoffwechsels mit der Reservedepot-Kapazität im Sinne aktiver *Umsatztyp*-Eigenschaften auf der Basis *dynamisch-periodischer* Ernährung als bekannt voraussetzen.

Darüber hinaus müssen wir aber unserem Körper bei einer massiven Bakterieninvasion, soweit vertretbar, die Gelegenheit geben, alle seine Abwehrkräfte zu mobilisieren. Wenn wir ständig mit Gegengiften nachhelfen, verkümmern allmählich die körpereigenen Fähigkeiten, selbst geeignete Abwehrstoffe zu bilden. Denn, wie jedes andere Organsystem verkümmert, wenn es lange nicht gebraucht wird, so ergeht es auch unseren Abwehreinrichtungen.

Bei Verdacht auf heimtückische, gefährliche oder schwere Infektionen hat selbstverständlich der Arzt das letzte Wort, denn für die Heilung jener Erkrankungen, bei denen das Abwehrvermögen unseres Organismus überfordert ist, bietet uns die Medizin hilfreiche Therapien und Arzneien.

Gegen die häufigen Erkältungen leichterer Art sollten wir indes unseren Körper in seiner natürlichen Abwehrfunktion trainieren.

Dafür befreien wir ihn von allen zusätzlichen Belastungen, meiden also Kälte, Überhitze, körperliche Anstrengungen und Gifte. Wir verzehren nur leichtverdauliche Speisen, eventuell mit höherem Kohlenhydratanteil, wir unterstützen ihn durch optimale, jedoch keinesfalls überhöhte Versorgung mit Vitaminen als chemische Rohprodukte, vor allem C und B_1 in Form von Obst, Vollkornprodukten und Hefe. Schließlich müssen wir das Eiweiß im richtigen Verhältnis halten.

Ein fiebriger Körper ist der Höhe seiner Teperatur gemäß wärmebedürftiger. Ein Zuviel kann indes unser Herz schädigen. Außerdem setzt sich die Erkältung leicht an anderen Organen, beispielsweise den Bronchien, fest. Schwitzkuren sind ein veraltetes, stark umstrittenes Hausrezept; nur unter größter Sorgfalt leiten sie, verbunden mit kalten Abwaschungen, allenfalls bei kreislaufstarken Patienten, Heilung ein. Niemand darf sie bedenkenlos ohne ärztliche Anleitung und Überwachung erproben.

Was aber sollen wir tun, wenn der Heilungsprozeß sich offensichtlich nur mit Hilfe von Medikamenten einleiten läßt? Bei unserer Entscheidung für die eine oder andere Therapie müssen wir zunächst unbedingt die fachliche Ausbildung, den Wissens- und Erfahrungsschatz des Therapeuten berücksichtigen, dem wir uns anvertrauen wollen.

Wie vorn bereits erwähnt, klagen viele naturbewußte Patienten, man drücke ihnen in den allgemeinen Arztpraxen meist sehr fix Rezepte in die Hand, für die in der Apotheke teure, synthetisch hergestellte Arzneien aus selten nachvollziehbaren chemischen Verbindungen und gewagten Giftgemischen ausgehändigt würden ... Derlei Medikamente wirken zwar schnell, indem sie Schmerzen, Husten, Brechreiz, Durchfälle und anderes verdrängen, aber die Ursache der Erkrankung, die Wurzel des Übels kaum einmal ausrotten, mithin gar nicht wirklich heilen. Alsbald bildet sich Glied um Glied einer unheilvollen Folgenkette: Ein anderes Leiden, *Allergien*, gegen die viele neue Schöpfungen der chemisch-pharmazeutischen Industrie gar nicht mehr wirken, *chronische Krankheiten* oder gar – *Arzneimittelschäden.* Deshalb ängstigt den zu neuem Naturbewußtsein erwachenden Patienten der Gegenwart mehr die Therapie als sein Infekt ...

Nun besitzen wir aber glücklicherweise neben diätetischen, physikalischen und anderen Naturtherapien eine Fachrichtung in der Medizin, die seit 180 Jahren nur nach Naturgesetzen heilt: *Homöopathie.* Im Gegensatz zur chemisch-mechanistisch ausgerichteten *Allopathie* oder Schulmedizin bekämpft sie Erkrankungen nicht mit das Symptom verdrängenden oder unterdrückenden Giften, sondern mit pflanzlichen, tierischen, mineralischen und chemischen Wirkstoffen, die im *Arzneimittelversuch beim Gesunden* ein ähnliches Symptombild hervorrufen, wie es den Erkrankten quält. Ferner sind homöopathische Mittel in einem genau vorgeschriebenen Potenzier- oder »Verdünnungs«-Verfahren physikalisch derart umgewandelt, daß ein erfahrener Homöotherapeut damit im feinstofflichen – *geistartigen* – Teil unseres Gesamtorganismus die eigentliche Ursache der jeweiligen Erkrankung beseitigen kann.

Eine komplizierte Methode für alle Unwissenden: Das Mittel und die Potenz müssen nämlich genau *passen*, wenn die davon ausgehenden *Reiz-Signale* die Abwehreinrichtungen unseres Körpers wieder zu normaler Funktion zwingen sollen.

Georgos Vithoulkas hat diese schwierige Behandlungsweise faszinierend und allgemeinverständlich beschrieben in seinem Buch *Medizin der Zukunft – Homöopathie* (Georg Wenderoth Verlag, Kassel). Darin zeigt er uns freilich auch eindringlich warnend die gegenwärtigen Grenzen der Homöotherapie.

Auf gar keinen Fall darf jemand der landläufigen Auffassung folgen, bei den *irrsinnigen Verdünnungen* homöopathischer Arzneimittel richte ein Versuch der Selbstbehandlung kein Unheil an. Gefahrlos und mit nachhaltigem Erfolg heilen kann nur ein erfahrener Therapeut, der nach dem Abgang von der Universität und dem üblichen klinischen Praktikum noch Jahre zusätzlichen Studiums in der Fachrichtung Homöopathie absolvierte.

Auch mechanisches Aufreizen der Nerven in Akupunktur oder Akupressur stellt einen Eingriff in unser körpereigenes Regelsystem dar; es ist nur vertretbar und sinnvoll, wenn dadurch nicht mehr als ein bloßes Anwerfen ruhender Funktionen erfolgt. Ihre therapeutische Anwendung bedarf eines hohen Maßes von Verantwortungsbewußtsein und Routine. Die vereinzelt erzielten spektakulären Erfolge sollten niemand zum wilden Experimentieren verleiten.

Mit diesen Betrachtungen wollten wir skizzieren, auf welche Weise wir das System der Natursteuerung, falls erforderlich, mit einigen medizinischen Maßnahmen wiederherstellen können. Im Abschnitt *Fette, Eiweiß, Kohlenhydrate* war von einem erhöhten Blut-Cholesterinspiegel als Gradmesser für die Qualität des Fettstoffwechsels die Rede, und daß der Cholesterinspiegel bei völlig cholesterinfreier Ernährung mit viel gesättigten Fetten, paradoxerweise steigt. Auch das können wir jetzt besser verstehen, nämlich wenn wir auch hier das Symptom, die Wirkung, von der Ursache trennen.

Diätempfehlungen, die sich allein gegen die Symptome bestimmter Stoffwechselstörungen richten, sind genauso fragwürdig, wie medikamentöse Behandlungen, die Ursachen nur verdrängen und unsere Selbstabwehr erschweren. Der auf alle Mängel reagierende Organismus bekommt dadurch bloß einen neuen Feind, mit dem er zusätzlich fertig werden muß.

Die Dynamisierung und Aktivierung unserer natürlichen Lebenskräfte, vom Mangel beziehungsweise Defekt über *dynamisch-periodischen* Anforderungsimpuls zur Erfüllung oder Abwehr, kann allein die vollkommene Harmonie der inneren Gesundheit schaffen.

Schließlich ist dies alles Gleichnis und Basis zugleich für unser vages Anerkennen- und Begreifenwollen, daß inner- und außerhalb unseres für beide Augen sichtbaren Körpers Kraftfelder, kosmische Zusammenhänge existieren und wirken, die wir kaum mit Worten umschreiben und wohl nie ganz enträtseln dürften.

KÖRPERLICHE AUSGLEICHSFUNKTIONEN BEI KÄLTE, HITZE UND SONNENBESTRAHLUNG

Kälte kann unser Körper auf zweierlei Weise ausgleichen: Die natürlichste ist, die mangelnde Wärme durch erhöhten Energieumsatz zu ersetzen. Alle Körperteile, besonders Hände und Füße, durchbluten dabei sichtbar gut: unsere Haut färbt sich rot und fühlt sich warm an.

Wenn nun unser Körper die Erzeugung des notwendigen Mehrs an Energie, etwa bedingt durch Kreislaufschwäche, Gewebeverfettung, allgemeine Passivität infolge ungenügender Bewegung, Krankheit, mangelhafte Ernährung, Verdauungsschwäche oder Überanstrengung, nicht mehr schafft, verbleibt ihm als zweite Möglichkeit nur noch der Rückzug. Dabei vermindert er den Blutumlauf in unseren der Kälte ausgesetzten äußeren Körperteilen, vor allem in Händen, Füßen und Haut, auf ein Mindestmaß, weil er die noch vorhandene Eigenwärme für die empfindlicheren Organe im Körperinneren zurückhält. Je niedriger unsere Hauttemperatur sinkt, desto niedriger ist zwangsläufig auch die Abstrahlung körpereigener Wärme. Gleichzeitig zieht sich das Gewebe der auskühlenden Körperteile zusammen. Zur besseren Wärmeisolierung lagert der Körper geringe Mengen Fett vor und die Verdunstung von Wasser stellt er nahezu ganz ein. Das bei normaler Körpertemperatur unter unserer Haut flüssige Fett wird fester. Vorhandene Fettpolster, die eine gute Durchblutung verhindert haben, wirken jetzt wärmeisolierend. Unter Ausnützung der eingesparten Energie begünstigt häufige Unterkühlung die Erweiterung der bestehenden Fettpolster.

Diese zweite Methode der Kälteabwehr bedeutet die Kapitulation unseres Körpers gegen die größere Anforderung von Energie. Er zieht sich in seine Festung zurück, anstatt dem Mangel entgegenzutreten.

Auch hier ist wieder deutlich der Gegensatz zwischen aktivem *Umsatztyp* und passivem *Vorratstyp* erkennbar: Während der *Umsatztyp* noch bei großer Kälte gut durchblutete warme Haut besitzt und Kälte kaum als unangenehm empfindet, spürt der *Vorratstyp* rasch kalte Füße und Hände, fröstelnde und blasse Haut, er fühlt sich schnell wärmebedürftig.

Alles, was unseren Kreislauf anregt, Bewegung, Massage, gutes Durchatmen in frischer Luft, zweckmäßige Ernährung und vieles mehr helfen dem Organismus beim Aufrechterhalten der aktiven Abwehrbereitschaft gegen Kälte.

Gegen zu große *Hitze* schützt sich unser Körper durch das Ausschwitzen von Wasser, es verdunstet an der Körperoberfläche und beim Atmen und bindet dadurch Wärme. In feuchter Luft ist die Verdunstungsmöglichkeit wesentlich schlechter. Deshalb müssen wir bei Klimaanlagen vor allem den Feuchtigkeitsgehalt der Luft regeln.

Es hat nicht viel Sinn, die Verdunstung der Haut zu unterbinden, indem wir ständig die Schweißtropfen künstlich abtrocknen. Lediglich die durch die Verdunstung des Schweißes entstehenden Rückstände aus Kochsalz und anderen Mineralien soll jeder möglichst mit warmem, bei starker Überhitzung auch mit kaltem Wasser von der Haut abwaschen. Warmes Wasser hält unsere Poren für die weitere Verdunstung geöffnet.

Langanhaltende Absonderung von Schweiß erfordert eine erhöhte Zufuhr von Wasser und Kochsalz, denn wir müssen die Verluste wieder ausgleichen. Unsere Kleidung soll luftig sein, die Nahrung reich an Kohlenhydraten und arm an Fett und Eiweiß. Alkohol erleichtert geringfügig die Verdunstung, Kaffee oder Tee beschleunigen die Durchblutung und damit auch das Absondern von Feuchtigkeit. Schwere körperliche Anstrengungen sind bei ungenügender Möglichkeit des Abkühlens zu vermeiden.

Wenn der Körper die Hitze nicht mehr ausreichend abwehren kann, steigt die Körpertemperatur und kann Bewußtlosigkeit – *Hitzschlag* – bewirken.

Dicke Menschen müssen eine Überhitzung ihres Körpers mehr fürchten als schlanke, denn ihre Hautoberfläche und Verdunstungsmöglichkeit ist im Verhältnis zum Körpervolumen kleiner als bei schlanken.

Unsere Haut ist hinsichtlich ihrer Funktionen bei der Infektionsabwehr und dem Wärme-Kälte-Ausgleich ein lebenswichtiges Organ. Die Zerstörung von mehr als einem Drittel gilt bereits als lebensbedrohlich.

Sinnvolles Reinigen unserer Haut ist beileibe kein Luxus. Auch hier müssen wir die Eigenaktivität möglichst fördern und nicht durch vielerlei Cremes und enganliegende oder luftundurchlässige Kleidung einengen.

Die Reinigung soll mit alkalifreien Seifen, warmem Wasser und anschließendem Kaltguß erfolgen. Zitronen-, Milch- und auch Gerbsäuren sind verdünnt unserer Haut zuträglicher als Alkalien. Wie vorn bereits erwähnt, weist die *Gesellschaft für naturgesteuerte Lebensweise e. V.* bei Bedarf gern Bezugsmöglichkeiten für alkalifreie, auf Milchsäurebasis hergestellte Seifen nach.

Ein angemessen dosiertes *Sonnenbad* ist besonders für Kinder im Aufbaustadium, aber auch für Erwachsene von hohem Gesundheitswert. Sonnenstrahlen aktivieren die natürlichen Abwehrkräfte unseres Körpers gegen Infektionen, stärken die Haut und deren Durchblutung und heilen verschiedene Hautkrankheiten. Sie regeln durch Bildung von Vitamin D den Kalkstoffwechsel und damit den Aufbau von Körperzellen, Knochen und Zähnen.

Sonnenstrahlen bestehen aus photochemisch sehr wirksamen, kurzwelligen ultravioletten Lichtstrahlen und langwelligen roten und infraroten Wärmestrahlen mit geringerer Lichtwirkung.

Die Wärmewirkung der roten und infraroten Strahlen darf zu keiner Überhitzung unseres Körpers führen. In den heißen Sommertagen müssen wir deshalb die Ausdünstungen unserer Haut durch erhöhte Luftzufuhr, leichte Bewegung, Baden oder kaltes

Abwaschen unterstützen. Das einschläfernd wirkende *Sich-braten-lassen* in der Sommersonne ist unbekömmlich und gefährlich, am meisten für Kopf und Nacken.

Am wirksamsten sind die Strahlen auf weißer Haut. Die Bräunung, das ist Pigmentbildung, Verlederung, ist ihr Selbstschutz gegen zu starke Strahleneinwirkung, vor allem der ultravioletten. Bräunung unterstützt zwar die Abwehrkraft der Haut, mindert aber gleichzeitig die Tiefenwirkung und ist deshalb zumindest für diejenigen Menschen nachteilig, die sich nur wenig im Sonnenschein bewegen können.

Übertrieben starke, dauernde Sonnenbestrahlung kann außerdem verborgene Tuberkuloseherde aufflackern lassen und zur Entstehung von Hautkrebs beitragen; er galt früher als Berufskrankheit der Seefahrer.

Im Frühjahr und Herbst ist eine etwas längere Bestrahlungszeit erträglich. Im Hochsommer müssen wir während der Mittagsstunden jedes Sonnenbad unterbrechen. Je höher die Sonne im Zenit steht, oder je höher man sich ihr in den Bergen aussetzt, desto gefährlicher sind ihre Strahlen, weil ihr UV-Anteil durch die Filterwirkung der Atmosphäre, besonders bei niedrigem Sonnenstand, verringert ist. Schräg einfallende Morgen- und Abendsonne wird deshalb kaum einen Sonnenbrand hinterlassen, obwohl diese noch sehr gut wärmt, denn von den Wärmestrahlen werden wenig absorbiert.

HERZ- UND KREISLAUF-ERKRANKUNGEN IM BLICKFELD ZWANGSGESTEUERTER ZIVILISATION

Unser zentrales Versorgungs- und Austauschsystem für die Zufuhr von Aufbau- und Energiewerten, Sauerstoff, Hormonen, Vitaminen und Mineralien in alle Teile unseres Organismus geriet nach dem Übergang der entbehrungsreichen Kriegs- und Notjahre zu noch nie dagewesenem Wohlstand ins Gerede: Schlagworte wie *Todesursache Nr. 1, Manager-Krankheit* oder *Zivilisations-Tod* ängstigen die Allgemeinheit. Im Sog aktueller neuer Gefahren nutzten und schürten ganze Branchen diese Angstpsychose. Seriöse wissenschaftliche Arbeiten blieben von den Werbeprospekten unbeachtet.

Zweifellos stieg der Anteil an Herz-Kreislauf-Sterbefällen in den Nachkriegsjahren statistisch stark an. Indes haben auch Statistiken ihre Schwachpunkte. Krebs als Todesursache ist prozentual nicht minder hoch zu bewerten. Zum Teil trieb in beiden Erkrankungsarten unsere durch verbesserte Hygiene erheblich gewachsene Lebenserwartung die statistischen Zahlen in die Höhe. Denn zweifelsfrei erreichen gegenwärtig mehr Menschen als früher ein höheres Alter. Das kann freilich keinesfalls verniedlichen, inwieweit daran gewisse Umschichtungen oder der Wegfall körperlicher Belastungen als Folge unseres technisierten Wohlstands mitbeteiligt sind. Zweifellos stehen geringere körperliche Arbeitsleistung und eine dadurch zwangsläufige Minderung der Kreislaufkapazität im Vordergrund. Verbösernd wirken schließlich zahlreiche Ernährungsfehler.

Der Herzspezialist Paul Dudley White veröffentlichte schon vor über 15 Jahren in seinem vielbeachteten Report das Ergebnis sorgfältiger Untersuchungen, bei denen von den Versuchspersonen mit kräftigem Kreislauf neun Prozent eindeutig und sieben Prozent unspezifisch Herzbeschwerden bekamen, während er bei

63 Prozent der kreislaufschwachen Probanden Herzerkrankungen registrieren mußte.

Ähnliche Ergebnisse verraten die Statistiken verschiedener Versicherungsunternehmen: Danach sind übereinstimmend die Herz- und Gefäßkrankheiten bei untergewichtigen und ärmeren Bevölkerungsgruppen, zum Beispiel der sogenannten Entwicklungsländer, wesentlich seltener als bei Übergewichtigen und gut Ernährten; bei ihnen dürfte allerdings weniger das Körpergewicht, sondern der Grad ihrer Überernährung im Verhältnis zur Blutumlaufgeschwindigkeit den Ausschlag geben. Breit gebaute Körpertypen können dick erscheinen und sind trotzdem nicht überernährt. Wenn die Blutumlaufgeschwindigkeit stimmt, kann solch ein kräftiger Typ gesünder sein als mancher schlanke.

Mit der Problematik unserer Herz- und Kreislauferkrankungen, speziell im Zusammenhang mit quantitativem und qualitativem Fettkonsum beschäftigten wir uns bereits im zweiten Teil dieses Buches.

Wir ziehen also das Resümee: an erster Stelle der ursächlichen *Risikofaktoren* in allen industriell hochentwickelten *Wohlstands-Ländern* steht *mangelnde körperliche Aktivität.*

GESUNDE ZÄHNE – GEPFLEGTE ZÄHNE

Die überaus wichtige mechanische Zerkleinerung der Speisen im Mund hängt vom Zustand unserer Zähne ab. Wie sehr kranke Zähne uns überdies Qualen bereiten, bedarf keines besonderen Hinweises. Für das Gesunderhalten gibt es eine Vielzahl, im wesentlichen gleichartiger Empfehlungen. Leider sind diese ursächlich meist zu wenig erläutert und einseitig.

Unser eigentliches Zahnbein ist geschützt durch einen glasharten weißen Überzug, den Zahnschmelz. Kalk, Phosphor und einige Spurenelemente wie Fluor und Selen sind wichtige Bestandteile dieses Schutzmantels. Die weitaus häufigste Erkrankung überhaupt, die in zivilisierten Ländern wohl niemanden verschont, ist Zahnfäule – *Karies* –. Sie entsteht, wenn Bakterien durch den Zahnschmelz ins darunterliegende anfälligere Zahnbein gelangen. Ähnlich den unter Luftabschluß – etwa in Wurst – fäulniserregenden Bakterienarten, greifen einige Stämme innerlich das Zahnbein bis zum schmerzempfindlicheren Zahnmark und weiter bis zur Wurzel an und zerstören es; zu guter Letzt bildet sich um die Wurzel eine eitrige Entzündung.

Lassen wir beispielsweise an einem bereits abgestorbenen, schmerzunempfindlich gewordenen Nerv einen solchen Eiterherd nicht vom Zahnarzt behandeln, dringen die im Zersetzungsprozeß gebildeten Gifte permanent in die Blutbahn und lösen eine Reihe von Krankheitssymptomen und Organleiden aus.

Neben frühzeitiger zahnärztlicher Kontrolle und Behandlung müssen wir vorbeugend unseren Zahnschmelz möglichst widerstandsfähig erhalten. Die natürlichste Art, dies zu erreichen, ist eine gesunde Mundflora, also eine der Darmflora ähnliche Bakterienbesiedlung, bei der verschiedene Arten in ausgeglichenem Verhältnis zueinander existieren. Von diesen Bakterien besiedelte, aus Speichel und Nahrungsbestandteilen sich fortwährend erneuernde Beläge, die von zähschleimiger über galertartige bis hornig- und plastisch-fester Konsistenz sind, überziehen Zwischenräume und füllen die Anschlußstellen zum Zahnfleisch aus.

Naturbelassene Nahrung, kräftiges, den weichen Schutzüberzug fortwährend erneuerndes Kauen gewährleisten gesunde Zähne und gesundes Zahnfleisch bis ins hohe Alter. Es ist bekannt, daß früher, als man noch kein Zähneputzen kannte, dafür aber natürliche Kost üblich war, Zahnkrankheiten seltener entstanden.

Heutzutage geben wir ästhetischen und modernen hygienischen Bedürfnissen Vorrang. Niemand möchte auf Zahnbürste und -creme verzichten. Wenn wir aber die natürlichen Schutzmechanismen unterdrücken, muß die Pflege um so konsequenter sein. Wir dürfen dann keinesfalls nur ein bißchen die äußerlich gut sichtbaren Zahnflächen scheuern, sondern müssen vor allem die Zahnfleischtaschen und Zahnzwischenräume gut reinigen, und zwar unbedingt regelmäßig morgens, damit wir die über Nacht sich bildenden Fäulnisherde entfernen und auf jeden Fall abends, damit wir die als Nährboden wirkenden Speisereste beseitigen.

Das schaffen wir mit einer Zahnbürste allein nicht ausreichend. Zahnstocher, Zahnseide oder dünne Metallplättchen tun dabei gute Dienste. Unvorsichtiger Gebrauch birgt indes die Gefahr, daß wir unser Zahnfleisch damit anritzen und Entzündungen provozieren.

Ein gutes Mundwasser auf Heilpflanzenbasis, das wenigstens einen letzten Rest erwünschter Bakterienarten schont, bleibt zum Gesunderhalten unseres Zahnfleisches unbedingt ratsam. Noch besser ist die zusätzliche abendliche Benutzung einer elektrischen Munddusche unter Verwendung eines geeigneten Kräuter-Tees.

Die *Gesellschaft für naturgesteuerte Lebensweise e. V.* informiert über geeignete Geräte und Zusatzmittel.

Vorbildlich gepflegte Zähne sind leicht gelblich bis weiß, der Atem ist frisch, das Zahnfleisch kernig fest und gut durchblutet. Die durch Pflege herabgesetzte Widerstandsfähigkeit läßt sich durch sorgsame Wahl der Mittel ausgleichen.

Als Hauptgefahr für den blank polierten Zahnschmelz gelten Zucker und Feinmehlerzeugnisse, denn sie bilden idealen Nährboden für säurebildende Bakterienarten. Die in diesen teilweise denaturierten Erzeugnissen fehlenden schutzaktiven Mineralien und Vitamine können aber nur bedingt als Risikofaktoren gelten, weil wir ja über ausreichende Möglichkeiten zur sinnvollen Ergänzung unserer Nahrung verfügen. Wenn die sich bildenden Säuren längere Zeit am Schmelz haften und zum Beispiel in einem Zwischenraum oder Haarriß der Oberfläche mit den basischen Salzen des Schmelzes Reaktionen entfachen, die diese Stellen entkalken und erweichen, nützen die Bakterien diese Angriffsfläche für ihr zerstörerisches Werk.

Mit der oft empfohlenen Einschränkung des Zuckerkonsums, stärkehaltiger Mehle oder einem Zucker-Ersatz erreichen wir freilich nicht viel. Es bleiben allzuviele andere Nährsubstanzen für diese Bakterien übrig. Auch die Zersetzung von Fleisch hinterläßt unter anderem säurehaltige Rückstände. Ebenso müßten wir konsequenterweise alle säurehaltigen Nahrungsmittel – Sauermilch, Obstsäfte, Wein – vom Speisezettel streichen, wollten wir allein darin zerstörerische Eigenschaften suchen; Milchsäure ist sogar eine ziemlich starke Säure. Sie alle greifen aber nicht nur die Zähne an, sie hemmen gleichzeitig eine zu starke Vermehrung säurebildender Bakterien und sind so letzten Endes Teil eines ständigen Gleichgewichts.

Was können wir nun unter Berücksichtigung aller Fakten zur Vorsorge tun?

Als erstes die Vermeidung von langer Verweildauer saurer und säurebildender Substanzen an unseren Zähnen. Schnell noch ein Stückchen süßen Kuchen vor dem Mittagsschlaf erhöht das Risiko bereits beträchtlich. Spülungen mit klarem Wasser den der

Speise folgenden Getränken, ja sogar schon Ablecken mit Lippen und Zunge reduzieren die Gefahren.

Zweite Möglichkeit ist das Sauberhalten unserer Zahnzwischenräume. Die größere Gefahr bilden nämlich alle beim Essen zwischen Engstellen hängengebliebenen Fleischfasern, sie beginnen bei Luftabschluß zu faulen und schaffen so von den Seiten her Angriffsmöglichkeiten. Wenn wir an einem benutzten Zahnstocher riechen, merken wir, ob ein verstecktes Eiweiß-Fäulnisnest besteht. Abhilfe garantiert hier nur – nach grober Entfernung von Fasern – kräftiges Durchspülen mit der bereits erwähnten Munddusche.

Die dritte wichtige Vorsichtsmaßregel zum Verhindern eines Angriffes auf unseren Zahnschmelz ist, das Entstehen feiner Haarrisse in der leicht spröden, prozellanglasurähnlichen Oberfläche zu vermeiden. Darin setzen sich – wie gesagt – Nährsubstanzen und Bakterien fest, erweitern die Risse allmählich und bilden von innen größere Zerstörungsherde. Haarrisse entstehen meist durch plötzlichen Temperaturwechsel und durch Zerbeißen von harten, kristallisierten Bonbons, Nußschalen und ähnlichem. Gerade dabei wäre unserem Zahnschmelz ein natürlicher Schutzfilm dienlich. Wir müssen deshalb uns selbst und vor allem Kinder dazu erziehen, unsere Zähne nie mit heißen Suppen oder Eis zu berühren, auf dem Fahrrad, Motorrad, Motorboot, Segelboot oder beim Skilaufen und Rodeln stets die Lippen geschlossen zu halten.

Schließlich müssen wir die Widerstandsfähigkeit unseres Zahnschmelzes durch gesunde Vollwertkost, wie sie der Körper bei *dynamisch-periodischer* Ernährung anfordert, und durch kräftiges Kauen erheblich verbessern. Unter den vom Verfasser empfohlenen Rezepten fördert ein spezielles Kaubrot mit ganzen Körnern die remineralisierenden Eigenschaften des Speichels. In unseren fluorarmen Gegenden wäre bei den durch einseitige Mineraldüngung ausgelaugten Böden die Verwendung von fluorhaltigem Salz geboten.

Parodontose – Zahnbettschwund – beginnt oft mit einer chronisch gewordenen Zahnfleischentzündung. Als Ursache vermuten viele Experten, sie sei ebenfalls von einer mangelhaft ausgeglichenen Nahrung abhängig. Spezifisch ist eine Durchblutungsschwäche, die ähnlich der beim *Vorratstyp* beschriebenen Kapillarverödung oder mangelnden Stoßkraft des Herzens verläuft. Bei entzündlicher Ursache kann sie freilich örtlich begrenzt sein. Um so mehr müssen wir in diesem Fall durch tägliche leichte Fingerdruckmassage, Mundduschen, etwa mit Salbeitee, äußerliches Behandeln und vor allem durch gutes Kauen Linderung und Heilung dieser Krankheit bewirken. Bei leichtem Bluten des Zahnfleisches verzichten leichtsinnigerweise viele auf zahnärztlichen Rat. Vorbeugendes und im Anfangsstadium rechtzeitiges fachliches Eingreifen ist aber Grundvoraussetzung für den Erfolg. Viele fortschrittliche Zahnärzte nutzen dabei bereits homöopathische Arzneimittel.

DAS VEGETATIVE NERVENSYSTEM

Vielleicht hätte dieses Kapitel am Anfang des Buches stehen müssen, denn was bedeuten für uns Joules, Vitamine und Mineralien, was für einen Nutzen eignet den Stoffwechsel- und Kreislauforganen, steuerte nicht eine Zentrale mit einem uhrwerkartig funktionierenden, alles dirigierenden Nachrichtendienst die vielseitigen Organfunktionen im ganzen Körper? Diese Aufgabe bewältigt unser kompliziertes Nervensystem. Gemeint ist der Teil, der ohne Beeinflussung durch unseren menschlichen Willen, also sozusagen unterbewußt – *automatisch* – arbeitet: das *Lebensnerven-, autonome* oder *vegetative Nervensystem.* Dazu gehören unter anderem alle Nervenzentren und -gänge, die unsere Herz-, Gefäß-, Magen- und Darmmuskulatur in Tätigkeit halten und die Funktion der Verdauungsdrüsen regeln.

Die Übermittlung der vielseitigen Befehle an die Muskeln oder Drüsen geschieht durch schwache *elektrische* Impulse, die von unseren Nervenzellen durch minimale Reize ausströmen.

Der gute Geruch eines Bratens reizt die Riechnerven der Nase, der gute Geschmack die Geschmacksnerven und im Magen reizen das Fett, das Eiweiß und die Kohlenhydrate die Magennerven. Alle diese Reizwahrnehmungen werden an eine Zentrale im Rückenmark übermittelt, dort gesammelt und an die Verdauungsdrüsen weitergeleitet, sie erzeugen daraufhin die benötigten Verdauungssäfte und leiten sie dem Magen und Darm zu.

Ähnlich arbeitet unser Gefäßnervensystem. Bei einem stärkeren Blutbedarf, etwa der Verdauungsorgane oder des Herzmuskels wegen plötzlich erforderlicher Mehrleistung, treffen funktionelle Reize über die Zentrale auf die winzigen Muskeln der Gefäße im ganzen Körper. Die des bevorzugten Organs werden erweitert, die übrigen verengt.

Störungen dieses komplizierten und sehr empfindlichen Systems haben meist vielseitige und schwere Erkrankungen der betroffenen Organe im Gefolge. Wir empfinden und begreifen sie jedoch nur selten als Nervenstörungen, sondern eher als solche des Kreislaufs oder der Verdauung. In diesem Verkennen liegt die große Gefahr, daß wir Nervenstörungen nicht als solche behandeln.

Sie entstehen häufig als Abstumpfung bei monotonem Dauerreiz, beispielsweise eines immer gefüllten Magens oder lang anhaltender Disharmonie, Angst, Überanstrengung und einseitiger starker Reizbelastung, wie wir sie aus der Gewöhnung an Rauschgifte kennen.

Krankheiten, die derlei Störungen mit auslösen, sind so vielseitig und zahlreich, daß eine Aufzählung unmöglich ist. Allein die verschiedenen, unter dem Sammelbegriff *Managerkrankheit* bekanntgewordenen Kreislaufdefekte nahmen darin ihren Ursprung. Sie sind typische Begleiterscheinungen des heutigen aufwendigen Lebensstils in industriell hochentwickelten Ländern.

Zur Gesunderhaltung unseres vegetativen Nervensystems müssen wir uns schon einer besonders vernünftigen Lebensführung befleißigen: Allgemeine Schonung der Nerven mit ausreichendem Schlaf, gute naturangemessene Ernährung mit dynamischer Mangel-Sättigungsbelastung, ohne überhöhten Anteil an Reizstoffen und Giften. Neben einem gleichmäßigen Training der Nervenfunktionen durch körperliche Betätigungen ist ferner die Beseitigung seelischer Spannungen mindestens gleichbedeutend.

DIE SEELE

Außer dem soeben betrachteten vegetativen gehört zu dem Gesamtkomplex noch das sogenannte *animale Nervensystem*, auch *Umwelt-Nervensystem* genannt. Organisch ineinandergreifend müssen wir beide Teilsysteme im Hinblick auf ihre Funktion getrennt betrachten. Das animale Nervensystem erfüllt bei uns Menschen zweierlei Aufgaben:

1. die zentrale Steuerung aller Körperfunktionen, soweit sie dem Willen unterworfen sind, also des *konkreten* Denkvermögens.
2. Das Herstellen einer Verbindung vom bloß körperlich-organischen Leben zur Umwelt und zum Geistigen, also *abstraktes* Denkvermögen.

Dies allein ist es ja, was uns über alle anderen Lebewesen, sogar über bis zu hundertmal stärkeren Tiere erhebt.

Nach den vielen Informationen zum Erzielen körperlichen Wohlbefindens, dürfen wir uns auch noch kurz mit unserer geistig-seelischen Verfassung beschäftigen.

Weil beides sich innerhalb eines Organsystems abspielt, ist klar, wie eng verflochten die Beziehungen des bloßen körperlichen Lebens einerseits und des geistigen andererseits sind. Alle Vorgänge, bei denen beides voneinander abhängt, gruppieren wir unter den Begriff *Seelenleben* ein. Unsere Seele stellt, vereinfacht gesagt, gewissermaßen eine Verbindung zwischen Körper und Geist dar.

Diese Zusammenhänge bewirken, daß geistiges Unausgeglichensein, Unfreiheit, Befangensein oder religiöse Unsicherheit zunächst das Seelenleben negativ beeinflussen. Daraus entstehen Depressionen, Unzufriedenheit, Launen und Hemmungen, die wiederum die Organe des vegetativen Nervensystems und damit körperliche Lebensvorgänge mitverstimmen. Defekte dieser Art lassen sich mit guter Ernährung oder Sport kaum mehr kompensieren, weil sie auf tiefschichtigeren Ursachen gründen.

Nun finden die meisten unserer Mitmenschen seelischen Halt durch geistige Freiheit, in ihrer Religion oder weltanschaulichen Gemeinschaften. Der Wunsch, sich in eine Umgebung, in eine Gemeinschaft festen Glaubens und Willens einzuordnen und ihr zu dienen, wird zu einer ethischen Pflicht und als solche befriedigendes Element des Persönlichkeitsstatus. Viele Menschen erlangen aber diese Stufe religiösen Glaubens nicht. Andere stehen geistig über festen Glaubensnormen. Wieder andere zweifeln am Sinn ethischer Lebensgrundlagen überhaupt. Häufig leiden sie alle im Unterbewußtsein, sind mit sich selbst und der Welt unzufrieden und kennen kaum die Ursachen für ihre Nöte. Keineswegs ist immer allein entscheidend, was wir glauben und wissen oder an wen oder ob wir überhaupt glauben. Weit eher benötigt jeder Mensch so etwas wie eine innere Andacht, ein Sich-Sammeln und das Sich-geistig-Loslösen vom körperlichen Dasein, Abstand zu bekommen vom eigenen *Ich*. Diese Verinnerlichung muß an keine Religion gebunden sein. Jeder Mensch empfindet anders. Zum Beispiel halten viele ihre Ruhetags-Andacht allein bei guter Musik. Andere finden Abstand vom Alltag an irgendeinem stillen Plätzchen im Wald oder sie meditieren an einem abgelegenen See. Ausgeprägt wirklichkeitsnah eingestellte Menschen rechnen vielleicht selbstkritisch mit sich ab, in ernster gedanklicher Rückschau auf die jeden von uns bewußt oder unbewußt belastende geistabhängige Verantwortlichkeit.

Jeder, den Probleme dieser Art belasten, kann nur selbst die Weichen für sein Seelenleben stellen und Ordnung in seine Empfindungen und Gedanken bringen. Mag er versuchen, es einfach mal am nächsten Ruhetag während eines Spaziergangs an einem geeigneten Ort, vielleicht in einer entlegenen Kapelle zu tun, auch wenn er keine direkte Beziehung zu ihr hat. Wer sich dann vornimmt, einige Zeit lang sich selbst, seine Umgebung und die ganze Welt gedanklich zu betrachten, zuerst von irgend einem gedachten Punkt aus – kraft unseres abstrakten Denkvermögens sind wir ja dazu in der Lage – gewinnt bald Abstand von seinen seelischen Lasten. Entfernt er sich schließlich – immer noch in Gedanken – weiter weg von dem Ort, an dem er weilt, von seiner Stadt und endlich von unserem Planeten. Nun schwebt er irgendwo im All, betrachtet aber noch immer den Menschen, der er selbst ist, der beispielsweise in einer kleinen Kapelle sitzt. Er überblickt die gesamte Erde, auf der täglich Millionen Mitmenschen und Tiere geboren werden und wieder sterben und wie sie zusammen mit anderen Planeten ihre vorbestimmte Bahn um die Sonne ziehen. Und dies schon seit einigen Milliarden Jahren.

Er merkt bald, wie wunderbar und doch unbedeutend der von ihm betrachtete Mensch und dessen Umgebung sind und begreift dann auch, wie belanglos seine täglichen Sorgen sind, die ihm so viel Kummer bereiten, oder wie überflüssig die vielen materiellen Dinge sind, an die er sein ganzes Lebensglück hing.

Niemand darf sich scheuen, diesem Sich-Selbst-Betrachten noch allgemeine Selbstkritik hinzuzufügen. Sie leitet den Wandel zur geistig beherrschten Persönlichkeit mit einem entsprechenden Maß gesunder Selbstachtung und innerer Zufriedenheit ein.

Wer derlei sonntägliche Übungen in dieser als Beispiel aufgezeigten oder in irgendeiner individuell besser geeigneten Weise einige Male regelmäßig wiederholt, wird von Sonntag zu Sonntag einen geistigen Faden spinnen, der sein körperliches Dasein in allen Alltagsnöten seelisch in Verbindung hält mit seinem geistigen Leben.

Bedauernswert sind alle, die glauben, sie könnten wie Tiere, bar jeglichen geistigen Anspruchs, nur körperlich leben. Dann müßten sie konsequenterweise alles Wissen über sich selbst und gesundheitliche Gefahren für ihre körperliche Existenz leugnen und wie Tiere frei sein von allen gesellschaftlichen Bindungen, allen materiellen Wünschen, die über Wohnung, Essen und Trinken hinausreichen.

Jedes menschenwürdige Leben bedingt eine ihm gemäße geistige Ebene. Wünsche sind menschliche Triebfedern. Deren logisches Ordnen nach einerseits Ichbezogenen, materiell-körperlichen und nach andererseits auf die Mitmenschen bezogenen geistig-ethischen und ihr willensmäßiges Beherrschen sind nun einmal das entwicklungsgeschichtlich vorgegebene Ziel des auf die höchste Rangstufe unseres Erdenlebens gekletterten *homo sapiens.* Ausgleichen und nicht verdrängen, das Leben beherrschen und sich nicht abkehren davon, körperliche Begierden durch geistige und schöngeistige Interessen überhöhen. Es gilt eine Synthese zu entwickeln zwischen tierhaften Trieben und menschlichem Geist. Das sind unser Seelenleben bestimmende Faktoren.

DER RHYTHMUS IM MENSCHLICHEN ZEITABLAUF

Im All und auf unserer Welt vollzieht sich alles nach unwandelbaren Naturgesetzen innerhalb geordneter rhythmischer Wiederholung. Auch der Lebensablauf aller Lebewesen.

Pflanzen und Tiere kennen den Jahres- und Tagesrhythmus und halten sich genau daran. Sei es die Zeit der Frucht- oder Samenreifung bei den Pflanzen, die der Änderung des Winter- beziehungsweise Sommerfells oder die der Paarung bei den Tieren; alles ist genau festgelegt und verschiebt sich höchstens um einige Tage. So paaren sich beispielsweise Rehe regelmäßig zwischen dem zweiten und fünften August und Hirsche um die gleiche Zeit im Oktober.

Verschiedene Tiere paaren sich mehrmals im Jahr und somit entstehen verschiedene Rhythmen. Es ist keineswegs gleichgültig, ob ein Tier im Frühjahr oder Herbst seinen Jahresrhythmus beginnt, ob es jeweils von Frühjahr zu Frühjahr oder von Herbst zu Herbst lebt. Jeder Hundebesitzer weiß, daß der Charakter eines Frühjahrstieres merklich anders ist als der eines Herbsthundes. Deshalb erachten wir es auch nicht als gleichgültig, ob unser menschlicher Lebensrhythmus jeweils von Mai zu Mai oder von Dezember zu Dezember abläuft.

Unabhängig von der Theorie, ob und inwieweit irgendeine kosmische, am Stand der Gestirne ablesbare Beeinflussung stattfindet, finden wir in statistisch ausgewerteten, reinen Charakterhoroskopen, aufschlußreiche chronophysiologische Hinweise.

Daraus wird vor allem die Bedeutung der rhythmischen Zeiteinteilung für uns Menschen erkennbar.

Nun ist neben dem Jahres- und dem Tagesrhythmus für uns seit dem Erwachen menschlichen Geistes, bildhaft ausgedrückt also seit dem Sündenfall, der Sieben-Tage-Rhythmus hinzugekommen. Dies ist der Rhythmus des Geistes und der Seele: Sechs Tage sollen wir für unsere Arbeit nutzen und den siebten Tag für geistige Besinnung.

Daneben sind die beiden menschlichen Geschlechter einem unterschiedlich deutlich, hormonalen, etwa alle vier Wochen wiederkehrenden Gemütswechsel unterworfen, den wir hauptsächlich im Temperament und in beruflicher Aktionslust erkennen. Damit und mit den jahresrhythmischen Charakteranlagen versucht man zuweilen Horoskope über unsere Chancen in der Zukunft zu konstruieren. Sie dürften freilich stets ein gut Teil Spekulation enthalten.

Durch die uns Menschen auferlegte Freiheit gegenüber dem ununterbrochen fortschreitenden Schöpfungsablauf sind wir auch absolut frei in der Einteilung unserer Zeit. Niemand kann den Menschen daran hindern, seine Kinder im März, November oder im Januar zu zeugen, oder Kraft Gesetz von nun an jeweils nach fünf Tagen einen Sonntag einzulegen, bei Nacht zu arbeiten und am Tage zu schlafen.

Unser menschlicher Organismus läßt sich sogar noch verhältnismäßig leicht an derart veränderte Rhythmen gewöhnen, solange wir dabei wenigstens noch ein gewisses Gleichmaß beibehalten. Aber die rhythmische Ordnung, die chronologische Regelmäßigkeit, ist zum Aufrechterhalten unseres seelischen Gleichgewichts notwendig.

Dem jährlichen und monatlichen Rhythmus sind wir Menschen naturbedingt unterworfen und der wöchentliche ist gesetzlich festgelegt. Wir dürfen eben den Sonntag nicht zum Werktag machen.

Mit großer Sorgfalt müssen wir indes auch unseren Tagesrhythmus gestalten, er wird nämlich am häufigsten vernachlässigt.

Unabdingbar sind: regelmäßige Essenszeiten. Wir dürfen also nicht dann speisen, wenn wir gerade Hunger verspüren, sondern stets zur gleichen Zeit. Der Körper stellt sich dann darauf ein.

Zum Tagesrhythmus gehören auch die lebensaktivierenden Wechselimpulse *Hunger-Sättigung.*

Ferner ist wichtig: die Zeit des Schlafens bei Nacht oder, falls darauf nicht verzichtet werden kann, am frühen Nachmittag. Wer sich zum Beispiel an einen zweiten Tagesschlaf gewöhnt hat, darf ihn keinesfalls unregelmäßig auf nur einige Tage in der Woche beschränken.

Wer nachts einmal aufwacht, weil er Hunger verspürt, soll dem körperlichen Verlangen möglichst nicht nachgeben. Der Magen gewöhnt sich sonst rasch an eine nächtliche Zwischenmahlzeit. Ein Schluck Wasser oder allenfalls Milch genügt meistens.

Sogar an regelmäßigen Stuhlgang läßt sich der Organismus gewöhnen. Der *Zwei-Mahlzeiten-Rhythmus* des *dynamisch-periodischen* Systems hilft ihn optimal regulieren.

Endlich müssen wir unserer Gesundheit zuliebe auf rhythmisches Gleichmaß beim Atmen, Gehen, Treppensteigen, Essen, in der Gymnastik und sogar beim Sprechen bedacht sein. Das sind Feinheiten, die wesentlich mithelfen, unseren Herzschlag, die Magen- und Darmtätigkeit und alle übrigen unbewußten Organfunktionen rhythmisch zu beeinflussen.

Das Ergebnis ist ein kräftiges, intaktes Nervensystem als Grundvoraussetzung für unsere gesunde Lebensführung.

GESUNDER SCHLAF

Fast ein Drittel unseres Lebens verbringen wir schlafend. Grund genug, uns dieser täglichen Erholungsphase noch etwas näher anzunehmen, zumal etwa 20 Prozent aller Mitteleuropäer über *ständige* Schlafstörungen, weitere rund 30 Prozent über *zeitweilige* klagen. Davon ließen sich allerdings über die Hälfte schnell *heilen*, wenn die Betroffenen nur einsehen wollten, daß sie gar nicht schlafgestört sind, weil bei ihrer Konstitution ein Minimum von beispielsweise sechs Stunden Schlaf pro Nacht ausreicht.

Bewußt fühlen sich also nur die restlichen 50 Prozent absolut frei von Komplikationen. Und darüber können sie glücklich sein, wenn wir die vielen körperlichen und seelischen Schäden und Leistungsschwächen bewerten, die allein oder mitursächlich auf schlechtem Schlaf beruhen.

Die meisten Menschen betrachten ihre bewußten Schlafstörungen selten als Krankheit, weil damit meist keine sichtbaren organischen Schäden verbunden sind. So bleiben die wirklichen Ursachen aus mangelnder Sachkenntnis oder Gleichgültigkeit unerkannt. Sie reichen von seltenen Funktionsstörungen des Schlafzentrums im Gehirn über häufige oberflächliche Verhaltungsschwächen bis zu Allergien, etwa gegen Federbetten, Mondlicht oder atmosphärische Spannungen.

Viele versuchen Schlafstörungen selbst zu behandeln. Populär sind Alkoholika, Schlaftabletten, beruhigende Pflanzenextrakte und Tees.

Alkohol dürfen wir wegen seiner nervenlähmenden Eigenschaften allenfalls als in Ausnahmesituationen tolerierbare Einschlaf- nie jedoch als Langschlaf- oder Restitutionshilfe zulassen, denn nach dem Abklingen des Lähmungseffekts wirken seine negativen Stoffwechseleinflüsse, nämlich die Vitamin- und

Sauerstoffbindung und die damit zusammenhängende Bildung von Milchsäure, der eigentlichen Erholungsphase entgegen. Außerdem kürzt Alkohol, wie die üblichen Schlaftabletten im gesamten gesehen, unsere Traumphasen und flacht sie ab, aber gerade sie sind zur Auflösung der im Unterbewußtsein schwelenden Spannungen von kaum zu überschätzender Wichtigkeit.

Freilich bietet der Handel auch Schlaftabletten an, die unter Verwendung rein pflanzlicher Substanzen lediglich beruhigend wirken wie einige Tees oder Extrakte und mitunter seelische Defekte oder Streßüberreizungen lindern. In der Regel zielt der Konsument mit derlei Präparaten jedoch an der Ursache vorbei und gerät in eine Art Abhängigkeit – *Tablettensucht* –. Ein informatives Gespräch mit dem Arzt unseres Vertrauens schützt am ehesten vor schwer reparablen Fehlern.

Eine *erste Maßnahme,* unserem Schlaf zum richtigen Rhythmus zu verhelfen, besteht indes in dem Bestreben, unser Seelenleben in Ordnung zu bringen, persönliche und berufliche Spannungen auszuräumen oder auszugleichen und uns unmittelbar vor dem Einschlafen körperlich und geistig zu entspannen. Bei Kindern genügen meist ein Gute-Nacht-Gebet, eine kurze märchenhafte Geschichte und ein paar liebe Worte. Schöpferisch arbeitende Menschen entlasten sich, wenn sie Bleistift und Papier auf den Nachttisch legen, damit sie vor dem Einschlafen oder nachts schnell Ideen und Gedankensplitter los werden. Inhaltsschwere Briefe rauben weniger Schlaf, wenn die vorläufige Antwort bereits aufs Papier skizziert ist.

Abendliches Duschen, Barfußlaufen im Freien zur Entladung der Körper-Elektrizität, ein Spätspaziergang an frischer Luft oder mäßiger Abendsport nützen zusätzlich. Günstig wirkt sich ferner ein Kaltbad mit Schwimmen vor dem Schlafengehen aus. Wieviel von ausreichender Belüftung des Schlafraumes abhängt, dürfte ohnedies klar sein.

Unsere *zweite Maßnahme* wäre, gegebenenfalls die Schlafzeiten zu ändern. Von Natur aus ist kein Mittagsschlaf für den menschlichen Organismus eingeplant. Die meisten schlafen überhaupt zuviel. Das beginnt schon beim Säugling. Er muß vor der Brust- oder Flaschenmahlzeit körperlich und nach dem Trinken geistig beansprucht werden. Ein bißchen müssen wir ihn dazu ermuntern, vielleicht sogar zwingen, bis er sich daran gewöhnt. Danach entwickelt er sich dann aber rundum besser. Auch den Mittagsschlaf von Kleinkindern sollten wir keinesfalls zu lange beibehalten.

Voll im Beruf oder sportlich aktiven Frauen und Männern genügen oft schon sechs Stunden Nachtschlaf. So wie wir echten Hunger verspüren müssen, bevor wir essen, muß der Mensch merklich müde sein, bevor er sich schlafen legt, nur dürfen wir dazu den richtigen Zeitpunkt nicht verpassen. Das Einschlafen erfolgt dann innerhalb weniger Minuten, unser Schlaf und die Regeneration neuer Körperkräfte werden intensiver, die entscheidende erste Phase des Tiefschlafes dauert länger und ist ergiebiger.

Wegen Unterschieden in der individuellen Schlaftiefe können wir keine verbindlich notwendigen Zahlen nennen. Im Durchschnitt aber dürften etwa die aus dem Diagramm am Ende dieses Kapitels ersichtlichen Schlafzeiten gültig sein.

Unsere *dritte Maßnahme* ist das Überprüfen einiger physiologischer Fakten:

Bei Tag gebildete Stoffwechselschlacken und Milchsäure setzen wir bei erholsamem Nachtschlaf um oder scheiden sie aus. Dabei helfen basenüberschüssige Nahrungsmittel wie Milch, Kartoffel- oder Gemüsesuppe und Edelkastanien. Zwecks Vermeidung zusätzlicher Schlackenbelastung müssen Mastdarm und Blase entleert sein. Sobald unser abendlicher und frühmorgendlicher Stuhlgang zu einer rhythmischen Gewohnheit geworden ist, wirkt sich das auch günstig auf den Nachtschlaf aus.

Die aus dem Unterbewußtsein reflektorisch gesteuerten Organe, also Herz, Lunge, Magen, Darm und Drüsen, arbeiten nachts im Schongang. Eine Schonung ist indes unmöglich, wenn wir mit gefülltem oder gar übervollem Magen einschlafen; unruhiger und traumreicher Schlaf ist die Folge. Ganz leer braucht er zwar nicht zu sein, aber auf keinen Fall darf er schwer verdauliche, blähende oder die Fäulnis begünstigende Speisen enthalten.

Widersprüchlich sind in der Fachliteratur die Empfehlungen für Warm- oder Kaltschlaf. Wie allgemein bekannt ist, schläft man mit kalten Füßen schlecht ein und wacht mit warmem Kopf schlecht auf. Frontsoldaten berichten hingegen von gutem, erholsamen Schlaf bei warm gehaltenem Kopf, wenn es sie auch am übrigen Körper fror. Sicher ist für die mit dem Schlaf verbundenen Körperfunktionen eine Temperatur optimal, die uns weder zur Abgabe von Wärme, noch zur Abwehr von Überwärme zwingt, und dies gilt für Kopf, Rumpf und Füße gleichermaßen. Für eine Abhärtung ist der Tag besser geeignet.

Wie vorn schon gesagt, benötigen wir zum erholsamen Schlafen unbedingt frische und sauerstoffreiche Luft; weil zu warme sauerstoffarm ist, bevorzugen wir eher etwas kühlere.

Wer noch die nach Großmutters Rat hergestellte, viel zu warme Daunendecke benutzt, muß notgedrungen Überwärme von der geringen nicht zugedeckten Körperoberfläche abgeben. Besser bewährt haben sich dünne Decken und nicht gar zu kalte Zimmerluft.

Schließlich beeinflußt unsere Körperlage das Schlafergebnis. Wer auf der rechten Seite liegt, entlastet Herz und Magen am besten. Manche Menschen ruhen sogar am liebsten auf dem Bauch. Die linke Seitenlage beengt Herz und Magen und fördert unruhige Träume. Im Schlaf in Rückenlage beginnen viele Menschen zu schnarchen. Weil wir ohnedies die Lage während der Nacht öfters wechseln, können wir sie allenfalls zum Einschlafen bewußt bestimmen.

Erholung während des Schlafs ist eng mit den Traumerlebnissen verbunden. Wer kennt nicht das Erwachen aus einem Angsttraum, nach dem man sich weniger gelöst und erholt, sondern wie gerädert fühlt? Träumen ist als Begegnungsphase zwischen unserem rationalen Denk- und irrationalen Gefühlsbereich ein wichtiges Element des Schlafens. Die für uns immer noch mystische Traumdeutung führt parallel zu unserem komplexen Willens- und Entscheidungsbewußtsein in eine zweite, im Unterbewußtsein existierende Seelenschicht. Diese Doppelerlebnisse verlaufen zwar getrennt voneinander, sind aber doch eng verbunden. Unbewältigte Tageserlebnisse, verborgene Angstzustände oder unbefriedigte Wünsche finden oft in einem gesunden Traum Erleichterung oder sogar einen Erfüllungsersatz. Seelenfrieden wenigstens im Schlaf zu erlangen, ist durchaus möglich.

Allerdings neigen manche Menschen eher dazu, ihre Situation durch Träume zu verschlimmern. Wir können Träume indirekt und sogar direkt beeinflussen: indirekt durch bereits geübte seelische und körperliche Entspannung, direkt, indem wir uns nach der abendlichen Entspannung gezielt auf unsere Träume vorbereiten.

Der Verfasser durchlitt während der Kindheit eine Angsttraumperiode. Nacht für Nacht verfolgte ihn im Schlaf ein böser Mann. Er, der Verfasser, fühlte sich dabei wie gelähmt oder mit den Füßen in eine zähe Masse geraten, aus der er nicht fliehen konnte, so daß der böse Mann ihn einholte und ergriff. In diesem Augenblick wachte er in kaltem Schweiß gebadet auf. Nach diesem Traumerlebnis schlief er dann meist den Rest der Nacht ruhig. Damals überlegte er und nahm sich eines Tages vor, weil man ja im Schlaf alles kann, dem Verfolger künftig davonzufliegen. Auf diese rettende Idee konzentrierte er sich vor dem Einschlafen und fühlte sich dadurch bereits etwas erleichtert.

Das Experiment gelang auf Anhieb überraschend gut. Fortan machte er bei Wahrnehmen des Verfolgers mit den Armen Flügelschläge und erhob sich wie ein Maikäfer in die Luft. Der Verfolger blieb zurück. Das zuvor negative Traumempfinden wandelte sich in ein positives, erhabenes Abenteuer. Diese Umkehr zur Selbstentscheidung wirkte alsbald positiv auch bei Tagesproblemen.

Jeder kann ähnliches versuchen, passive Angst- und Problemträume in aktive Wunscherfüllungs- und Erlebnisträume umzuwandeln. In Träumen können alle Menschen ein bißchen ihrer vielseitigen schöpferischen Fantasie, befreit von allen Tabus, märchenhaften Spielraum lassen.

Wir sollten ruhig einmal unsere Träume hinterher zu analysieren und zu deuten versuchen. Aus ihnen spricht das übrigens meist wortlos erscheinende Spiegelbild des eigenen vielleicht noch unerkannten Lebens.

Abschließend noch einiges zu *Natur* und *Unnatur* erzwungener Schlafmanipulation.

Verschiedene Tests ergaben, daß wir Menschen jahrzehntelangen Austausch von Nacht- und Tagschlafenszeiten, beispielsweise als Schichtarbeiter oder Nachtwächter, ohne Gesundheitseinbuße ertragen. Die Vermutung, atmosphärische Spannungen wirkten bei Nacht kreislaufverlangsamend und bei Tag -beschleunigend, gilt als experimentell widerlegt. Häufige Wechsel zeitigen indes wegen der rhythmischen Ausgleichsbelastung nervliche Langzeitschäden.

Noch gefährlicher, bis zu totalen physischen und psychischen Zusammenbrüchen, wirken sich künstliche, durch die Einnahme gefäßerweiternder oder nervenreizender Gifte erzielte Verminderungen der Schlafzeit aus.

Wahrscheinlich die einzige auf längere Zeit erträgliche Begrenzung wäre der *Mehrfachkurzschlaf*, der dem Kaiser Napoleon zu einer enormen Konzentrationsfähigkeit bei pro Tag nur etwa drei Stunden Schlaf verholfen haben soll.

Öfter am Tag und bei Nacht, etwa acht bis zehnmal, wird bei totaler Ermüdung ein nur wenige Minuten dauernder Schlaf eingelegt. Praktisch schläft man dabei *nur* tief und mit nur geringer Traumaktivität; deshalb wirken sich die Entspannung und Erholung sehr viel konzentrierter aus.

Nach dem Informationsstand des Verfassers beim Druck dieses Buches hat die Wissenschaft bislang noch keine derartigen

Langzeitversuche unternommen. Hoffen wir, daß sie darauf verzichtet. Der Respekt des Menschen vor der jahrmillionen alten Entwicklungsgeschichte unserer Natur sollte uns davor bewahren.

Mittlere Schlafzeiten

– – – körperlich arbeitende Menschen eher an der oberen Grenze

——— geistig arbeitende an der unteren

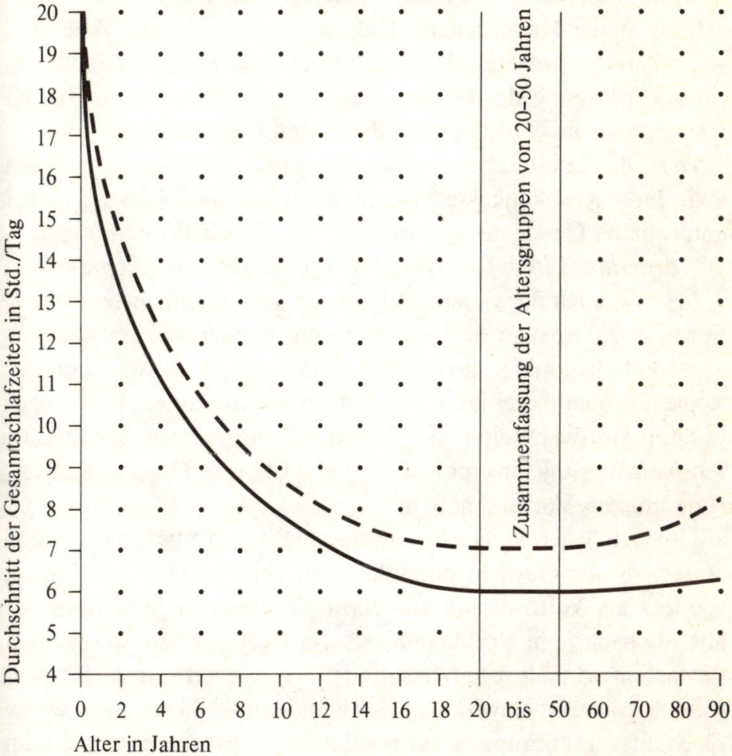

ZUR FRAGE DES NORMALKÖRPERGEWICHTS

Bei allen Bestrebungen des Autors nach Vollständigkeit für dieses Buch fällt dem Leser vielleicht auf, daß ihm bisher Normal- oder Ideal-Körpergewichts-Tabellen vorenthalten worden sind. Zweifellos gibt es für jeden Menschen ein Idealgewicht. Es ist aber keinesfalls allein nach seiner Größe exakt zu fixieren. Grundumsatz, Pulsfrequenz, Rasse, Körperbautyp, Breite der Schultern, des Handrückens, Halsumfang, Geschlecht, Alter und vor allem der prozentuale Fettanteil unserer Körpersubstanz bei Berücksichtigung des Gewebewassergehalts müssen wir, soweit feststellbar, dabei als wesentliche Daten heranziehen.

Das alles in ein tabellarisches Schema zu zwängen ist unmöglich. Jede Krankenkasse verteilt heute kostenlos Tabellen für empfohlene Gewichte, die großteils der Broca-Formel folgen:

Körperlänge in cm ./. 100 = Körpergewicht in Kilogramm.

Sie, wie auch die vielen relativierten und modifizierten Broca-Formeln zahlreicher anderer Autoren, können wir lediglich als vage Anhaltspunkte nutzen. Die *dynamisch-periodische* Lebensweise läßt sich ohnedies in keine starre Form ordnen. Die neugeprägten Stoffwechseltyp-Begriffe, das Prinzip der naturgesteuerten Anforderung unserer Nahrung und Energie-Umsatz-Aktivierung müssen Vorrang haben.

Der zunächst vielleicht enttäuschte Leser darf das Fehlen *systemeigener* Gewichtsempfehlungen indes nicht als Mangel, sondern als Aufforderung zur Vernunft erkennen. Stellen wir uns abends nach dem Entkleiden selbstkritisch vor den Spiegel und versuchen wir selbst herauszufinden, ob wir auf unsere Körperfülle regulierend einwirken müssen und kontrollieren wir etwaige Gewichtsveränderungen mit regelmäßigen Eintragungen in dem den *Kurrichtlinien* beigefügten Gesundheitspaß.

TROST FÜR DIE DICKEN

»Iß von allen Speisen, die du nicht ausstehen kannst, soviel du willst und meide die übrigen!«

Derartige volkstümliche Schlankheitsrezepte sind genauso unbeliebt wie der Verzehr von Bandwurmköpfen.

Wer auf üppige Speisen um des Essens willen nicht verzichten will und sich dieser einseitigen Begierde zuliebe über die von der Natur programmierten Haltsignale hinwegsetzt, die Möglichkeiten des Ausgleichs ignoriert, muß eben eine rundliche Figur und häufig gesundheitliche Nachteile in Kauf nehmen.

Dem Verfasser gegenüber äußerte vor Jahren eine bekannte, sehr männlich selbstbewußte Persönlichkeit: Er wisse, daß sein aufwendiger individueller Lebensstil ungesund sei und ihm möglicherweise 10 Jahre seines Lebens koste, dafür habe er aber sein kürzeres Dasein besser gelebt ...

Das ist Ansichtssache. Wir wollen und können niemand zu einem gesundheitsbewußten Leben zwingen. Warum wir indes ein solches Leben führen können, ohne auf alle Genüsse verzichten zu müssen, wollte der Verfasser in diesem Buch erklären. Er weiß gut, wie sinnlos es wäre, spartanische Verbotsregeln zu erlassen: Es hält sich ja doch niemand daran, denn die Lebensfreude ist letzten Endes stärker. Im übrigen ist das *dynamisch-periodische* System keine Abmagerungskur, sondern als individuelle Normalisierungshilfe aufzufassen.

Zugegeben, auch Dicke verfügen über Reize und zwar gewichtige. Irgendwo ganz heimlich im tiefsten Innern orientieren sich doch zumindest die erotischen Wünsche vieler Männer mehr an prallen, rundlichen Formen als an klapperdürren Schreckgespenstern. – Pardon –. Der eine bevorzugt dies, der zweite eben anderes. Hier dürfen wir wieder einmal Julius Cäsar zitieren, und zwar wegen seines trefflichen Ausspruchs: »Ich fürchte nicht so sehr die Fetten und Gelockten, sondern mehr jene Bleichen und Hageren.« Es läßt sich unschwer nachweisen, daß dicke Männer meist mehr Humor und Lebensfreude ausstrahlen als hagere.

Schließlich halten Apotheken und Sanatorien eine erstaunlich stattliche Zahl von Medikamenten und Kurgelegenheiten bereit, um die vielen, bei Übergewichtigen sich oft schon in frühen Lebensjahren einstellenden Kreislauf- und Stoffwechselschäden zu *lindern.*

Mit diesem Buch wollten wir klären, in welchem Maße sowohl einseitige Abmagerungskuren als auch zu üppiges, unharmonisches Leben Gesundheitsschäden und andere Nachteile herausfordern. Als Leitbild empfahlen wir eine Lebensführung, die der immer noch über allen anderen Lebewesen unserer Erde stehenden Natur des Menschen gerecht wird. Wer bei konsequentem Befolgen der Regeln *dynamisch-periodischer* Ernährung und Beachtung aller übrigen Erfordernisse noch einige Kilogramm mehr als sein Wunschgewicht auf die Waage bringt, muß prüfen, ob nicht dieses Mehr seiner eigentlichen Konstitution entspricht oder ob er nur zu ungeduldig ist.

Der Verfasser wäre glücklich, wenn er von einigen Lesern erführe, daß sie sich zumindest wieder ohne Ängste an den mit Speisen festlich gedeckten Tisch setzen und ihre Unsicherheit gegen vermeintlich notwendige Eingriffe in den täglichen Speisenzettel zugunsten einer naturgegebenen und -belassenen Appetitkost überwinden konnten.

SCHLUSSBETRACHTUNG

Jedes Lebewesen, egal ob Pflanze oder Tier, paßt sich – naturgesetzlich bedingt – allen äußerlichen Erfordernissen flexibel an. Teilweise geht dieses Anpassen sehr rasch vonstatten, für andere Teile werden dazu Generationen, Jahrhunderte oder gar Jahrtausende benötigt, je nach Art der Anforderung und des notwendigen Anpassungsprozesses. Angeborene, aber auch erworbene und anerzogene Eigenschaften vererben wir dann den Nachkommen.

Auf diesem Naturgesetz beruht unsere Entstehungs- und Entwicklungsgeschichte. Auf solche Weise erlangte unser Körper seine heutige Art und Funktionsfähigkeit. Organe, die wir vielleicht aufgrund der fortschreitenden Kultur nicht mehr benötigen, entwickeln sich langsam zurück; dafür nehmen andere, die in unserem modernen Leben mehr leisten müssen, veränderte Gestalt an.

Im Daseinskampf des Urwaldlebens müssen Menschen unerbittlich untergehen, deren Augen durch Kurzsichtigkeit oder andere Schäden beeinträchtigt sind. Deshalb finden wir derartige körperliche Defekte unter den heutzutage noch in der Wildnis lebenden Menschen und Tieren so gut wie nie.

In unseren von fortschrittlicher Zivilisation beherrschten Ländern trägt jeder Kurzsichtige eine Brille und entlastet damit den Körper von den nachteiligen Folgen seines Sehschadens.

Genau genommen greifen Medizin und Technik insoweit direkt in unsere Mutation ein. Durch ihre Hilfe werden selbst Menschen mit organischen Erbfehlern nicht mehr rücksichtslos aus dem Leben gedrängt und zum Untergang verurteilt, sondern sie können sich genauso in den Lebensablauf einordnen wie körperlich gesunde Artgefährten. Deshalb wird niemand Medizin und

Technik als Fluch der Zivilisation verdammen wollen oder der Angst verfallen, wir degenerierten uns auf diese Weise immer weiter und müßten eines Tages mit einer Vielzahl körperlicher Gebrechen den urwüchsigen, kerngesunden Menschen aus dem Urwald unseren Platz auf dieser Welt überlassen.

Ob wir nun alles vom philosophischen oder vom biologischen Standpunkt aus betrachten, stets gelangen wir zu der tröstlichen Erkenntnis: Auch diese Entwicklung ist naturgesetzlich bedingt und ein Bestandteil des weiter fortdauernden natürlichen Schöpfungsprozesses. Der Mensch als kräftiges, gesundes und widerstandsfähiges Wesen, das im Kampf gegen wilde Tiere, gegen heimtückische Krankheiten und gegen die notwendige schwere Feldarbeit aus eigener Kraft besteht, hat ja längst ausgedient.

Die Tiere der Wildnis bedeuten für uns schon lange keine Lebensgefahr mehr. Die meisten Krankheiten sind durch die moderne Medizin bis auf weiteres gefesselt und die Arbeit auf den Feldern erledigen größtenteils von uns ersonnene Maschinen. Mit anderen Worten: Wer in unserer modernen Zeit bestehen will, benötigt keinen mit starken Muskeln ausgestatteten gesunden Körper mehr, sondern allenfalls Spezialwissen auf irgendeinem Gebiet der Technik oder Verwaltung.

Während sich gewisse körperliche Organe und Fähigkeiten zurückbilden, entwickelt sich immer mehr ein einziges, das in der ferneren Zukunft das wichtigere für uns zu sein scheint: Das Organ des objektiven und abstrakten Denkens. Allerdings geriet uns die Rasanz dieser Entwicklung inzwischen ein wenig über das Wünschenswerte hinaus. Neue Anforderungen der modernen Technik wachsen nämlich schneller als sich unser Organismus darauf einstellen kann. Dies führt zu den nervlichen Mehrbelastungen unserer schnellebigen Epoche.

Wir dürfen mit einiger Zuversicht hoffen, daß die gegenwärtige Zeiterscheinung der sogenannten *Managerkrankheit* unseren Urenkeln gar nicht mehr so sehr aktuell dünkt, weil sich der menschliche Körper dann bereits auf die nervliche Mehranforderung eingestellt hat. Wir haben jedoch die uns gegebene Zeit noch keineswegs überlebt und sind deshalb gezwungen, unserem Gesamtorganismus, so wie er heute beschaffen ist, gerecht zu werden: Durch eine vernunftgemäße und – wie in diesem Buch beschrieben – den Naturgesetzen folgende Weise zu entlasten.

Wenn wir dies alles noch vom kritisch-kreativen Gesichtspunkt aus betrachten, könnte bei dem einen oder anderen Leser vielleicht der Wunsch aufkommen, sich von dieser Entwicklung auszuschließen und die Degeneration weiterer körperlicher Fähigkeiten zu verhindern.

Der vorn skizzierte Weg zu einer gesunden Ernährung und Lebensführung zeigt, daß dies durchaus möglich ist. Wir können unseren Körper in seiner natürlichen Leistungsfähigkeit erhalten und brauchen dabei die geistige Entwicklung keineswegs versäumen. Im Gegenteil! Aller logischen Voraussicht und Erfahrung nach wird nämlich der zukünftige Mensch in Erkenntnis seiner vollen Verantwortung bei sublimeren Einblicken in die Naturgesetze manche degenerativen Mängel seines Körpers gern wieder zurückzüchten wollen.

Vorerst aber tragen derlei futuristische Überlegungen noch überwiegend spekulativen Charakter. Uns bleibt es überlassen, aus naturgesetzlich-pflichtgemäßer Verantwortung, uns selbst und unseren Nachkommen gegenüber, eine optimale Ernährungs- und Lebensweise für unsere heutigen organischen Erfordernisse zu finden. Dazu soll dieses Buch ein Beitrag sein.

Literatur

Ahlheim, Karl-Heinz »Wie funktioniert das? Der Mensch und seine Krankheiten« Mannheim 1977
Bäßler, Karl-Heinz – Fekl, Werner – Lang, Konrad »Grundbegriffe der Ernährungslehre« Heidelberg 1975
Borneff, Joachim »Hygiene« Stuttgart 1974
Cremer, Hans-Dietrich – Heilmeyer, Ludwig – Holtmeier, Hans-Jürgen – Hötzel, Dieter – Kühn, Hans Adolf – Kühnau, Joachim – Zöllner, Nepomuk »Ernährungslehre und Diätetik« Stuttgart, I/1980 – II/1978, II/2 1972 – III/1974
Davenport, Horace W. »Säure-Basen-Regulation« Stuttgart 1979
Deuser, Erich »Die Gesundheit des Sportlers« Düsseldorf 1977
Deutsche Gesellschaft für Ernährung »Die Ernährung des Säuglings« – »Die richtige Ernährung in der Schwangerschaft« – »Die Ernährung älterer Menschen« Frankfurt
Findeisen, Diether Gotthard Roland – Linke, Paul-Gerhard – Pinkenhein, Lothar »Grundlagen der Sportmedizin« Leipzig 1976
Gärtner, H. – Reploh, H. »Lehrbuch der Hygiene« Stuttgart 1964
Gauer, Otto H. – Kramer, Kurt – Jung, Richard »Physiologie des Menschen« München 1972
Greten, Heiner – Lang, P. D. – Schettler, Gotthard »Lipoproteine und Herzinfarkt« Baden-Baden 1979
Guyton, Arthur C. »Physiology of the Human Body« Philadelphia 1979
Lang, Konrad »Wasser, Mineralstoffe, Spurenelemente« Darmstadt 1974 und »Biochemie der Ernährung« Darmstadt 1974
Leuthardt, Franz »Lehrbuch der Physiologischen Chemie« Berlin 1963 und »Intermediär-Stoffwechsel« Berlin 1977
Löffler, Helmut »Das Handbuch der Naturheilkunde« Wien 1975
Luce, Gay G. »Körperrhythmen« Hamburg 1973
Nöcker, Josef »Physiologie der Leibesübungen« Stuttgart 1980
Rüdiger, Wolfgang »Lehrbuch der Physiologie« Berlin 1978
Schlayer, C. R. – Prüfer, Joachim »Lehrbuch der Krankenernährung« München 1957
Schneeweiß, Ulrich »Allgemeine Mikrobiologie« und »Spezielle Mikrobiologie« Berlin 1968
Seeliger, H. P. R. »Entstehung und Verhütung von Mikrobiellen Lebensmittelinfektionen und -vergiftungen« Paderborn 1971
Spohn, Eberhard »Gesunde Erträge aus lebendigem Boden« und »Selber kompostieren für Garten und Feld« St. Georgen 1975
Vithoulkas, Georgos »Medizin der Zukunft – Homöopathie« Kassel 1979
Warburg, Otto Heinrich »Weiterentwicklung der zellphysiologischen Methoden« Stuttgart 1962
Zumkley, Heinz »Klinik des Wasser-, Elektrolyt- und Säure-Basen-Haushalts Stuttgart 1977

INHALT

Einleitung

Ausgangssituation und Grundlage des neuen Systems 5

. NEUES ERNÄHRUNGSVERSTÄNDNIS AUF NATURSTEUERUNGSBASIS

Erstes Umdenken

Veränderte Lebensanforderungen machen Angleichung der Gewohnheiten erforderlich 11

Umsatztyp – Vorratstyp

Anschauliche Darstellung der beiden Grundernährungstypen mit ihren schwerwiegenden Stoffwechselunterschieden. Hinweis auf die »Kur der Kuren« 15

Dynamisch-periodisches Ernährungssystem, beginnend im Säuglingsalter

Zwangssteuerung durch Komplett-Säuglingsfutter oder individuelle Anforderung durch natürliche Impulse? Erläuterung der Alternative *Natursteuerung* 26

Dynamisch-periodisches Ernährungssystem, erläutert am Beispiel für Schulkinder und Erwachsene

Statt Kalorienzählen und Vitaminüberfütterung – freie Speisenauswahl nach regenerierten Steuerimpulsen innerhalb natürlicher Stoffwechselperioden. Anpassung der Essenszeiten an moderne Berufe und Freizeitsport. Eine Erklärung der Stoffwechselentartung *Zuckerkrankheit* 35

Modernes Eßverhalten als Synthese von Ernährung und Lebensführung

Essen zwischen Urbedürfnis und Luxus vor seinem kulturellen Hintergrund. Vom rechten Maß über die Praktiken körperzuträglicher Nahrungsaufnahme bis zur Beeinflussung zwischenmenschlicher Beziehungen. Ausgleich der Energiebilanz – Energieaufnahme und -verbrauch als untrennbares Ganzes – 57

Starthilfe für dynamisch-periodische Haushaltsführung

Vereinfachtes, praktisches Beispiel für die Umstellung im Privat-Haushalt 6

Rückschau und Überleitung zum zweiten Buchteil

Zwischenbilanz des Systems und Motivation zum zweiten Teil als Grundlage für ein gehobenes Ernährungsgrundwissen 6

II. LEBENSMITTELKUNDE UND STOFFWECHSEL

Allgemeine Grundbegriffe des menschlichen Stoffwechsels

Aufbau-, Energie-, Reservestoffwechsel, aerob – anaerob 7

Die Verdauungsvorgänge

Kurzgefaßte Darstellung und schematische Übersicht 7

Darmflora

Fäulnis oder Gärung? Stabilisierung geregelter Nahrungsverwertung 8

Joules – Kalorien

Klärung dieser so oft ins Mißverhältnis gerückten Begriffe 8

Eiweiß – Fett – Kohlenhydrate – Nährstoffträgersubstanzen (Ballaststoffe)

Unterschiedliche Wertigkeit der Eiweiß- und Fettstoffe. Bewertungsverschiebungen aufgrund profitabhängiger Werbung. Das sogenannte Cholesterinproblem. Hoch-ungesättigte Fettsäuren. Kohlenhydrate und ihre Vergesellschaftung. Austauschzucker. Der stärkste natürliche Stoffwechsel-Mangelimpuls *Süßverlangen* durch synthetisch hergestellte Süßstoffe foppen oder nützlich verwerten? Ist unverdauliche *Trägersubstanz* Ballaststoff oder wichtige Ergänzung unserer Nahrung? 9

Vitamine – Mineralstoffe – Spurenelemente – Fermente (Enzyme) – Hormone

Vitalstoffe zwischen tatsächlicher Bedeutung und Überbewertung. Werblicher Mißbrauch. Degeneration durch Überdosierung an Vitaminen. Gehaltsverschiebungen durch einseitige und falsch angewandte Mineralstoffdüngung im Ertragslandbau und Zuchtmethoden zum lang haltbaren Impulskauf-Produkt. Hinweise auf organisch ausgewogene Bodendüngung. Funktionsübersicht. Siehe dazu auch Tabellenposter I. 11

Wasser-Salz-Haushalt

Nicht zu viel – nicht zu wenig! 13

äuren-Basen-Gleichgewicht

Bei *dynamisch-periodischer* Ernährungsweise unbedeutend; bei vielen praktizierten einseitigen Ernährungs-Empfehlungen beachtenswert. 134

eilpflanzen und Küchenkräuter

Motivation zur Anwendung bis zum Selbstsammeln. Siehe dazu auch Tabellenposter II 138

enußmittel und Rauschgifte

Wertobjektive Darstellung positiver und negativer Elemente der lebensverschönernden, wie auch bei falscher Anwendung katastrophaler Teufelskräfte zwischen echtem Genuß und alles zerstörender Sucht 140

remd- und Schadstoffe

Natursteuerung, ein vertretbarer Kompromiß zwischen dem Wunschbild »Zurück zur Natur« und der gegenwärtigen »Vergewaltigung des ökologischen Gleichgewichts«. Moderne Errungenschaften der Forschung und handelstechnische Wünsche bei der Züchtung wie auch der Zubereitung unserer Lebensmittel der Erhaltung unserer Gesundheit bedingungslos unterordnen, ohne generelle Ablehnung 154

ygiene

Eingehende Darstellung der Bereiche »Hygiene im Haus allgemein, Körperhygiene, Umwelthygiene, Hygiene auf der Reise« und des wichtigen Bereichs »Hygiene in der Küche im besonderen« mit den Entstehungsursachen und Abwehrmöglichkeiten verschiedener mikrobieller Lebensmittelvergiftungen 160

üchentips für die gesundheitsbewußte Hausfrau

Warenkunde. Werterhaltende Zubereitungen einzelner Nahrungsmittel. Verwendung von Beigaben. Abwendung von Giftstoffen in Nahrung und Küchenwerkzeug 186

I. SONDERERNÄHRUNG

ezielle Grundkostformen und Diättherapie

Abgrenzung der Verantwortlichkeit zwischen allgemeinen Ernährungs-Beratungsberufen (Prophylaxe) und Diät-Fachberufen beziehungsweise allgemeinen Heilberufen (Therapie). Einzelübersicht über vegetabile Kostformen und Diättherapie aller Richtungen, also Schon-, Reduktions-, Ergänzungs-, Trenn- oder Ausgleichskost von der Mastkur bis zur Null-Diät und von der Rohkost bis zur Basisdiät mit zeitbedingt kritischen Anmerkungen 209

Ernährung von Rekonvaleszenten

Substanzerhaltungs- und Erneuerungskostformen für den Regenerations-Stoffwechsel während oder nach zehrenden Krankheiten beziehungsweise extremem Leistungssport 2

Ernährung für Leistungssportler

Übersicht über die modernen Herz-, Muskel-, Lungen- und Stoffwechselkapazitäts- sowie Gefäßnervenfunktions-Trainingsmethoden mit kritischer Betrachtung ihrer organverträglichen Grenzwerte, jeweils mit den dazugehörenden Kostempfehlungen für Trainings-, Vor- und Nach-Wettkampfperioden 2

Seniorenkost

Kostempfehlungen unter Berücksichtigung organspezifischer Alterungsveränderungen 2

Schwangerschaftskost

Optimaler Schutz für Mutter und Kind 2

Ernährung von Kleinkindern

Hinweise auf spezielle Aufbaukost-Zusammenstellung und schädliche Lebensmittelzusätze 2

IV. SYNTHESE ZUR NATURGESTEUERTEN LEBENSFÜHRUNG

Unser natürliches Abwehrsystem gegenüber Infektionskrankheiten

Degeneration und Regeneration körpereigener Abwehrmechanismen. Verhaltensweise bei leichten Erkältungskrankheiten 2

Körperliche Ausgleichsfunktionen bei Kälte, Hitze und Sonnenbestrahlung

Unterschiedliche Reaktionen bei Vorrats- und Umsatztypen. Haut-Selbstschutz und -Aktivierung 2

Herz- und Kreislauferkrankungen im Blickpunkt zwangsgesteuerter Zivilisation

Klärung der Prioritäten ursächlicher Risikofaktoren 2

Gesunde Zähne – gepflegte Zähne

Die wahren Feinde unserer Kauwerkzeuge 2

as vegetative Nevensystem

Funktion und Bedeutung 270

ie Seele

Verbindung zwischen Körper und Geist 272

er Rhythmus im menschlichen Zeitablauf

Erklärung von Charakter-Horoskopen. Schlaf-, Mahlzeiten-, Stuhlgang-Rhythmus. Rhythmisches Atmen, Gehen, Treppensteigen, Essen, Sprechen und die Auswirkungen auf Herzschlag, Verdauung und Nerven 276

esunder Schlaf

Psychische und physische Ursachen von Schlafstörungen. Schlafmanipulation. Traumerlebnisse und -auswirkungen 279

ur Frage des Normal-Körpergewichts

Bei dynamisch-periodischer Ernährungsweise unbedeutend. Statt Ab- oder Zunehmen Normalisierung des biotypischen Stoffwechselzustandes . 286

rost für die Dicken

Besinnliches und Selbstkritisches 287

chlußbetrachtung

Synthese und Zukunftsaussichten innerhalb des uns von den Naturgesetzen vorgegebenen Rahmens 289

iteratur 293

inweis auf Tabellen und Grafiken:

Beispiel eines 14-Tage-Speisenplanes 65
Verdauung – Schematische Übersicht – 81
Funktionsübersicht »Vitamine, Mineralien, Spurenelemente« 128
Physiologie des Sporttrainings 232
Mittlere Schlafzeiten 285

inweis auf gesondert erhältliche Tabellenposter und roschüren:

che Buchbeilage der *Gesellschaft für naturgesteuerte Lebensweise e. V.* – Postch 12 04 – D 7900 Ulm – gleichzeitig Kontaktadresse für Lizenzhotels, Veraucherberatung und Leserwünsche –